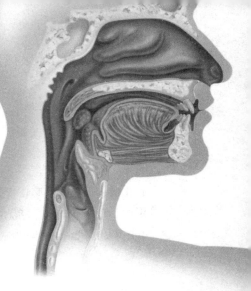

精编现代呼吸内科学

主编 王静 等

U0340273

吉林科学技术出版社

图书在版编目（CIP）数据

精编现代呼吸内科学 / 王静等主编 . —长春：吉林
科学技术出版社，2023.9

ISBN 978-7-5744-0465-6

Ⅰ.①精… Ⅱ.①王… Ⅲ.①呼吸系统疾病—诊疗

Ⅳ.①R56

中国国家版本馆CIP数据核字（2023）第105645号

精编现代呼吸内科学

主　　编	王　静等
出 版 人	宛　霞
责任编辑	许晶刚
封面设计	吴　迪
制　　版	吴　迪
幅面尺寸	185mm×260mm
开　　本	16
字　　数	370 千字
印　　张	14.75
印　　数	1-1500 册
版　　次	2023年9月第1版
印　　次	2024年2月第1次印刷

出　　版	吉林科学技术出版社
发　　行	吉林科学技术出版社
地　　址	长春市福祉大路5788号
邮　　编	130118
发行部电话/传真	0431-81629529 81629530 81629531
	81629532 81629533 81629534
储运部电话	0431-86059116
编辑部电话	0431-81629518
印　　刷	三河市嵩川印刷有限公司

书　　号	ISBN 978-7-5744-0465-6
定　　价	102.00元

前　言

　　近年来,呼吸系统疾病导致的高发病率、高致残率、高病死率、高社会经济负担已引起了全社会的广泛关注。随着临床医学突飞猛进的发展,对呼吸系统疾病的认识和研究也跃上了新的台阶,新的诊疗技术和方法层出不穷,解决了许多以往无法克服的难题。为了更好地开展呼吸系统疾病的临床诊断、治疗等方面的工作,我们结合临床工作实际并参阅相关文献,编写了本书。

　　本书首先介绍了肺功能检查、介入诊断和治疗技术、机械通气、肺康复治疗,然后介绍了慢性阻塞性肺疾病及其治疗,支气管哮喘、肺间质疾病、结节病、肺癌及其治疗,以及呼吸系统疾病诊疗新进展。本书条理清晰、重点突出,逻辑性和实用性强,可作为呼吸内科临床医师、进修医师、实习医师和在校医学生的辅助、参考资料。

　　本书编写过程中,编者付出了巨大努力,但限于学术水平和经验,书中不周、错漏之处在所难免,敬请各位专家、学者和广大读者批评指正。

编　者

目　录

第一章　肺功能检查 …………………………………………… 1
　　第一节　通气功能及其障碍 ……………………………… 1
　　第二节　呼吸动力 ………………………………………… 4
　　第三节　换气功能障碍 …………………………………… 6
第二章　呼吸介入诊断技术 …………………………………… 9
　　第一节　经支气管镜活检术 ……………………………… 9
　　第二节　经支气管镜肺活检术 …………………………… 11
　　第三节　经支气管针吸活检术 …………………………… 13
第三章　呼吸介入治疗技术 …………………………………… 17
　　第一节　支气管镜下热消融技术 ………………………… 17
　　第二节　支气管镜下冷冻治疗技术 ……………………… 23
第四章　机械通气 ……………………………………………… 27
　　第一节　人工气道的建立与管理 ………………………… 27
　　第二节　无创正压机械通气 ……………………………… 29
　　第三节　机械通气的撤离 ………………………………… 31
第五章　肺康复治疗 …………………………………………… 34
　　第一节　技术或设备介绍 ………………………………… 34
　　第二节　适应证和禁忌证 ………………………………… 34
　　第三节　治疗方法 ………………………………………… 35
　　第四节　康复治疗的效果评定 …………………………… 42
第六章　慢性阻塞性肺疾病 …………………………………… 44
　　第一节　病因与发病机制 ………………………………… 44
　　第二节　临床表现和实验室检查 ………………………… 50
　　第三节　常见并发症 ……………………………………… 57
　　第四节　诊断与鉴别诊断 ………………………………… 63
　　第五节　预防及其实施 …………………………………… 65
第七章　慢性阻塞性肺疾病的治疗 …………………………… 71
　　第一节　治疗方案 ………………………………………… 71
　　第二节　药物治疗 ………………………………………… 82
　　第三节　外科治疗 ………………………………………… 87

第八章　支气管哮喘 ……………………………………………… 96
　　第一节　病因与发病机制 ……………………………………… 96
　　第二节　临床表现 ……………………………………………… 98
　　第三节　实验室和其他检查 …………………………………… 101
　　第四节　诊断与鉴别诊断 ……………………………………… 107
　　第五节　治疗 …………………………………………………… 111

第九章　肺间质疾病 ……………………………………………… 119
　　第一节　特发性间质性肺炎总论 ……………………………… 119
　　第二节　特发性肺纤维化 ……………………………………… 123
　　第三节　非特异性间质性肺炎 ………………………………… 129

第十章　结节病 …………………………………………………… 133
　　第一节　病因与发病机制 ……………………………………… 133
　　第二节　临床表现 ……………………………………………… 134
　　第三节　实验室和其他检查 …………………………………… 136
　　第四节　诊断与鉴别诊断 ……………………………………… 138
　　第五节　治疗及预后 …………………………………………… 141

第十一章　肺癌 …………………………………………………… 145
　　第一节　流行病学 ……………………………………………… 145
　　第二节　病因与发病机制 ……………………………………… 145
　　第三节　临床表现 ……………………………………………… 148
　　第四节　诊断与鉴别诊断 ……………………………………… 149
　　第五节　肺癌分期 ……………………………………………… 155

第十二章　肺癌的治疗 …………………………………………… 158
　　第一节　肺癌的综合治疗 ……………………………………… 158
　　第二节　肺癌的化学治疗 ……………………………………… 165
　　第三节　肺癌的放射治疗 ……………………………………… 185
　　第四节　肺癌的靶向治疗 ……………………………………… 198

第十三章　呼吸系统疾病诊疗新进展 …………………………… 213
　　第一节　小儿急性呼吸道病毒感染的治疗进展 ……………… 213
　　第二节　小儿哮喘的临床免疫调节剂治疗进展 ……………… 215
　　第三节　小儿呼吸系统疾病中的支气管镜应用进展 ………… 218
　　第四节　特发性肺纤维化的发病机制研究进展 ……………… 220

参考文献 …………………………………………………………… 227

第一章 肺功能检查

呼吸系统的主要功能是提供氧气,排出血液内过多的二氧化碳。呼吸功能测定不仅是理解呼吸系统疾病的病理生理所必需,而且能够对呼吸功能损害做出质和量的评估,为疾病诊断、治疗和疗效评估提供客观依据。

第一节 通气功能及其障碍

一、肺容量及其组成

肺容量与患者的性别、年龄、身高和体重有关,与人种也有关。任何肺功能的报告需基于测定人所属正常人群的标准值,并根据自身的身高、性别、年龄和体重报告实测值占预计值的百分比。

1. 肺容积和肺容量 肺容积是不能分割的最小单位,不仅具静态解剖意义,也反映肺和胸廓扩张的程度。而肺容量包括≥2个肺容积,它们各自具有不同的生理和临床意义。严格意义上只有功能残气量、肺活量、肺总量、深吸气量称为量,其他的如潮气量、补吸气量、补呼气量、残气量实为容积。

(1)潮气量(tidal volume,VT):平静呼吸时,每次吸入或呼出的气体量为潮气量。成人静息状态的潮气量为500mL(男性7.8mL/kg,女性6.6mL/kg),运动时潮气量明显增加。正常情况下吸入和呼出的气体量非常接近,但在运动时,呼出气潮气量可大于吸入气潮气量(部分由CO_2产生)。

(2)深吸气量(inspiratory capacity,IC)、补呼气量(expiratory reserve volume,ERV)、肺活量(vital capacity,VC)和补吸气量(inspiratory reserve volume,IRV):IC和ERV分别为平静呼气末作深吸气所能吸入或平静呼气末作深呼气所能呼出的最大气量。IC常作为慢性阻塞性肺疾病(简称慢阻肺)患者呼吸困难的指标之一,IC的改善往往伴随着呼吸困难的减轻,而VC为深吸气末再呼气的最大呼气量,即为IC与ERV之和。IRV为潮气最吸气末所能吸入的最大气量,IRV与VT相加即为IC。IC、ERV、IRV和VC的大小均与体表面积、性别、年龄、胸廓结构和肺的弹性,以及呼吸肌强度有关,也受职业、体力锻炼等因素影响。评估肺活量以实测值占预计值百分数来表示,如低于预计值的80%以下,定为异常。

(3)残气量(residual volume,RV)和功能残气量(function residual capacity,FRC):RV和FRC分别为深呼气末和平静呼气末肺内剩余的气量,后者为ERV和RV之和。为排除体表面积对残气的影响,将RV占肺总量(total lung capacity,TLC)的百分比作为肺泡内气体滞留的指标。TLC为深吸气后肺内所含的气量,即各部分肺容积的总和(VC+RV或IRV+FRV,或IRV+TV+ERV+RV)。严重肺气肿患者,TLC由于肺的容积增大而增加。慢阻肺患者 TLC 往往是增加的,而肺间质病变往往是减少的。RV/TLC% 和 FRC/TLC% 均随年龄增长和肺弹性减退而递增。功能残气能使肺气体交换连续进行,对稳定肺泡气体浓度具缓冲作用,其多少取决于胸廓与肺组织的弹性平衡及气道阻力。严重阻塞性肺气肿因肺弹性下降,加上呼气末之陷闭气量(小气道萎陷),使 FRC/TLC% 增加,若超过胸廓的自然位置的 67%,则患者吸气时除需克服肺弹性回缩力外,还要克服胸廓的弹性回缩力,使呼吸功增加,患者感气急和呼吸劳累。哮喘发作和阻塞性肺气肿,RV/TLC% 显著增加。但前者经支气管扩张剂治疗,支气管痉挛解除后,RV/TLC% 可恢复,为可逆性动态过度充气,而后者则不能,存在不完全可逆的气流受限。

2. 常用通气功能测定指标　胸廓扩张和收缩改变肺容量而产生通气,测定单位时间内吸入或呼出的气量称为通气量。

(1)每分钟静息通气量(minuteventilation,MV)和肺泡通气量:基础代谢测的 MV 为潮气量(TV)与呼吸频率(f)的乘积(MV = VT×f)。而肺泡通气量(或称有效通气量,VA)为潮气量减去生理无效腔(解剖无效腔+肺泡气无效腔,VD)与呼吸频率乘积(f),即 $V_A =$ $(V_T - V_D) \times f$。成年人生理无效腔约为 150mL。虽然深而慢(V_T 500mL/f 每分钟 12 次)与浅而快(VT 250mL/f 每分钟 24 次)的 MV 均为 6000mL,但它们的 V_A 分别为 4200mL 和 2400mL,说明深而慢的呼吸通气效率高。VA 与肺泡二氧化碳($PACO_2$)密切相关,临床上以 $PACO_2$ 或动脉血二氧化碳分压($PaCO_2$)作为衡量 VA 的指标。

(2)最大通气量(maximum breathing capacity,MBC):以最大努力所能取得的每分钟通气量,称为最大通气量。它能反映机体的通气储备能力,其大小取决于胸廓的完整性和呼吸肌的力量、肺的弹性和呼吸道的阻力,其中以气道阻力影响最大。MBC 随年龄、性别、体表面积而异,故通常先计算出 MBC 预计值,再计算实测值占预计值的百分数,若降低 20% 以上可认为不正常。

(3)用力肺活量(forced vital capacity,FVC):深吸气后,以最大的力量所呼出的气量。在 1 秒、2 秒、3 秒内所呼出的气量称 1 秒、2 秒、3 秒用力呼气容积。临床常用 1 秒用力呼气容积占用力肺活量比值(FEV_1% 又称 1 秒率),来考核通气功能损害的程度和鉴别阻塞与限制性通气功能障碍,FEV_1% 参照值为 80%。目前 2011 版 GOLD 指南的临床分级标准 I 级是 FEV_1%<80%。

(4)最大呼气中段流量(maximal mid-expiratory flow rate,MMFR):是测定用力肺活量 25%~75% 的流量。用力呼气开始 25% 呼出容积的流量与用力有关,且不易掌握,弃去不用;呼气容积在最后 25% 流量因肺容积减小、肺组织弹性回缩力减低、支气管口径狭窄而减低,也不予考虑。MMFR 的意义与最大通气量和用力肺活量相当,但其灵敏度较高。

用力肺活量的时间容量曲线在用力深吸气后到用力呼气的容量下降平滑曲线之间有一段钝形的曲线,因此确认 FEV_1 的 0 时刻显得非常重要。一般选择平滑曲线最陡段的切线与肺总量的平行线的交点为往外推的 0 时刻,从这一时刻后的 1 秒为 FEV_1 的数值。通常用 FEV_1 的绝对值,或 FEV_1/FVC% 来表示。

临床上常以 FEV_1 等占预计值的百分比的多少来对肺功能进行分级。常见分类方法见表 1-1。

表 1-1 肺功能损伤分级(%)

程度	FVC	FEV$_1$	FEV$_1$/FVC	RV/TLC	DLco
正常	>80	>80		<35	>80
轻度	60~79	60~79	55~69	36~45	60~79
中度	40~59	40~59	35~54	46~55	45~59
重度	<40	<40	<35	>55	<45

注:DLco. 一氧化碳弥散量。

需要注意与《GOLD 指南》的肺功能分级进行区分。《GOLD 指南》中用于肺功能分级时在诊断慢阻肺的基础上,按照 FEV$_1$>80%(Ⅰ级),50%~80%(Ⅱ级),30%~50%(Ⅲ级),<30%(Ⅳ级)进行分级。

3. 间接反映通气功能的测定指标 最大呼气流量容积曲线(maximal expiratory flow-volume curves,MEFV):作用于肺活量测定时,将呼出的流量为纵轴,与相对应的呼出容积为横轴,描记成流量容积曲线。在肺容量>75%肺活量时最大呼气流量随呼气肌用力增加而增多;而在低肺容量即<50%肺活量的最大呼气流量,因肺组织对小气道管腔牵引力减弱,加上胸膜腔内压对小气道管壁的挤压使管腔变细,气道阻力增加,呼气流量受限制(动态气流受限),很少用力依赖,重现性好。所以低容积的最大呼气流量如 50%以及25%肺活量的最大呼气流量,是反映小气道病变的较好指标。阻塞性与限制性通气功能障碍在 MEFV 描记图上也显示出显著差别。

最大呼气或吸气流量容积曲线测定对大气道阻塞有重要诊断价值。管腔狭窄固定在大气道(在胸腔内或外),吸气和呼气最大流量均减少,其高峰流量段平坦,表现为梯形的流量容积描图;不固定的气管狭窄在胸外,呼气时气道不受胸膜腔内压影响,测流量容积环无明显改变,而吸气时,由于大气压大于气管内压,吸气最大流量受限制,出现吸气平坦的流量容积环;不固定的气管狭窄位于胸腔内,因受胸腔内压改变的影响,吸气时,胸腔负压增加,扩张阻塞管腔的阻力减小,吸气流量容积环无明显异常;而呼气时,因胸膜腔内压增加,挤压阻塞管腔,出现平坦的呼气高峰段。

二、通气功能障碍的类型

根据肺容量和通气功能测定,通气功能障碍分为阻塞性、限制性及两型障碍兼具的混合型。在阻塞性通气由轻到重的过程中,先为 FEV$_1$/FVC 的降低,随之 FEV$_1$ 呈线性减少。中度阻塞者因气道陷闭导致残气增加和 FVC 减少。肺气肿时,TLC 明显增加伴弥散量减少;单纯性限制性通气功能障碍,则肺的所有容积均减少,FEV$_1$/FVC 增加;混合性通气障碍者如肺气肿伴轻度充血性心力衰竭,或肥胖伴支气管哮喘,其肺活量减少的同时有阻塞性通气的改变,FEV$_1$/FVC 降低。不同通气功能障碍类型的变化如表 1-2 所示。其中以 FEV$_1$%最具特异性,在用力肺活量描记图上也显示两种不同类型通气功能障碍的典型改变。用力肺活量测量阻塞性通气障碍时应同时做支气管扩张试验,即测定吸入支气管扩张剂后气道阻塞的可复性,其 FEV$_1$%改善率为用药后测 FEV$_1$ 减去吸药前测 FEV$_1$

的数值除以吸药前的 FVC 的百分数。若 $FEV_1\%$ 增加 15%以上可判为阳性，支气管哮喘患者改善率一般>20%。相反，支气管激发试验(气道反应性测验)是吸入组胺或醋甲胆碱等支气管收缩剂，使 FEV_1 减少 20%的最小浓度，称 P_{c20}，其有助于非典型性或隐性哮喘的诊断，尤其是咳嗽变异型哮喘。

表 1-2 阻塞性、限制性和混合性通气功能障碍的区别

	阻塞性	限制性	混合性
VC	减低或正常	减低	减低
RV	增加	减低	不一
TLC	正常或增加	减低	不一
RV/TLC	明显增加	正常或增加	不一
$FEV_1\%$	减低	正常或增加	稍减低
MMFR	减低	正常或减低	稍减低
MEFV 环(降支)	马鞍形	接近直线	不一

阻塞性通气功能障碍缘于气道不通畅和肺弹性减退。临床上见于慢性支气管炎、支气管哮喘和阻塞性肺气肿。呼吸形式趋于缓慢，尤其是呼气延长。限制性通气功能障碍是由于胸廓或肺扩张受限，见于胸廓畸形、胸腔积液、胸膜增厚、肥胖、腹腔肿瘤或腹腔积液，以及妊娠所致膈肌抬高、肺纤维化、肺水肿、肺炎等疾病或状态，因气道并无阻塞而呈浅速呼吸形式。

第二节 呼吸动力

呼吸活动是个做功的过程，呼吸肌收缩必须克服呼吸器官弹性和非弹性阻力。按物理性质不同可分为弹性阻力、黏性阻力和惯性阻力，三者之和为呼吸阻抗。平静呼吸时，克服弹性阻力和非弹性阻力做功分别为 80%和 20%。正常肺组织由于属于空腔结构，质地柔软，质量较轻，惯性阻力可以忽略不计。

一、顺应性

呼吸器官系弹性物体，以顺应性来表示，在单位压力作用下，所能改变的肺容积($C = \triangle V/\triangle P, L/cmH_2O$)，包括肺顺应性($C_L$)、胸壁顺应性($C_{CW}$)和胸肺总顺应性($C_{RS}$)。按照顺应性测定时有无气流流动，分为静态顺应性和动态顺应性。静态顺应性存在滞后现象，即充气相和排气相曲线并不重合。

$$肺顺应性(CL) = 肺容积改变(\triangle V)/经肺压(\triangle P)$$
$$胸壁顺应性(CCW) = 肺容积改变(\triangle V)/经胸壁压$$

总顺应性(CRS)＝肺容积改变(△V)/经呼吸系统压(经肺压+经胸壁压)

肺顺应性是指肺扩张性,以 L/cmH_2O 为单位。肺弹性阻力为肺顺应性的倒数(1/C),又称肺硬度,以扩大单位肺容积时所引起的经肺压变化来表示。肺顺应性与肺的弹性、表面张力,以及肺血容积等有关。肺顺应性的特点是"S"形,在较小和较大肺容量时较平坦,在中等肺容量时陡直,曲线斜率越大,顺应性越大。平静呼吸时,肺容量处于曲线中段,此时顺应性最大,所以呼吸最省力。

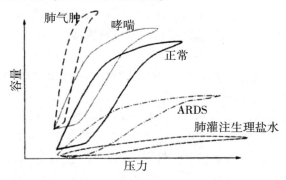

图 1-1　不同病理条件下的肺压力容量曲线环

图 1-1 示各种疾病的肺压力容量曲线(P-V)特点,从中可见支气管哮喘发作时,由于功能残气明显增加,使整个静态 P-V 曲线平行移位至较高的肺容量水平,但肺顺应性尚接近健康者。而肺气肿由于肺泡壁破坏,弹力组织减少,静态顺应性显著增加,对支气管环牵引力减弱,致支气管易塌陷或闭合,出现动态顺应性减低。在肺水肿、肺纤维化和 ARDS 的肺顺应性均有不同程度的降低。肺水肿和 ARDS 因肺泡间质水肿和肺表面活性物质减少,所致肺泡陷闭,肺顺应性减低,出现 P-V 曲线明显低位平坦,而影响换气功能。在机械通气时,测定 P-V 曲线的低位拐点,能协助确定最佳呼气末正压(PFEP)水平,以利改善氧合功能。一般选取拐点以上水平用于 PEEP 的设置。

二、气道阻力

通常呼吸阻力称黏性阻力,包括气道阻力、肺组织阻力和胸壁阻力,又称呼吸总阻力。但其主要反映的是气道阻力、以单位流量所需要的压力差。可用公式表示:

$$气道阻力(Raw)＝\frac{气道口腔压(Pmo)cmH_2O-肺泡压(Palv)cmH_2O}{流量(V)L/S}$$

气道阻力大小取决于气道管径大小、气流形态、流量、气体特性(密度、黏度)等。若管径大、管壁光滑、气流形态平直,则阻力小;反之,管径狭小、曲折、内壁粗糙,流量大,气流呈涡流或湍流,则阻力大。

流量可通过流量仪测定,但压力差测定较困难,现有阻断法、食管测压法、体描法和脉冲振荡法 4 种。近 10 多年来脉冲振荡技术(impulse oscillometry,IOS)应用日趋广泛。它基于强迫振荡原理,传统的气道阻力测定是根据被测者自主呼吸的压力和流量比值来决定,而 IOS 是采用外置发生器,由电控扬声器产生无数次频率正弦波形成的脉冲式矩形波施加在被测者的平静自主呼吸上,通过口腔压力脉冲的变化计算呼吸阻抗(impedance,Zrs),即指整个呼吸系统的黏性阻力(resistance,R)、弹性阻力(capacitance,Ers)和惯性阻力(inertance,Lz),后两者之和为电抗(reactance,X)。

若外加激励的频率低、波长长、能量大,振荡波能达到全肺各部分,所以低频率(5Hz)的 R_5 能反映总气道阻力。而高频率,波长短,能量少,振荡波不能达到细小的支气管,故 R_{20} 反映中心气道阻力。R_5 与 R_{20} 之差值(X)反映周围气道阻力。低频率时的惯性阻力甚小,电抗主要反映弹性阻力,故 X_5 为周边弹性阻力,弹性阻力 X 从负值到零,而惯性阻力 X 从零到正值,当弹性阻力等于惯性阻力,则电抗为零(X=0),称为响应频率(resonant frequency,Fres)。

IOS 测定的 R_5 值与体描仪测得的气道阻力(Raw)有很好的相关性($r=0.79\sim0.86$),所以 R_5 可替代 Raw。在慢阻肺和哮喘患者中,所测得的 Fres、R_5 和 X_5 值与用力呼气流量容积曲线参数相关性密切,而 Fres 与 FEV_1 和 Vmax 相关性最密切,故 Fres 是 IOS 参数中诊断慢阻肺和哮喘最为敏感的指标。R_5 还可替代 FEV_1 了解支气管扩张剂的反应,由于作用力呼气会增加支气管平滑肌紧张性,R_5 比 FEV_1 更有优越性,并提示 I/R_5 总气道传导率是评价支气管激发试验的一个可靠的指标,其敏感性介于气道阻力(SRaw)和 FEV_1 两者之间。上气道阻塞(喉癌、气管肿瘤、气管异物等)患者的 R_{20} 增加,而 $R_5\sim R_{20}$ 无明显变化,表明阻塞部位在中心气道 X 曲线呈特征性弓背向上弧形。而在气道外肿块患者的 IOS 测定发现 R_5、X_5 无变化,$R_{20}\sim R_{35}$ 和 X_{20} 增加。IOS 测定能判断气道阻塞部位、程度与治疗效果,为患者选择合适的治疗提供客观依据。ARDS 患者支气管有明显渗出、水肿和肺水肿,通过 IOS 测定其气道阻力和肺顺应性变化的动态随访,可了解 ARDS 患者的病情进展情况。

IOS 由于体积小,便于携带,不需患者用力呼吸,有较好的重复性,还可连接气道不同开口(如口、鼻气管插管等),进行床旁监测。因此 IOS 适用于儿童、老人、病情重或昏迷的人工气道患者的呼吸阻抗测定。

第三节 换气功能障碍

一、常用换气功能测定指标

1.通气与血流比例(V_A/Q_A) 进入肺泡的新鲜空气与肺泡毛细血管静脉血进行气体交换,为达到最有效交换要求,V_A/Q_A 保持在 0.8。其比例增高引起无效腔增高,降低则导致静-动脉血混合或称静脉样分流。测定 V_A/Q_A 有惰性气体法、核素法,不便普及。目前测定吸入气肺内分布均匀性间接反映 V_A/Q_A。①一口气氮分析法:令受检者从残气位开始深吸气,吸入纯氧,然后在函数记录仪上连续记录呼出气中氮(N_2)浓度,计算呼气 750mL 和 1250mL 的 N_2 浓度差值。健康人 $\triangle N_2/750-1250<1.5\%$。吸气分布不均时,通气不畅肺泡氧气进入少,$N_2$ 浓度高,呼气排出也相对困难,时间也滞后于通气畅、进氧多、N_2 浓度低的肺泡,故呼气中 N_2 浓度差增大;②7 分钟开放通路氧冲洗法:原理同前。受

检者静息呼吸纯氧 7 分钟后作最大深呼气,收集并测定其 N_2 浓度。若吸气分布均匀,吸氧 7 分钟后所有肺泡内 N_2 都被冲洗干净,呼出气的 N_2 浓度一般应<2.5%,其增高表明气体分布不均。

2.肺弥散(DL)　弥散是 O_2 和 CO_2 气体分子通过肺泡毛细血管膜(肺泡膜)的过程。许多因素可以影响气体分子的弥散,其规律可用 Dalton 定律加以概括。

$$弥散能力 \propto \frac{\alpha \cdot A \cdot (P_1 - P_2)}{\sqrt{MW} \cdot d}$$

其中 A 是弥散面积、α 为弥散气体在肺泡间质液的溶解度、$P_1 - P_2$ 为肺泡膜双侧的气体分压差、d 为气体分子的弥散距离、MW 为弥散气体的分子量。弥散能力以弥散量为指标,即肺泡膜双侧弥散气体分压差为 0.133kPa(1mmHg)时,每分钟能通过肺泡的气量。由于 CO_2 的溶解系数远高于氧,其弥散量为氧的 20.7 倍,所以临床上不存在 CO_2 弥散障碍,只有 O_2 的弥散降低。氧弥散量还与肺血容量、红细胞数量和血红蛋白浓度有关。临床上测定肺毛细血管氧分压存在困难,故改测定一氧化碳肺弥散量(DLco),因为 CO_2 比 O_2 与血红蛋白结合的能力大 210 倍,所以当 CO_2 通过肺泡膜后,几乎全部与血红蛋白相结合,血液中不存在一氧化碳分子。这样肺泡膜两侧的 CO_2 分压差就等于肺泡中的 CO_2 分压,简化了了技术。常用方法有 CO_2-氦氧混合气-口气法和稳定 CO_2 弥散法。我国健康人静息 DLco 为 203mL/(kPa·min)。为排除肺容积对弥散量的影响,将 DLco 除以 V_A(DLco/VA),称弥散常数或弥散量。

3.肺内分流(Q_S/Q_T)　健康人心输出量中约有 3% 的血流不经过肺毛细血管而直接进入人体循环动脉端,称为解剖分流,如心最小静脉、心前静脉及支气管静脉引流的血液。少量的分流量不会引起低氧血症。病理性解剖分流增加除心内分流外,也见于肺内分流、肺实变、肺水肿、肺不张和肺动静脉瘘的肺毛细血管混合静脉血,流经无通气肺——不能获得气体交换而流入肺静脉,这种由于分流量增加引起的低氧血症氧疗大多不能纠正。Q_S/Q_T 目前系通过吸纯氧 15 分钟后肺泡-动脉氧分压差($P_{A-a}O_2$)推导计算而来。

4.生理无效腔(V_D/V_T)　生理无效腔包括解剖无效腔(鼻咽部、气管、支气管)和肺泡无效腔(有通气但无血流),正常值 0.25~0.3。V_D/V_T 比值增加,提示生理无效腔增加,在 ARDS 的患者尤为明显,而且 V_D/V_T 比值与病死率呈正相关。临床上通过测定动脉血和潮气末 CO_2 的数值就可以计算 V_D/V_T。有些呼吸机具有测定 V_D/V_T 的功能。

二、换气功能障碍及临床相关问题

在解剖上换气过程主要涉及肺泡、肺泡毛细血管及肺循环、肺间质,其功能障碍也相应地主要见于这些部位的疾病。换气功能障碍以 V_A/Q_A 比例失调最常见和最重要,QS/QT 仅是 V_A/Q_A 等于零的一种极端类型。弥散降低见于肺间质纤维化,被称为肺泡毛细血管膜阻滞综合征,但后来小气道功能和核素检查发现病变也影响小气道,它的提前关闭导致 V_A/Q_A 失调是其低氧血症的主要原因。阻塞性肺气肿因毛细血管床减少可以出现弥散量降低,其通气分布不均致 V_A/Q_A 失调是最突出的病理生理紊乱。

换气功能障碍主要影响氧的交换,而二氧化碳很少受到影响。这是因为动静脉血氧差值大,如两者氧分压差为 6.65kPa(50mmHg)左右,而 $PaCO_2$ 差仅有 0.8kPa(6mmHg),当 V_A/Q_A 比例降低或分流出现时,静脉血未充分氧合或原静脉血与氧合动脉血混合,导致低氧血症;$PaCO_2$ 虽然也可以轻度升高,而只要呼吸中枢对二氧化碳刺激敏感,会引起通气增加而得以代偿。此外,氧离曲线呈"S"形特殊形态,通气良好肺区氧分压在 10.6kPa(80mmHg)以上时血红蛋白几乎完全被氧饱和,而不能携带更多氧以代偿通气不足肺区;二氧化碳离解曲线则不同,在生理范围内呈线性关系,通气良好肺区增加通气可以代偿低通气肺区的 CO_2 排出不足。就弥散而言,CO_2 弥散量为氧气的 20.7 倍,故临床上只见氧弥散障碍导致低氧血症,不存 CO_2 弥散障碍。从理论上说,V_A/Q_A 失调和弥散障碍引起低氧血症应用氧疗便可纠正。但严重低 V_A/Q_A 肺区可因氧疗促进"吸收性"肺不张而导致分流,加重低氧血症,故改善通气十分重要,非单纯氧疗所能奏效。

第二章 呼吸介入诊断技术

第一节 经支气管镜活检术

经支气管镜活检术是支气管镜进入气道内利用活检钳、毛刷等取得细胞学、病理学组织标本的一种操作技术。肺部大多数疾病,如肿瘤、肉芽肿性疾病、肺间质疾病及某些感染性疾病等都需要通过这种活检术来确定诊断,通过病理学和细胞学的检查探明病因,探索发病机制,从而有助于选择正确的治疗方法,避免不必要的手术探查。近年来,肺活组织检查术发展迅速,不但方法增多,器械日臻完善,穿刺技术也在不断改进,诊断的准确性日益提高,诊断范围也在不断扩大。

由于采用纤维支气管镜比硬质支气管镜达到的范围更大,因此目前所说的经支气管镜活检术,大多是指在可弯曲支气管镜下的活检术。用常规可弯曲支气管(外径约5.3mm)能够看到85%的第5级支气管和55%的第6级支气管。尽管一些外径更细的新型可弯曲支气管镜已经可以将可视范围扩展至第7级甚至更远端的支气管,但这类超细支气管镜中大多没有供活检用的工作孔道,无法直接对病灶进行取样。因此,对于6级支气管以外远端的外周病灶,可以在X线透视引导下,采用毛刷、活检钳或其他取样器械对病灶进行采样,以获取病变组织的标本。

在各种经支气管镜的取样器械当中,毛刷和活检钳应用最为普遍。作为毛刷和活检钳的补充,经支气管镜的针吸活检术也是较为常见的方法,有关这部分内容将在有关章节叙述。此外,在日本,内镜医生还常采用刮匙获取组织标本。

一、适应证

1. 气管、支气管腔内病变 支气管镜下可见的各种腔内病变,如各种良、恶性肿瘤,肉芽肿,感染(结核、曲霉菌等),淀粉样变等。

2. 肺内局灶性病变 包括各种支气管镜难以窥及的肺周围型或管外型肿块、结节或浸润性病灶。

3. 肺部弥漫性病变 包括各种支气管镜难以窥及的肺部弥漫性病变,如各种肺间质纤维化、肺泡炎、肺结核、肺泡细胞癌和各种肺转移癌,以及各种肺泡感染或沉积性病变等。

二、禁忌证

同支气管镜检查术的诊疗规范。

三、患者的术前准备及麻醉

同常规支气管镜检查。

四、步骤与方法

1. 支气管腔内可视病变部位活检术

（1）在支气管镜抵达病变部位上方后，先将其表面覆盖的分泌物及血迹予以清除，观察病变的性质，预估其出血程度。对于出血量可能较大的病灶，应做好活检后止血的准备，如局部喷洒凝血酶溶液、高频电刀、氢气刀或激光等止血手段，以避免活检后出血而使操作者手忙脚乱。

（2）根据病变的部位和性质选择最佳的活检器具。几乎所有的文献报道结果都显示，一次检查中使用两种或两种以上的器具（如毛刷、活检钳、穿刺针及刮匙等），可以提高肺部诊断的阳性率。对于黏膜下病变采用穿刺针进行取材，可显著提高阳性率，有时甚至是唯一能获得恶性细胞阳性标本的方法。取材一般3~4块。有研究显示，对于一个内镜可视的肿瘤灶，取活检组织3~4块可达到最高的诊断准确率，而多于4块以上，诊断率并不随之提高。

2. 无X线透视引导的经支气管肺活检术（transbronchial lung biopsy, TBLB） 该方法主要用于两肺弥漫性病变的活检标本的获取。具体方法如下。

（1）根据术前近期的胸部X线或胸部CT结果，选择病变部位较重一侧的肺叶作为活检靶区。而对于病变分布较为弥漫，且相对均匀的患者，则多选择右肺下叶的外侧或后底段为活检靶区。

（2）将纤维支气管镜插入至病变部位的第5级支气管，通过支气管镜的活检工作孔道，将活检钳送至相应段支气管并缓慢推进，直至遇到阻力或患者有轻微痛感时停止推进，并将活检钳后退1~2cm。

（3）嘱患者深吸气，术者在患者深吸气末嘱助手将活检钳打开，并向前推进至遇到阻力时（一般约推进1cm），再嘱患者深呼气。助手于患者深呼气末关闭活检钳，钳取活检肺组织。操作者在钳取肺组织时，常会感到牵拉肺组织的感觉。

（4）按同样的操作步骤，分别通过不同的肺段或亚段支气管钳取肺组织3~4块，并置入组织固定液中，送检。

如果在将活检钳推进的过程中遇到阻力但深度不足时，大多是因为活检钳触到了小的支气管分叉处，此时可将活检钳稍后退，轻轻旋转后再推进。

3. X线透视引导下的经支气管肺活检术 主要用于肺外周局灶性的浸润性病灶或占位性病灶。具体方法如下。

（1）根据术前患者的胸部X线或胸部CT结果，确定病变所在的准确部位。

（2）将可弯曲支气管镜伸入至病变所在部位的第5级支气管开口，并将活检钳通过活检工作孔道伸入到相应的支气管腔内。

（3）在X线透视下，进一步将活检钳伸至病变所在部位，将活检钳张开。

（4）将活检钳向前推进少许，嘱患者呼气，操作者嘱助手于呼气末关闭活检钳，钳取活检组织，并将活检钳缓慢退出。

与无X线引导下的TBLB相比，X线电视透视下的TBLB对病灶的定位可能更准确，损伤胸膜导致气胸发生的机会也会明显减少。

第二节　经支气管镜肺活检术

常规支气管镜只能对3~4级支气管内的组织取材,但TBLB通过支气管镜的活检孔插入活检钳,目前多采用杯状钳,因为这种钳的边缘光滑有孔,对组织损伤较轻。通过将活检钳送至预定的外周肺病灶进行活检,可对支气管镜直视范围以外的外周肺病变进行取材,其诊断阳性率较高(50%~80%),同时可联合其他方法如刷检、灌洗等可进一步提高诊断阳性率。目前TBLB的操作方法可分为无X线透视引导下进行(即所谓"盲检")和在X线或CT引导下进行。TBLB操作比较安全,并发症发生率较经皮刺肺穿刺活检为低。TBLB对于周围型肺癌、肺部转移性肿瘤、结节病、肺结核(尤其是粟粒性肺结核)、卡氏肺囊虫感染、淋巴管平滑肌瘤病、肺泡蛋白沉积症、尘肺、间质性肺疾病等疾病的诊断或鉴别诊断具有重要价值,但TBLB的标本较小,对于一些需结合组织形态结构才能诊断的疾病,如特发性肺间质纤维化等,TBLB的标本很难确诊,但有助于排除其他疾病,提供诊断依据。

一、适应证

(1)肺周边的肿块、结节和浸润病灶。

(2)弥漫性肺实质性病变。

二、禁忌证

(1)严重的心肺功能不全者激烈咳嗽或不能配合检查者。

(2)严重的肺动脉高压、高血压。

(3)活检范围有较严重的肺大疱。

(4)凝血功能障碍、出血素质者。

三、术前准备

(1)详细询问病史、体检。

(2)拍摄胸部X线正、侧位片,必要时行CT扫描明确病灶位置,并测量段支气管开口至病灶或拟活检部位的距离。

(3)向家属说明操作的必要性、程序、可能出现的并发症等有关事宜并签署同意书。

(4)按支气管镜检查常规术前准备、麻醉,并予以静脉补液。

四、操作步骤

1.X线监视下经支气管镜肺活检

(1)双肺弥漫性病变活检部位多选择右下肺 B_6、B_9 和 B_{10} 段。到达段支气管后,将活检钳送入亚段支气管,打开X线透视,把活检钳通过支气管直至病变区,在X线下核准部位,张开活检钳,在呼气末活检钳再推进少许后钳夹,缓慢退出。再换其他肺段活检,可取5~6块,最多可取10块。

（2）局限性病变活检方法：常规支气管镜检查后，到达病变的段支气管，在 X 线透视下将活检钳循所选择的亚段支气管插入，通过支气管壁到达病变区，转动体位，多轴透视或变换透视位置（如从垂直改为水平），确定活检钳对准病变部位后，张开活检钳，推进少许，在呼气末钳夹，缓慢退出，如无出血，同法活检取组织 4~5 块。

2. 无 X 线监视下经支气管镜肺活检

（1）双肺弥漫性病变：活检部位一般选右下叶或病变较集中的部位，支气管镜到达选择好的段支气管后，将活检钳送入，直至遇到阻力或患者感到微痛时再将钳后撤 1~2cm，一般从段支气管开口起进入 4cm 深度即可。此时再嘱患者深呼吸，在深吸气末将活检钳张开，缓慢向前推进 1cm 左右，于深呼气末关闭活检钳，钳取活检肺组织并缓慢退出，同法在不同的段或亚段支气管伸入取材 4~5 块。

（2）局限性病变：根据胸部 X 线、CT 确定病变所在的肺段和与病灶的距离，也可根据支气管镜检查时引流支气管异常表现如明显充血水肿、分泌物涌出、管口变形、血迹等来定位。支气管镜到达肺段支气管或亚段后，插入活检钳，按估计的距离掌握活检钳离开镜头的长度。如遇阻力，轻加压也不能推进，且深度已够，估计钳已到达病灶的边缘。如深度不够，可稍退后轻轻旋转并稍加压至不能继续前进为止，此时稍后退，在吸气中张开活检钳，再向前稍推进遇阻力时钳取组织，同法取组织 3~5 块。

五、注意事项

（1）术前准确病灶定位、测定距离，术中注意相应的支气管有无异常。

（2）技术熟练、解剖熟悉，对变异情况时做出合理的分析、判断。

（3）弥漫性病变尽量不在右中叶、舌叶活检。

（4）肺活检一般在一个肺叶进行，避免双侧肺同时活检。

（5）活检前在叶段支气管滴入 1 : 10 000 肾上腺素 2~3mL 可减少活检出血。

（6）活检钳钳夹时如患者胸痛明显，应马上松开活检钳退出，调节深度或变换部位后再活检。

（7）术后留痰检查对肿瘤、结核能增加阳性率，术中同时行支气管黏膜活检可提高结节病等的阳性率。

（8）有个别年老体弱、反应迟钝者，无胸痛感觉，操作者尤其应注意患者的反应。术后严密观察，必要时做体检、X 线透视。

六、常见并发症及处理

1. 出血　发生率约 9%，绝大多数为少量出血，可密切观察。活检出血量较大时可用下列方法止血。

（1）经纤支镜注入冰盐水。

（2）经纤支镜注入稀释的肾上腺素（肾上腺素 2mg，加入 0.9% 氯化钠溶液 20mL 内，每次可注入 5~10mL），或稀释的麻黄碱。

（3）经纤支镜注入稀释的凝血酶（凝血酶 200μg 加入 0.9% 氯化钠溶液 20mL 内，该制剂绝对不能注射给药）。

（4）必要时同时经全身给予止血药物,此外出血量大者尚可进行输血、输液等。

（5）纤支镜的负压抽吸系统一定要可靠有效,以保证及时将出血吸出,不使其阻塞气道。

2.气胸　发生率约10%,一般多能自行吸收,如呼吸困难明显、胸腔积气>30%,可行胸穿抽气或闭式引流。通过操作技术的熟练提高、助手的密切配合以及对患者的严密监护,可以降低气胸发生的风险。对于弥漫性病变不宜在同一次检查中进行两侧肺活检,以防发生双侧气胸。由于右中叶支气管分支朝向斜裂,易于穿破无痛觉的斜裂脏层胸膜而发生气胸,故应避免取右中叶活检。对于咳嗽频繁的患者,发生气胸的风险增大,检查前应给予止咳、镇咳治疗。

七、影响 TBLB 阳性率相关因素

1.病灶大小　病灶越大阳性率越高,通过 X 线或 CT 引导可提高阳性率。周围型病灶≤2cm 时,活检钳常难以到达病灶部位,从而导致诊断阳性率下降。

2.病灶部位及性质　位于双上肺叶尖、后段及下叶背段的病灶,因支气管解剖角度以及支气管镜技术上的限制,活检钳不易进入病灶部位,故诊断阳性率较低。恶性病变的阳性率较非恶性病变阳性率要高,但发生肿瘤坏死,形成空洞时 TBLB 的诊断阳性率降低。

3.活检次数和活检钳大小　对可疑病灶进行多次和重复活检可提高诊断阳性率。一般活检次数为 3~6 次,少数可达 10 次,采用较大尺寸的如鳞鱼齿钳可取得较大标本,但同时并发症的发生率也随之升高。

第三节　经支气管针吸活检术

管壁及管外型中央型肺癌占 16%~20%。癌组织向管壁外膜层生长并可侵入周围肺组织,管腔内仅表现为黏膜充血水肿、隆嵴增宽及管腔受压等表现,常规支气管镜检查常难以确诊。经支气管针吸活检术（transbronchial needle aspiration,TBNA）是利用一种特制的带有可弯曲导管的穿刺针,通过支气管镜操作孔道进入气道内,然后穿过气道壁对气管、支气管壁外病变组织进行吸引及活检,获取相关标本进行细胞学和病理学检查的新技术。近年来随着定位方法和操作日趋完善和穿刺针的不断改进,其诊断阳性率不断提高,成为诊断中央型肺癌又一有效诊断方法。

一、适应证

（1）可疑管壁及管外型的中央型肺癌患者。

（2）可疑气道腔内黏膜下或管壁外肺癌病变者。

（3）确诊为中央型肺癌,胸部 CT 示肺门及纵隔淋巴结肿大,确定是否为肺癌转移所致,以便进行肺癌的分期,指导治疗及判断预后。

（4）胸部 CT 提示肺叶支气管部位的肿块阴影,支气管镜检查提示为间接征象者。

（5）胸部 CT 提示肺叶或一侧肺不张或阻塞性肺炎,支气管镜检查提示为管外肿块压迫致管腔狭窄者。

二、术前准备

患者应常规进行胸部正、侧位 X 线和薄层 CT 扫描,明确病变大小和位置,确定拟获取标本的部位。如果患者有多组淋巴结肿大,而 TBNA 单纯是分期诊断,则先考虑病变对侧的淋巴结组,其次为中间部位如隆嵴下、前后隆嵴,最后为同侧的淋巴结组系列。如果同一淋巴结组有 2 个以上的淋巴结供选择,应选择直径较小的,因为较大的淋巴结可能有坏死的肿瘤细胞,给病理分型带来困难。如果诊断和分期同时进行,则尽可能选择多的淋巴结进行穿刺,仍以病灶对侧及中部的淋巴结优先。术前 4 小时禁食,应了解有无心律失常和心肌供血情况,应作凝血检查,包括出血时间、凝血时间及血小板计数等,以排除凝血机制障碍导致针吸或活检时发生出血的可能。此外,还必须做好吸氧的准备,必要时予以鼻导管或鼻塞吸氧,并连续监测氧饱和度,与患者及其家属签订手术协议。静脉输液可为术前、术中提供一条静脉给药的通道。

三、术前给药与局部麻醉

为了消除患者对 TBNA 的紧张和焦虑,术前 30 分钟可给予适量镇静,如地西泮、咪达唑仑和芬太尼。鼻腔、咽喉声带处一般多用 2%的利多卡因从鼻孔直接滴入,同时嘱患者深吸气,将麻醉药吸至声门处及吸入气管内,药液聚集在声门附近,直接将声门"浸泡"在麻药中,方便、卫生,较之超声雾化吸入麻醉等效果更为理想;气管镜在声门上方,将 2%利多卡因注入气管内,进入气管后在隆嵴上方再追加 1mL 左右 2%的利多卡因,行左右主支气管内局部麻醉,经此处理的麻醉效果良好,而且穿刺操作均在大气道内进行,气管镜与患者气道壁碰撞的机会相当少,绝大多数患者在整个操作过程中仅有轻微咳嗽,均能耐受。

四、TBNA 穿刺的定位方法

由于 TBNA 的操作者并不能直接看到病灶进行活检,要提高活检的阳性率,准确定位是关键。许多初学者在开始接触此技术时认为比较容易,而经过一些病例操作后,由于阳性率低,才认识到在管腔内对管腔外病灶进行准确定位的困难。相当部分医生从此放弃了此项技术。为解决这类问题,促进这项实用技术的发展,现将有关方法介绍如下。

1. 传统 TBNA(C-TBNA)　在日常工作中,特别是对于初学者来说,进行 TBNA 仍以术前 CT 作为定位依据。其步骤为:①在 CT 扫描片上确认隆嵴、各支气管分嵴及主动脉弓等结构,将其中某个结构作为标志点;②测量病灶与上述某个标志点之间的距离,大部分 CT 片上均标记出扫描的层距,将两扫描层上的层距相减则可得出距离,同时根据病灶在 CT 片上的位置确定进针的角度(进针的方向)及深度;③在管腔内确定所定的标志点,根据在 CT 片测出的病灶与标志点间的距离和所定的进针角度来确定进针点。

2. 超声波引导下的经支气管针吸活检术(EBUS-TBNA)　该方法是利用超声波探测纵隔内的肿物或肿大的淋巴结,在操作实地于管腔内对管腔外的病灶进行明确定位。操作方法是将超细的超声波探头,通过气管镜的活检通道进入气道,将探头以尽可能垂直的角度紧贴在根据 CT 扫描片预定的穿刺点处的气道黏膜上,气道内的分泌物充当超声波探头与气道黏膜间的耦合剂,超声波可探测纵隔内约 2mm 的深度,在显示屏上可清晰显示血管、淋巴结、肿物的结构以及它们相互间的关系,在明确病灶的位置后拔出超声波探头,然后在确定的穿刺点进行穿刺。如果有双腔纤维支气管镜,则可将穿刺针从另一通道进入气道内,用该方法逐步检验和修正根据 CT 预定的穿刺点,经过一定病例的训练,对肺门及纵隔内大血管及淋巴结在管腔内的位置有一个明确的定位概念,有利于培养良好的立体想象力。用此法进行穿刺进针必须注意一点,超声波探头可以从比较垂直的角度与气道黏膜相接触,而穿刺针则必须是带一定角度进行穿刺,因此要注意这个角度带来的位置偏差。许多医院都有彩色超声检查仪,只要添置一根超细超声波探头即可开展工作。现在日本 OLYMPUS 公司已开发出超声气管镜,在探头的前端为一可充水的水囊,对探测定位具有较好的指导意义。

3. CT 引导下经支气管针吸活检术　CT 扫描是目前发现纵隔肿物和纵隔淋巴结肿大最灵敏的手段之一。经支气管针吸活检操作确定病灶要依靠 CT 扫描来发现,王氏穿刺定位法主要依靠 CT 来确定部位和穿刺点。同样道理,如果在 CT 直接扫描下进行经支气管针吸活检,同样可达到训练的目的。具体方法是,先根据 CT 来确定在管腔内的预穿刺点,即确定病灶距离隆嵴水平或各分嵴点的位置,患者躺在 CT 扫描床上,CT 室医生通过扫描再次肯定病灶的位置和将要进行扫描的参数,然后将扫描床适当送出以利于操作,穿刺针在预定的穿刺点透过气道壁后,先予以 CT 扫描以确定穿刺针是否位于病灶内,如果能明确穿刺针位于病灶内,则可进行抽吸活检,如果 CT 扫描未发现穿刺针,也未发现气管镜断面等,则表明穿刺针目前的位置比预定的高,此时 CT 室医生应以薄层扫描的方式向上扫描。直至找到穿刺针,再确定偏差的距离。气管镜医生根据 CT 室医生提供的参数再次穿刺,重复 CT 扫描,直至肯定穿刺针位于病灶内,如果在扫描时发现为穿刺针的断面或气管镜的断面,则可肯定穿刺针目前的位置较预定点低,此时 CT 室医生应逐层向下扫描,目的同样是发现穿刺针并确定偏差的距离。

以上描述的过程是在普通的 CT 引导下操作,而在螺旋 CT 引导下此过程变得更为简便,由于该类机型具有实时显像的功能,可动态观察到穿刺针探索及进入病灶的过程。适当病例(一般大约 30 例次)的训练,操作者在管腔内进行操作时,可对管腔外的病灶、血管及其他重要脏器产生清晰的立体想象,可较好地掌握进针的位点、角度和深度。目前我国县市级以上的医院基本购置有 CT 机,只要气管镜医生较好地与 CT 室医生进行合作,就能开展这项训练。

无论是超声波引导,还是 CT 引导下的 TBNA 的操作,其目的是能尽快和较好地掌握定位方法,提高诊断率。无论在超声波引导下穿刺活检或是 CT 引导下穿刺活检,都有诸多的不便和麻烦,只能作为一种训练和学习方法。如果有熟练操作者的直接培训和指导,初学者则可避免使用上述引导方法。有资料表明,初学者在熟练操作者的指导下进行操作,经过大约 50 例患者的操作,基本可掌握定位方法和操作方法,极大地提高诊断的阳性率。因此,经支气管针吸活检术如同其他临床技能一样,其必然的培训途径是熟练者的指导性训练。

五、TBNA 的穿刺技术

按上述方法确定穿刺点后,气管镜经口或鼻进入气道,到达预定穿刺点后,将穿刺针由活检通道进入气道内,穿刺针进入活检通道前,先将穿刺针活检部推出,检查穿刺针活检部进出状态,然后将活检部完全退入导管的金属环内。穿刺针通过活检通道时,尽可能使气管镜前端处于自然状态并位于可视范围内的气道中央部分,这些都是保护气管镜非常重要的步骤。在气管镜的远端看到穿刺针的金属环时,如果预穿刺的病灶位于隆嵴附近,则可将穿刺针的活检部推出并锁住固定,然后逐渐将穿刺针后退直至仅看到穿刺针的针尖为止,调整合适的角度,将气管镜前伸至目标区,然后将穿刺针穿入两气管环间的预定穿刺点的气道黏膜内,在这一阶段,穿刺针以尽可能垂直的角度透过气道壁,如果穿刺部位较远如隆嵴远端,则保留穿刺针的活检部位于保护套内,金属环位于可视视野内,将气管镜前端送至目标位附近,然后将活检部推出。在将穿刺针活检部推出时,一定要注意保持气管镜前端气道黏膜距离,不能因推出穿刺针而损伤非穿刺部位的气道黏膜。

作为一项操作技术,TBNA 的成功与否除了定位准确外,另一个重要部分就是如何准确有效地将穿刺针透过气道壁进入纵隔或肺门的病灶内。

由于所用穿刺针相当长,连接部分又是软性物质,属于远距离操作,穿刺针要避开软骨环,以较好的角度透过相当坚韧的气道壁各层,并非易事。操作者必须掌握有关的操作技巧。充分利用气管镜来辅助穿刺针,使在穿刺针远端施加的力度能尽可能集中。

六、操作要点

1. 支气管镜、活检针的选择　选用检查或治疗型支气管镜均可,活检针选用 OLYMPUS NIC 及 N2C 型。

2. 患者术前常规摄胸部侧位 X 线片及胸部薄层 CT 扫描片　明确病变部位、大小及与周围组织的关系,以确定穿刺部位。

3. TBNA 需要熟练的支气管镜操作技术　为准确获取气道外病变组织标本,应掌握纵隔及肺门 CT 定位解剖,不断总结 TBNA 的操作经验,方能提高检查的阳性率,同时避免严重并发症的发生。

第三章 呼吸介入治疗技术

第一节 支气管镜下热消融技术

组织消减技术是临床上用于气道良、恶性病变的一类常用的治疗技术,按速度可分为快消减及慢消减两类;按作用原理可分为机械消减(如硬质支气管镜机械清除肿块、冻切、微切割吸引等)、物理消减(如氩等离子体凝固、近距离照射、激光等)、化学消减(光动力、局部药物等)等;按能量形式可分为热消减及冷消减。热消减临床上也常称为热消融,本节主要讨论热消融技术,包括激光、氩等离子体凝固、电凝术、电切术、电圈套术、微波、热射频等技术。

一、激光消融

20 世纪 50 年代,美国物理学家朗斯首先发现微波波段的光子。1958 年,美国学者将这种自然界中没有的光称为激光。激光具有亮度高、方向性好、单色性好、相干性好等特有的光学特性。到目前为止,临床上不同学科使用的激光医疗设备有几十种,包含了自紫外、可见光、红外的各种波长,以及连续、脉冲、巨脉冲、超脉冲等各种输出方式;至 20 世纪 80 年代,CO_2 激光、全蒸汽激光、钛激光、铒激光、钬激光、准分子激光等新型激光器纷纷应用于临床。治疗的病种达数百种,对有些疾病,激光治疗已被列入首选方法。

1976 年,Laforet 等首先报道经纤维支气管镜引导,气管内激光切除气道肿瘤以后,相继有多种激光应用于呼吸系统疾病的治疗。目前,在气管内疾病治疗中应用最多的是 YAG(钇铝石榴石)激光和 Nd:YAG(掺钕钇铝石榴石)激光。这些激光功率大、组织穿透性强,其能量高度集中,能准确地定位于病变部位,并能通过屈曲自如的导光纤维传送。现对其设备、操作方法及临床应用做一简要介绍。

1. 技术原理 Nd:YAG 激光治疗原理主要是利用激光的热效应,该激光能量密度极高,在激光束直接辐照下,几毫秒可使生物组织的局部温度高达 200～1000℃,使受照射组织出现凝固坏死、汽化或炭化而达到清除病变的目的。另外,激光也是一种电磁波,因此突然产生电磁场效应,可使组织离化和核分解。通常较低功率时可使毛细血管和小血管收缩,立即出现机械性血管闭塞,如温度升高到水的沸点,则可见照射的病变组织似水般沸腾冒烟,整个表面出现汽化,而病变组织则是黑色炭化。

2. 设备 1961 年 Johnson 等发明了 Nd:YAG 激光器,是最常用的同体激光器,需要两种高纯稀土氧化物为原料,氧化钇和氧化钕,能发射出波长为 1.06μm 近似于红外光的激光,其水吸收系数很低,因而能量可穿过透明的液体。其能量可传导至较深的组织中,造成的组织损伤较深而广。Nd:YAG 激光器是目前技术上最完善的高性能固体激光器,现已成功应用于多种外科手术和气管内介入治疗。

3. 适应证　主要用于气道内阻塞性病变及各种原因引起的气道狭窄。

（1）良性肿瘤：包括乳头状瘤、平滑肌瘤、错构瘤、血管瘤、神经纤维瘤等，这些肿瘤对化学治疗及放射治疗效果均不理想。另外，对于不适合手术切除的患者，如年龄过大，合并其他基础疾病或伴有严重呼吸困难时，可以用于保持气道通畅。

（2）恶性肿瘤：包括镜下可见，同时引起气道狭窄的所有原发性或转移性恶性肿瘤。

（3）其他良性病变：如气管、支气管结核性肉芽肿、气管插管或切开、外伤等造成的气管狭窄，尤其是瘢痕性或形成环状、膜状的狭窄，激光治疗很有效，也可用于气道近端局灶性出血，如气道黏膜或肿瘤活检后的止血治疗等。

4. 禁忌证

（1）气道外病变均为激光治疗的禁忌证。

（2）病变侵入大血管周围（如肺动脉），伴有瘘管形成的可能。

（3）病变侵入食管，伴有瘘管形成的可能。

（4）侵入纵隔，伴有瘘管形成的可能。

（5）凝血机制障碍者。

（6）心肺功能差，全身衰竭，预计生存期较短者等。

5. 操作方法　患者术前准备同普通支气管镜，另外，根据病变部位、阻塞程度以及患者一般情况选择不同类型的支气管镜，即软镜或硬镜。首先将气管镜插入到病变处，使用 Nd:YAG 激光机，最大功率 100W，波长 1.06μm。将石英光导经气管镜活检孔道插入，伸出镜端 0.5～1.0cm，对准病变 0.5cm 时激光照射。照射一般从病变顶部中心开始，向下向外扩展，接近管壁 1～2mm 时，应停止照射，防止击穿管壁。照射后即可见病变组织变白、汽化，后再黑色炭化，并逐渐缩小，管腔扩大。剩余少量病变，由于照射过程中热传导作用，可于几天后自行脱落。若出现肿瘤表面出血、气管内大量分泌物、病灶较大，以及因肿瘤坏死使得难以辨识正常组织范围时，应仔细操作，认真处理。如果气道瘢痕狭窄过长也不易成功。此外，肺结核肉芽肿者若在急性期时行激光治疗，有可能诱发肉芽肿加重。为保证手术过程安全，除较小病变外，以分次照射为宜。一般治疗 2～3 次，个别可达 10 次以上。激光照射功率 20～30W，个别可用 40W，照射时间通常为累计 5～10mm，每次治疗间隔 1～2 周。一般术后 3～5 天坏死组织脱落咳出。

6. 并发症

（1）气管壁穿孔或大量出血，或造成张力性气胸，尤其使用大功率（大于 80W）时易发生，而较低功率（小于 40W）则很少发生。严重者穿透肺动脉、无名动脉或主动脉，引起心脏压塞或立即死亡。

（2）缺氧：大量出血或多量分泌物以及烟雾刺激气管痉挛均会引起通气障碍，引起缺氧，严重者引起意识丧失或引发心血管方面不良反应，如心律不齐、休克、心肌梗死甚至心搏骤停。

（3）纵隔炎或气管食管瘘。

（4）气管塌陷：当两个以上的软骨环被肿瘤或慢性炎症破坏时，治疗后可能引起气管塌陷。

（5）阻塞性炎症：术后局部组织水肿造成管腔阻塞而发生阻塞性继发感染，一般经抗生素治疗即可恢复。

7. 注意事项

（1）治疗前需仔细检查光导纤维，保证没有损伤、折断和漏光，使用时最好装一同轴的 He-Ne 激光管使光导纤维末端发生红色指示光。使用激光照射时，如看不到红色指示光，提示光导纤维折断或有故障，应立即停止治疗，查找原因，否则有损坏内镜的可能。

（2）光导纤维伸出内镜前端至少 1cm，以免损伤内镜，输出光应与气管、支气管轴平行，以免引起管壁穿孔。

（3）功率一般控制在 30~40W。

（4）术中应避免同时吸氧或吸氧浓度<30%，以免发生气道内燃烧。

（5）光导纤维末端应保持清洁，如有分泌物黏着可降低激光发出的功率。

（6）治疗同时应进行负压吸引，及时清除汽化产生的烟雾，以免刺激患者咳嗽及污染镜头影响视野。

（7）治疗中产生的焦痂，应及时清除，以保证继续治疗的效果，同时防止气道阻塞。

（8）对大气道，尤其是气管和隆嵴部位的狭窄治疗时应特别慎重，应快速集中于一点进行汽化，尽快打通和扩大狭窄，迅速改善呼吸困难，否则可能会因窒息死亡。对于隆嵴和双侧支气管均有病变者，应先治疗阻塞严重一侧，留另一侧以保障通气。另外，要尽可能更多的去除病灶，充分扩大狭窄部位，以免疏忽组织水肿引起更严重的呼吸困难。

二、氩等离子体凝固

氩等离子体凝固（argon plasma coagulation，APC）是近年来临床应用的新一代高频电刀技术。APC 最早于 1991 年由 Grund 引入消化内镜治疗，积累了很多经验。1994 年在德国 APC 技术被引入了气管内镜的治疗，近年来我国也引进了该技术，由于其操作简单、疗效稳定和使用安全，在临床得到广泛应用。

1. 技术原理　APC 的工作原理是通过电离氩气流（氩等离子）把高频电流的热效应传到相应的组织上，通过单极技术，使其从高频输出电极均匀流向组织，以非直接接触方式集中于与之最接近的 1 个点上，引起局部高温凝固效应，使组织失活和止血，产生治疗效应，病变组织经 APC 电凝后形成 3 条均匀的带：脱水干燥区（A）、凝固区（B）和失活区（C），肉眼下表现为焦痂形成，手术疗效容易观察。该方法避免了电极与组织的直接接触，是一种非接触式的高频电凝技术。而氩气为保护性气体，是一种惰性气体，对机体无毒无害，在高频电压作用下，被电离成氩气离子，这种氩气离子具有极好的导电性，可连续传递电流。由于其本身惰性，在手术中可降低创面温度，减少损伤组织的氧化、炭化（冒烟、焦痂）。同时，氩离子束不仅沿高频电极作直线（轴向）导流，还可产生侧向、径向、放射状和环绕状导流，因此其作用过程可视为"自动搜索"出血或未经治疗的靶面，取得均匀的表面凝固，尤其适合"位于角落部位"病灶。

当 APC 的高频高压输出电极输出切割电流时，氩气从电极根部的喷孔喷出，在电极周围形成氩气隔离层，将电极周围的氧气与电极隔离开来，从而减少了工作时和周围氧气的接触以及氧化反应,降低了大量产热的程度。由于氧化反应极产热的减少,电极的温度较低,所以在切割时冒烟少,组织烫伤坏死层浅。另外,由于氧化反应少,电能转换成无效热能的量减少,使电极输出的高频电能集中于切割;提高了切割的速度,增强了对高阻抗组织(如脂肪、肌腱等)的切割效果,从而形成了氩气覆盖的高频电切割。

当 APC 的高频高压输出电极输出凝血电流时,氩气从电极根部的喷孔喷出,在电极和出血创面之间形成氩气流柱,在高频高压电的作用下,产生大量的氩气离子。这些氩气离子,可以将电极输出的凝血电流持续传递到出血创面。由于电极和出血创面之间充满氩离子,所以凝血因子以电弧的形式大量传递到出血创面,产生很好的止血效果。而单纯高频电刀的血凝由于电极和出血创面之间充满成分较杂的空气,电离比较困难,因此电极和出血创面之间空气离子浓度较低,导电性差,凝血电流以电弧形式传递到出血创面的凝血电弧数量较少,凝血效果较差。加电弧氩气后,凝血电弧数量成倍增加,所以无论对点状出血或大面积出血,APC 都具有非常好的止血效果。组织学研究显示,与标准电凝疗法相比,APC 引起的组织凝固坏死相似,组织穿透较浅,仅为 3~5mm,故安全性更高。且无明显的热传导,对金属支架损伤小。APC 治疗与电刀比较,烟雾较少,视野清晰;不与病灶直接接触,探头不易被坏死物黏附。因此与一般高频电刀相比具有止血快、失血少、无氧化和焦痂等良好效果,成为高频电刀的更新换代产品。

2.设备　经支气管镜介入 APC 治疗气道内各种良、恶性病变已在国内外得到广泛应用。随着支气管镜介入治疗技术的不断发展,在临床上已逐渐取代微波、普通的高频电刀,成为气道内病变标准化治疗中的一部分。其所用器械主要是各种类型的支气管镜和氩等离子体凝固器。临床常用的 APC 有德国 ERBEAPC300 型和西赛尔 APC3000 型氩等离子体凝固器。

3.适应证和禁忌证　其适应证和禁忌证同高频电刀,术前准备同常规支气管镜检查。

4.操作方法及注意事项

(1)器械准备:根据患者情况不同,选择不同的支气管镜,如纤维支气管镜、电子支气管镜或硬质支气管镜。将接地电极板置于患者一侧下肢肢体远端,辅以电极耦合剂或温水浸泡过的大纱布块,确保电极板与皮肤接触良好,连接 APC 导管、接上电源,打开开关,打开氩气瓶气阀,按"PUB"排气 2 次,调节气流速度。连接心电监护仪,监测 PaO_2、血压、心电和呼吸等。同时应准备各种抢救器械,如气管插管、心脏起搏器、呼吸机以及功能优良的吸引器等。治疗前需进行体外预试验:将导管前端对准验证器头部,脚踏开关 1~3 秒,导管前端产生短暂蓝红色火光,说明仪器工作正常。

(2)支气管镜经鼻或口插入气道,观察病变情况后将其前端置于距病灶上端 2.0~2.5cm 处,然后经支气管镜活检孔插入 APC 电极直至第一个环形标志露出活检孔道。APC 电极末端距离病变组织 5mm 以内时,脚踏电凝开关进行治疗,每次 1~3 秒。氩气流量设定在 0.5~2L/min,功率一般选用 20~60W。功率设置根据病变组织的特点进行,一般对于出血、瘢痕等设定小功率,而对于较大肿瘤的切除选择较大功率,松软组织选用较小功率,致密组织选用较大功率,建议先用较小功率进行治疗,若效果欠佳,逐步提高功率,避免一次性选择大功率导致出血或管壁穿孔等危险。坏死组织通过活检孔吸引和活检钳钳取清除。每周 1~2 次。于术前和最后一次治疗术后,对狭窄段中心气道直径、气促评价进行评估。

(3)操作注意事项

1)电极尽量避免直接置于病变组织上,离开病变组织 1~2mm 时治疗效果更佳,可避免组织结痂堵塞电极。

2)对于靠近管壁的病变治疗时注意控制烧灼的深度及烧灼时间,以避免损伤气管壁。

3)电极头端应始终可视并视野清楚,避免在烧灼时因呼吸运动或咳嗽导致电极位置变化,损伤正常组织。

4)对于表浅组织,建议进行短促、重复烧灼,对于显著突出管腔、距离管壁较远的病变,可采用较长时间同一部位反复烧灼的方法。

5)烧灼后尽量通过冲洗、活检钳钳取或冷冻的方法去除坏死组织及结痂,术后 2~3 天需复查支气管镜,了解气道局部病灶治疗情况并及时清除坏死组织。

6)烧灼过程中出现电极堵塞报警时,及时退出电极进行清理。

7)病变范围较小时应尽可能使气道一次性贯通,若病变范围大、堵塞严重,建议反复多次进行镜下治疗或联用其他方法,以达到较好的治疗效果。

8)术前去除随身携带的所有金属物品,术中停止吸氧;若必须吸氧,建议吸氧浓度低于 35%。

5. 并发症及注意事项　APC 是近年来临床应用的新一代高频电刀技术。其在治疗中的并发症及注意事项大致同高频电刀。主要的并发症包括大出血、心律失常、气管穿孔、纵隔气肿及气管内着火。APC 引起气管穿孔的概率比高频电刀小,但引起着火的可能性比高频电刀大,使用过程中需密切注意。

三、高频电及圈套治疗

电流通过人体组织时,可刺激神经使组织肌肉收缩,并可使组织发生凝固和坏死。高频电的频率在 100kHz 以上,该电流每一周期对组织产生的兴奋作用均落在同一周期作用后的组织绝对不应期,因而不会对组织产生任何兴奋作用。高频电对人体组织的热效应,主要是高频电流向人体组织细胞传递一定速度的动能,导致离子兴奋并碰撞其他细胞微粒,使细胞的温度急剧升高,其热效应遵循焦耳-楞次定律($Q=kPz$),即高频电通过人体局部组织产生的热量与输出功率、持续时间、接触面积以及组织密度和含水有关,因此,在理论上要使局部产生高温,可用大功率、短时间,也可用小功率、长时间来完成,通电时间长,局部温度高会向周围组织传导,导致周围正常组织不必要的损伤,故经支气管镜高频电治疗时,尽量采用大功率、短时间。高频电是一种单极技术,它使高频电流集中于与之接触的一个点上,适合于经支气管镜气道腔内介入治疗。

近 20 年来,经支气管镜高频电刀治疗气管、支气管良性肿瘤,不能手术的恶性肿瘤及气道腔内止血等方面均取得较好疗效,是一种安全、有效的气道狭窄的姑息性治疗方法。

1. 适应证

（1）气管或支气管腔内恶性肿瘤致气道狭窄而无手术指征者。

（2）气管或支气管腔内良性肿瘤，特别是基底部成蒂状者。

（3）胸外科手术、气管插管、气道异物等致气道肉芽组织增生和瘢痕致气道重度狭窄者。

（4）支气管结核肉芽肿、瘢痕致气道重度狭窄者。

（5）气管、支气管腔内病灶出血。

2. 禁忌证

（1）支气管镜检查列为禁忌证者。

（2）支气管镜无法到达的小支气管腔内病灶的治疗。

（3）气管、支气管腔外病变或肿大淋巴结压迫导致气道狭窄者。

（4）气管或伴有主支气管重度狭窄且狭窄段过长者。

3. 器械准备

（1）按支气管镜检查常规准备，应选用耐高温、绝缘好的支气管镜。

（2）OLYMPUS PSD20 型、UES20 型高频电烧灼仪及与之配套的电刀、电凝头及圈套器。调解高频电输出功率至 30~35W。

（3）心电、血氧饱和度监护仪，供氧设备及必要的抢救设备和药品。

4. 患者准备　按支气管镜检查操作常规准备。

5. 操作方法

（1）患者取仰卧位，右小腿部放置用 0.9%氯化钠溶液纱布包裹的电极板并紧密贴紧皮肤，使其导电良好。

（2）支气管镜经鼻孔插入气道，进一步观察病变部位、大小、范围、表面及基底部情况。

（3）根据气道病变具体情况，选用适合的电刀经支气管镜操作孔道导入，伸出镜端 1cm 左右，将支气管镜连同电刀一起推近病灶，由中心部位开始逐步向外多点烧灼或切割。对于带"蒂"的病灶可将圈套切创器套入病灶基底部，轻轻收紧钢丝，脚踏电切开关，并不断收紧钢丝，直至切下病灶，操作中如出现出血时可行电凝止血治疗。治疗结束拔出支气管镜及电刀或圈套器。

（4）术后即时行支气管镜复查，用活检钳钳除表面坏死组织。根据气道病变治疗情况可反复多次治疗。

6. 注意事项

（1）操作者应熟悉高频电烧灼治疗仪之性能，熟练掌握操作技术，根据气道病变具体情况选择适当的输出功率和每次烧灼的切割时间。

（2）按要求连接下肢电极板，保持良好的导电性能，注意患者身体绝缘。

（3）安装心脏起搏器患者不宜行高频电烧灼治疗。

（4）按要求进行操作，严防气道穿孔、大出血等并发症的发生。

第二节 支气管镜下冷冻治疗技术

冷冻治疗是利用超低温度破坏组织的一种方法。19世纪英国医师 Arnott 最早发表了用盐和碎冰的混合物止痛和局部止血,后又用于治疗肿瘤和皮肤疾病。1899年,White 在纽约第一次报道成功应用液态氧治疗红斑狼疮、带状疱疹等。美国芝加哥的 Pusey 第一次报道用 CO_2 治疗黑痣。1913年,伯明翰放射学家 Hall-Edwards 首次详述了 CO_2 的应用和搜集方法。1960年以前 CO_2 冷冻主要广泛应用于皮肤良性病变。1986年英国学者 Maiwand 首先报道用冷冻姑息性治疗气管内肿瘤,并取得成功经验。目前 CO_2 冷冻已在国内得到广泛应用。

一、技术原理

根据焦耳-汤姆逊原理,高压 CO_2(或 N_2O)气体通过小孔释放,节流膨胀制冷产生低温,最低温度可达 $-80℃$,在冷冻探头的前段形成一定大小的冰球。

冷冻治疗通过冻结的细胞毒作用来破坏生物学物质。冻结可使细胞内的水结晶成冰,细胞停止分裂并融解,血流停止,微血栓形成。缺血性损伤在冷冻治疗后的几天中导致细胞坏死。这种生物学效应也解释了冷冻技术的延迟效应。

根据临床需求不同,冷冻治疗可分为两种类型:冻取和冻融。将冰冻探头的金属头部放在组织表面或推进到组织内,使其能在周围产生最大体积的冰球,在冷冻状态下将探头及其黏附的组织取出,此谓冻取,国外也有学者称之为冷冻黏附术;可以反复插入探头,直至将腔内的异常组织全部取出。如将冰冻探头的金属头部放在组织表面或推进到组织内,使其能在周围产生最大体积的冰球,持续冷冻 $1\sim3$ 分钟,复温后再进行另外2个冷冻-复温周期,移动探头,直至将所有能看到的组织全部冷冻,组织原位灭活,不必将冷冻组织取出,此谓冻融。

二、设备

CO_2 冷冻设备主要包括3个部分:致冷源(CO_2 储存罐)、控制装置和冷冻探头。应用 CO_2 冷冻可使探头顶端温度达 $-80℃$。根据临床不同的需求,设计了周围不传热的冷冻探头,可成角、弯曲、顶端也可更换。有在软镜下使用的可弯曲性冷冻探头,也有在硬质镜下使用的硬质探头。

目前国内可供选择的 CO_2 冷冻治疗设备主要为德国 ERBE 公司产品及国产北京库兰公司的产品。

可弯曲性冷冻探头具有更好的冻结能力:操作端与探头末端坚固的联结可防止探头过伸,不同类型的探头末端增加治疗用途,探头上覆有亲水膜,且能防止探头扭结。

三、适应证

1.冻取 腔内良性和恶性组织。

(1)气管或支气管内恶性肿瘤:无论是原发气管肿瘤还是转移性气管肿瘤,均适合冻取。在不能用外科治疗的情况下,可每周或每月用冷冻治疗数次,能明显减轻梗阻症状,尤其是恶性肿瘤的姑息性切除可使肺功能得到改善,缓解气道阻塞(图3-1)。将冷冻探头插入到肿瘤组织内,冷冻后可直接切除肿瘤组织,类似于激光、高频电刀或 APC 的效果,但去除病变的速度更快,可与热消融治疗结合应用,以利于止血。较大组织的冻取最好在全麻硬质镜下进行,以方便器材进出及可能发生并发症如大咯血的处理。

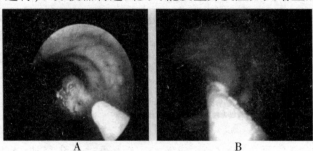

图 3-1　支气管内恶性肿瘤的冷冻治疗

A. 首先激光治疗;B. 随后冷冻治疗残余的肿瘤

(2)气管或支气管内良性肿瘤:大多数气管内的良性肿瘤、炎症或手术后的瘢痕狭窄、肉芽肿性病变,可经气管镜将病变组织冻取,残余部位再结合冻融治疗(图3-2)。

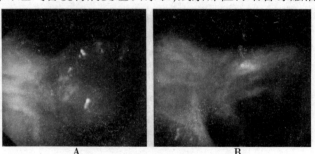

图 3-2　气管内良性肿瘤的冷冻治疗

A. 治疗前;B. 治疗 2 周后

(3)坏死物及异物的取出:用冻取可以成功取出形状特殊的异物,如吸入的药丸、花生米、笔帽、骨头等,这些用钳子不易夹取;还可被用于去除凝血块或痰栓,也可冻取 APC 引起的坏死物。

2. 冻融

(1)支气管内早期肺癌的根除:国外报道一组 35 例支气管内早期肺癌患者采用经支气管镜腔内冻融的方法根除,1 年治愈率为 91%,4 年内局部复发率为 28%,疗效并不低于开胸手术。

冻融治疗效果较慢,通常在第 1 次冷冻治疗后 8~10 天,进行气管镜复查,并评估组织的破坏情况,取出坏死组织。如果需要的话,再进行第 2 次冷冻治疗。若单次治疗即通畅气道,有引起气道管壁或动脉壁穿孔的危险。治疗的间歇时间分别为 2 周、4 周和

8周,根据患者的治疗反应和临床情况决定,因冻融疗法引起的坏死肿瘤组织在下一次治疗时可以用活检钳轻易地钳出,一般不致出血,必要时也可局部应用稀释的肾上腺素止血。在冷冻治疗后的任何时候,也可加用其他治疗。

冷冻治疗只破坏恶性肿瘤支气管内的可见部分,因此,要评价其确切疗效比较困难,取决于采用的评价方法和标准,如内镜的观察、肿瘤组织学或临床症状。对支气管恶性肿瘤来说冷冻治疗是一种姑息性治疗。不管应用哪种疗效评价的方法和标准,冷冻治疗的总有效率为70%~80%。经冷冻治疗后,患者的支气管阻塞症状可以减轻,生活质量可以得到改善。但恶性肿瘤患者的生存率是否可以明显改善,生存期是否可以明显延长则还没有证明。

(2)气道内良性病变的冻融:创伤性气道瘢痕狭窄或肉芽肿,单纯用APC处理,能很快消除狭窄,畅通气道,但易复发,如结合冷冻治疗,可延长复发时间或治愈,疗程一般在3~6个月。

(3)管壁病变或活检后引起的出血冷冻有止血效果。然而,对出血量较多者不能立即见效,效果要等到冷冻治疗后几天才可看到。

四、禁忌证

冷冻治疗主要适应于腔内病变,而对腔外病变无效。经支气管镜腔内冻融治疗的禁忌证为主气管重度狭窄,冻融后会引起黏膜水肿,加重气道狭窄,造成患者重度呼吸困难;对血管浅露的病变组织,宜先用热消融的方法,将血管封闭,再行冻取。

五、操作方法

1. 硬质气管镜的冷冻治疗 硬质气管镜的准备及操作同常规硬质镜。将硬质冷冻探头在光镜或电子支气管镜的指引下,到达预定冷冻区,进行冻取或冻融治疗。硬质冷冻探头的冷冻范围较大,需准确掌握时间,以确定冷冻组织的范围和大小。特别是冻取时,冷冻范围不要太大,以免撕裂正常黏膜组织;也可将冷冻探头在软镜引导下通过硬质镜进行冷冻治疗。

2. 软镜下的冷冻治疗 可在局麻或全麻下进行,通过软镜直接操作,术前准备同常规支气管镜。冷冻探头通过纤维支气管镜或电子支气管镜的活检通道进行冷冻治疗(需根据活检通道大小,选择合适型号的冷冻探头)。冷冻探头前端的直径为1.7~2.4mm,长度约为100cm,末端长度约为7mm。探头从活检孔伸出,在气管镜直视下可看到冷冻探头末端,到达冷冻区域后,冷冻探头由踩动脚踏板配合开始,组织被冷冻至-70~-60℃,根据临床需要,进行冻取或冻融。

六、并发症

经支气管镜腔内冷冻治疗的并发症很少,文献报道的病例均无出血、穿孔、水肿等并发症的发生。有报道冷冻治疗后部分病例可有轻度发热,极少患者发生心律失常,但这在通常的支气管镜检查中也可发生。

七、注意事项

冷冻治疗的结果与文献报道的最受广泛研究的激光治疗进行比较,表明在咯血的好转、肺萎陷的复张、患者 PaO_2 的改善以及气道阻塞的缓解等方面,两种疗法显示的疗效基本相同,而出血、气胸、气道内失火等并发症的发生率,激光疗法反而常见。冷冻治疗的疗效及并发症的发生率与操作者和麻醉师的技术和经验、患者情况、肿瘤性质等密切相关。但总的说来,冷冻治疗是清除支气管内阻塞性病变有效且安全的方法。

第四章 机械通气

机械通气(mechanical ventilation,MV)是利用呼吸机的机械装置产生气流和提供不等氧浓度,建立气道口与肺泡间的压力差,增加通气量,改善换气和减少呼吸功,最终改善或纠正低氧血症、二氧化碳潴留及酸碱失衡。它主要起生命支持作用,为基础疾病的治疗创造条件。

第一节 人工气道的建立与管理

人工气道是将气管导管直接放入气管或经上呼吸道插入气管所建立的气体通道,主要有气管插管和气管切开,目的是进行 MV 和改善呼吸道的引流。

一、气管导管

气管导管为一个略弯的管子,远端开口呈 45°斜面,带有可充气的气囊,气囊充气后阻塞导管与气管壁之间的间隙,保障 MV 的密闭性。根据材料的不同,导管可分为橡胶导管、塑料导管和硅胶管等。橡胶导管质地硬,可塑性差,易损伤气道,更重要的是组织相容性差,易刺激黏膜充血、水肿、坏死;适合经口插管,短期应用,但总体上逐渐淘汰。塑料导管组织相容性好,受热软化后比较容易通过弯曲的上呼吸道,既可用于经口插管,也可用于经鼻插管和气管切开,是目前最常用的导管。硅胶导管组织相容性更好,可高压消毒,但价格较贵。

根据气囊特点还可将气管导管分为高压低容、低压高容和"无压高容"3 种。高压低容的乳胶气囊弹性回缩力大,密封气道的充气压力很高,常超过 100～150mmHg(1mmHg=0.133kPa);而低压高容气囊弹性回缩力小,所需充气压力要低得多,一般小于25mmHg;所谓"无压高容"气囊是一种含泡沫塑料的气囊,气囊与空气相通,泡沫塑料自动扩张阻塞导管和气管壁的空隙,气囊内压更低,为 10～15mmHg。常用导管的长度为28～32cm,内径差别较大。内径越小,经过鼻道和声门越容易,但分泌物引流困难,气流通过导管的阻力也显著增大。经鼻气管插管时,男性一般用 7.5～8.5 号,女性则为 7～8号。经口插管和气管切开可用内外径较大的导管,一般男性为 8～9 号,女性为 7.5～8.5号。除非短暂应用,如手术后,或患者气管较细,如低身高等应避免应用 7 号以下的导管。

二、人工气道的建立

1.气管插管的指征及手术前的准备　既往认为神志清楚、烦躁不安的患者,气管插管难度大,且会引起神经反射性心搏骤停,故对该类患者插管有顾虑,因而倾向于患者神志不清后再插管。实际上昏迷患者常有严重低氧血症和呼吸性酸中毒,同样会导致心搏骤停,如插管不顺利,风险更大,甚至造成不可逆性损害,所以经内科非手术治疗、无创正压通气(NPPV)无效、不适合NPPV而又具备气管插管指征者,应及早插管。有条件时,插管前可给予高浓度吸氧,静脉应用5%碳酸氢钠50~100mL,地塞米松5~10mg或甲泼尼龙40~80mg,用2%的利多卡因和0.3%的麻黄碱混合溶液喷入或注入鼻腔和口咽部充分麻醉黏膜和收缩血管,并做好心电监测和心脏复苏准备。

2. 人工气道建立的方法及适应证

(1)经口气管插管:用于心肺复苏、严重呼吸衰竭、外科手术,也可作为气管切开的过渡措施。保留时间一般不超过1周。

(2)经鼻气管插管:用于需建立人工气道又允许一定时间操作的患者;或经口插管短期内不能拔管的患者,主要用于COPD呼吸衰竭患者。与经口插管相比,患者较易耐受,便于固定和护理,一般2周换管1次。缺点是导管较细,分泌物引流稍差;影响鼻窦引流,可能导致鼻窦感染。

(3)气管切开:主要用于肺功能损害严重、需要较长时间MV的患者;也常用于呼吸道防御功能显著减退,咳痰不畅或反复误吸的患者。

三、呼吸道湿化

人工气道建立后,加温湿化功能丧失,水分丢失增多,导致呼吸道分泌物干结,纤毛活动减弱,容易气道阻塞、肺不张或支气管肺感染,故需加强湿化。每日湿化液的需要量为350~500mL,湿化温度为32~35℃。

四、呼吸道分泌物的引流

原则是有痰即吸,痰量不多时可2~3小时吸痰一次。吸痰前需先吸高浓度氧数分钟,吸痰管插入时阻断负压,并超过导管远端,刺激呼吸道黏膜,使患者将痰咳至气管,释放负压,将吸痰管左右旋转,并逐渐拔出。吸痰时观察患者的面色、心律及血氧饱和度,吸痰时间以不超过15秒为宜。

五、人工气道的并发症及防治

1. 建立人工气道时的并发症及其处理 口腔插管时,若直接喉镜应用不当、技术不熟练,可致口、舌、咽、喉部损伤或牙齿松动脱落。经鼻插管损伤鼻腔黏膜导致出血。插管前用麻黄碱局部喷入或滴注,塑料导管用热水软化,并在外壁涂搽液状石蜡,用引导管或纤维支气管镜引导插管可减少损伤。导管插入过深进入右侧主支气管或进入食管也时有发生,在操作时应经常听诊,按压简易呼吸器或呼吸机通气时,注意听诊上腹部有无气过水声及双肺部呼吸音是否对称,必要时拍摄X线片或使用支气管镜检查。

2. 留置导管期间的并发症 经鼻气管插管压迫或反复与鼻前庭黏膜摩擦,可引起鼻黏膜的损伤。局部明显疼痛时,可用凡士林涂搽,减少摩擦或疼痛。阻塞鼻旁窦开口,引起鼻旁窦炎。阻塞咽鼓管口影响听力。组织相容性差的导管及高压低容气囊导管,或尽管用高容低压气囊导管,但与气管内径不匹配,气囊压力过大,皆可引起鼻、会厌、声带、气管黏膜的糜烂、溃疡、出血、肉芽组织的形成及气管食管漏等。

3. 人工气道的阻塞 常见于湿化不良或吸痰不及时引起的分泌物干结,也可由于导管远端斜面与隆嵴或气管壁紧贴。早期的高压低容气囊可引起气管壁的软化。与气管导管不为一体的乳胶气囊脱落至气管内,封闭远端关口,成为活瓣阻塞或完全阻塞。防治措施:应加强湿化吸痰,采用性能优良的导管。

4. 拔管及拔管后的并发症　常有不同程度的咽喉疼痛和声音嘶哑,一般数天到 1 周可消失,与留置导管期间声门和喉返神经的损伤有关。拔管后发生喉水肿,现较少见,但可引起吸气性呼吸困难。拔管后数日,声门或声门下坏死组织形成的喉气管膜,覆盖于声带或声门下管腔可致气管阻塞,也较少见。吸入腐蚀性气体可引起气道组织的坏死,拔管时脱落引起窒息。拔管后气管局部坏死、瘢痕收缩或肉芽组织增生,造成气管狭窄,现主要见于气管切开。上述并发症的发生与气管导管材料及使用方法(气囊对气管壁的压力)有直接的关系。由于导管性能显著提高,并发症的发生主要取决于导管与气管的匹配程度和气囊压力。

六、拔管指征

符合撤机要求或已撤机,患者有一定的自主咳痰能力可拔管。参考指标为:吸气肌力量足以克服气道和胸肺的阻力(如最大吸气压 $\leqslant -25cmH_2O$);有一定储备肺功能(如 $VT>5mL/kg$,肺活量$>15mL/kg$);最大咳嗽流速或峰流速$\geqslant 3L/min$;经鼻导管低流量吸氧的情况下,动脉血 $pH>7.3$,$PaO_2>60mmHg$。

七、导管拔出

拔管前应做好患者的解释工作。拔管前 0.5~1 小时静脉应用地塞米松 5mg。充分清除口咽部和气管内的分泌物,吸高浓度氧气数分钟,在吸气期拔出导管。导管拔出时可放置吸痰管以便拔管后吸痰,或急救时引导导管重新插入。吸痰管的放置时间一般不超过 24 小时。在患者能发声,会厌功能恢复后拔出胃管,这需要 24~48 小时。气管切开导管拔出后,可用蝶形胶布固定,无须缝合,数日后创口愈合。

第二节　无创正压机械通气

经面罩(或鼻罩)进行 NPPV 一般用于气道-肺功能损害轻、神志清醒的患者。随着对呼吸生理认识的深入和通气设备的改善,适应证扩大。

一、NPPV 的适应证和禁忌证

NPPV 原则上可应用于各种情况的呼吸衰竭,昏迷并不是禁忌证,但发生并发症的机会多,护理难度高,也不应过分追求。理论上,轻中度患者可首选;但若病情非常轻,无明显呼吸肌疲劳的表现,而仅有轻度高碳酸血症或低氧血症时,患者不容易耐受面罩,则以非手术治疗为宜。对高碳酸血症导致的昏迷患者,若感染不明显或一般情况较好时,可首选 NPPV;若分泌物较多或一般情况较差时应选择人工气道。明显躁动不安的患者也应首选气管插管。平时有高碳酸血症的患者,其残存肺功能多有限,建立人工气道后易发生呼吸机依赖,应首选 NPPV。据现有报道,NPPV 主要用于 OSAHS、神经-肌肉疾病和

COPD 慢性呼吸衰竭,以及急慢性心功能不全患者,也用于 ARDS、肺功能较差的术后患者、肺炎、肺囊性纤维化合并呼吸衰竭患者。不少研究显示其成功率达 60%~90%,且院内感染率显著下降,住院时间缩短,病死率降低。

呼吸衰竭患者经气管插管治疗后,若感染明显控制,但患者尚不能耐受自主呼吸,可经 NPPV 过渡,特别是 COPD 患者。但部分患者从人工气道转为面罩通气,容易导致新的不适应;刚脱离人工气道时,由于声门损伤,患者无法完成有效的排痰,可能会导致感染加重,延迟脱机,因此应慎重。对慢性呼吸衰竭缓解期的患者,用 BiPAP 呼吸机 NPPV,可防治呼吸肌疲劳,提高生命质量,减少急性呼吸衰竭的发病次数,并为急性呼吸衰竭的治疗创造条件。

尽管 NPPV 应用范围较广,但以下情况皆慎用:①面型不配;②气道分泌物过多;③一般情况较差;④咳嗽反射较弱;⑤通气不稳定;⑥生命体征不稳定:如呼吸停顿或微弱、低血压、心律失常;⑦精神状态不稳定;⑧呕吐有吸入倾向者。

二、用 BiPAP 呼吸机无创通气时的操作要点

1. 通气前的准备和与呼吸机的连接　①准备:检查呼吸机是否能正常运转。更换滤网,一旦滤网变黑,即弃之不用,否则会导致呼吸机供气不足。检查连接管,避免漏气。长时间应用需对机器的内部结构进行维修保养。②调整呼吸机:初始通气的患者,不容易耐受高流量的通气。首选 S 键(PSV 模式)或 S/T 键(PSV/PCV 模式),EPAP 在最低位置(一般为 $2~4cmH_2O$),IPAP 在 $8~12cmH_2O$,但避免 IPAP-EPAP<$4cmH_2O$,否则应改用 CPAP。呼吸频率(RR)10~14 次/分,吸气时间约占总呼吸周期的 30%。③连接氧气:氧流量为 5~10L/min,并与面罩接头连接。氧流量较高,可迅速改善低氧血症。④固定面罩:将面罩固定在面部,并使患者感觉舒适。⑤连接呼吸机:最后将连接管路与面罩连接。若治疗过程中需暂停通气,则应先断开呼吸机与面罩之间的连接,然后松开固定带,移走面罩。⑥连接接头的选择:有 3 种基本的接头,性能虽有所不同,但功能基本相似,连接时避免使方向颠倒,更不能同时使用两种或多种接头。

2. 通气调节　①参数的调节:原则上是使呼吸形式符合呼吸生理。逐渐增加 IPAP,每次增加 $1~3cmH_2O$,2~6 分钟增加 1 次,初始可较快,然后逐渐减慢,直至呼吸平稳。若需增加 EPAP,则需同步增加 IPAP,以保持通气压力的恒定。②氧流量的调节:根据气体交换(SaO_2)或 PaO_2 调节,达 90% 以上或 60mmHg 以上即可。除疾病本身的因素和其他意外因素外,SaO_2 不能改善多见于漏气量过大或通气压力(包括 IPAP 和 EPAP)过高,通气压力增高会导致漏气量增加,FiO_2 下降,导致低氧血症进一步加重。③注意事项:避免强求患者闭嘴呼吸。张嘴呼吸是对通气阻力增加或呼吸肌疲劳的代偿,可显著降低呼吸阻力,一旦通气合适患者会自然闭嘴;现代呼吸机的同步性非常好,应避免强求患者根据医务人员的指令呼吸,否则容易导致人机对抗。④若需 FiO_2 过高(>60%)、通气量或通气阻力过大应及早建立人工气道,否则需改用 BiPAP Vision 或其他大型呼吸机。⑤MV时间:除日常护理外,初始通气时间应尽可能长,每日仅用数小时是无效的;患者病情明显改善后应逐渐缩短通气时间,降低通气压力,直至撤机。

第三节　机械通气的撤离

撤机是 MV 的逐渐撤离过程,也是呼吸肌的逐渐锻炼过程。由 MV 辅助呼吸肌工作转变为患者呼吸肌独立工作的过程是撤机过程。该过程的实施应结合适当的呼吸肌训练计划,并密切观察病情变化。

一、常用撤机方法

主要为以下几种:直接停机、单独 T 管法或 T 管联合 CPAP 法、间断停机法、SIMV 法、PSV 法、SIMV+PSV 法等。一般为单独使用上述方法或联合、序贯使用上述几种方法完成撤机过程。

1. 直接停机法　即患者可不经过任何器械或撤机方法完成整个撤机过程。短期 MV,特别是外科术后的患者,非常容易成功撤机和拔管;甚至对于接受大型外科手术(如冠状动脉搭桥术)患者也能完成早期拔管和成功撤机。Quasha 等发现冠状动脉搭桥术后 2h 拔管与术后 18h 拔管,心、肺疾患的发病率无差异。

2. T 管撤机法　气管插管或气管切开患者经 T 形塑料管呼吸湿化的气体,呼吸稳定后的撤机方法。T 管撤机法一般从辅助通气开始,在患者出现疲劳表现时就应停止,而不应该预先设定训练时间的长短及频率。如果撤机失败,在随后的 24 小时内无必要尝试其他的撤机方案。许多呼吸机有相当于持续气流的功能,调节适当,患者通过原连接管路进行自主呼吸也相当于进行 T 管撤机。

不管是否存在基础疾病,T 管联合 CPAP 撤机方案符合人体的生理过程。停机时,声门开放所导致上气道的气流阻力突然降低可能导致 FRC 的减少,$5cmH_2O$ 的 CPAP 能抵消该作用;对于气流阻塞患者则能对抗 PEEPi;对于肺损伤或肺水肿患者可改善氧合;对于心功能不全患者,还能改善心功能。

直接使用呼吸机进行 T 管脱机时,可通过调节 CPAP/PEEP 旋钮较好地完成 T 管联合 CPAP 撤机。T 管撤机方案如下。

(1)患者病情改善且趋于稳定,符合撤机要求时,告诉患者何时撤机、撤机的理由及目的。允许患者表达任何担心和感受,并给予解释。

(2)测量撤机前的基础数值,如心率、RR、血压、呼吸运动、SaO_2 和心律(EKG 监测)。

(3)保证医务人员在患者身边,给予安慰和关心,提供一个良好的撤机环境。

(4)避免使用镇静药,以保障患者最大努力地配合撤机锻炼。

(5)如有可能,鼓励患者在病床上坐起或坐在床旁椅子上。

(6)通过 T 管(或呼吸机的 Y 形管)呼吸已加热、湿化的氧气,使吸入氧气浓度(FiO_2)高于 MV 时的 10%。流经 T 管的气体流量至少 3 倍于自主通气量。维持撤机试验,直至出现呼吸肌疲劳或临床情况恶化,如心率(HR)增加 30 次/分以上、出现异位心律、快速室上性心律失常、平均血压增高 15mmHg 以上、连续 5 分钟出现 RR 高于 35 次/分、SaO_2 低于 90%。终止撤机试验时,继续使用撤机前的 MV 参数,便于呼吸肌充分休息。依据临床情况调节休息时间、停机时间长短、停机频率。

（7）对于短期 MV（<1 周），无明显基础气道-肺疾病的患者，如自主呼吸恢复良好，能维持合适的动脉血气指标即可撤机。对于长期接受 MV 的患者，特别是 COPD 患者，应遵循循序渐进的撤机原则。

3. SIMV 撤机法　包括逐渐减少 MV 的次数和逐渐增加患者的自主呼吸。由于 SIMV 时指令性辅助呼吸与自主呼吸相互交替，有益于逐渐完成撤机过程。撤机方案如下。

（1）重复 T 管撤机方案中的第（1）~（5）项。

（2）通气模式调至 SIMV，若已采用 SIMV 模式则减少 RR。

（3）与上述相似，对于无基础肺疾病、MV<1 周的患者，可每隔 30 分钟减少 MV 频率（fMV）。如 fMV 达 4 次/分，患者能稳定呼吸 4~6 小时、且能维持合适的动脉血气指标即可撤机。对于长期接受 MV 的患者，则需逐渐降低 fMV 至 8~10 次/分，VT 不变，增加 FiO_2 10%，每小时减少 fMV 2 次/分，直至出现呼吸肌疲劳或临床情况恶化，则终止试验，增加 fMV 至患者舒适水平。如 fMV 在 4 次/分，患者能稳定呼吸 4~6 小时可撤机。

4. PSV 撤机法　用 PSV 模式时，通气压力和自主呼吸共同完成整个呼吸过程，因此理论上较其他模式更舒适；PS 能对抗气管插管和呼吸管路所增加的呼吸功，且在拔管后能补偿患者自主呼吸的不足，使患者更舒适。撤机方案如下。

（1）重复 T 管撤机方案中的第（1）~（5）项。

（2）通气模式转为 PSV；如已采用 PSV 则降低 PS 水平。

（3）无基础肺疾病、MV<1 周的患者，可每隔 30 分钟降低 PS 水平；如果 PS 水平在 5~7cmH$_2$O，患者稳定呼吸即可撤机。对于严重肺功能减退、长期接受 MV 的患者，则需提高 FiO_2 10%，逐渐降低 PS 水平，每小时降低 2~5cmH$_2$O，直至出现呼吸肌疲劳或临床情况恶化。如果患者在低水平的 PS 时不能克服增加的呼吸功，则应增加 PS 至撤机前的水平。当 PS 维持在 5~7cmH$_2$O 水平 4~6 小时，患者能稳定呼吸即可撤机。

5. SIMV+PSV 撤机法　可用于各种适合 SIMV 或 PSV 的患者，但主要用于取代单纯 SIMV 模式或单纯 PSV 模式通气时有一定呼吸肌疲劳的患者。调节原则是初始通气时，以 SIMV 为主，随着患者自主呼吸能力的增强，逐渐降低 fMV，直至过渡至单纯 PSV 模式，然后再降低支持压力至撤机。

6. 指令分钟通气　调节方式和程序与前相似，特别适合于有一定的自主呼吸能力，但呼吸节律异常的患者。MV 需预置一定"VE"作为最低通气量。

7. 一些较新型的通气方式　如 VSV、PRVCV、ASV、BiPAP、PAV 也已用于撤机过程，但还需积累更多的使用经验。

8. 间断停机　早期呼吸机无 PSV 或 SIMV 模式，故常采用间断停机。尽管现代呼吸机的性能和模式有明显改善，但由于该方法操作简单、可靠，目前仍作为常用的撤机方法。撤机方案如下。

（1）重复 T 管撤机方案中的第（1）~（5）项。

（2）开始白天间断停机，夜间通气；初始停机时间较短，为 10~15 分钟，避免患者出现明显的呼吸困难；然后逐渐延长停机时间；待患者能自主呼吸 2 小时且动脉血气稳定，可撤机。无基础肺疾病且短期 MV 的患者,可直接停机观察 2 小时。

　　停机过程中保留气管插管,但必须放掉气囊内的气体,给予氧气吸入及湿化。停机时间不宜过长,否则容易导致分泌物干结和阻塞,诱发呼吸肌疲劳。

　　在有一定的 MV 经验后,可将撤机的时机和方法简化,只要 SIMV、PSV 达上述指标或停机观察 2 小时能维持自主呼吸和动脉血气稳定,说明患者的中枢、神经-肌肉、残存肺功能皆能维持在一定水平,即可撤机。

二、非常规撤机方法

　　1. 吸气肌阻力锻炼法　　主要用于长期接受 MV 患者。患者使用吸气肌阻力调节器进行自主呼吸,以达到锻炼呼吸肌耐力的目的。

　　2. 生物反馈　　将一些患者不能感知或不注意的生物功能反馈传送至患者,达到帮助患者撤机的目的。例如,借助床边显示器可显示患者的肺活量、VT 等参数,并鼓励患者积极参与撤机过程,达到呼吸锻炼及增强撤机信心、能力的目的。

第五章 肺康复治疗

肺康复治疗作为一项日趋成熟的治疗手段,在许多呼吸系统疾病尤其是慢性气道疾病的治疗中发挥着重要的作用。目前全球慢性呼吸道疾病发病率高,疾病的社会经济负担大。肺康复治疗有助于在药物治疗的基础上进一步减轻疾病症状并改善患者生活质量。肺康复治疗概念是在1974年由美国胸科医师学会肺康复委员会提出的,这之后的30多年中相关医学协会根据研究进展进行了多次修改。2006年美国胸科学会(ATS)和欧洲呼吸病学会(ERS)共同制定肺康复最新的定义如下:肺康复是一项以循证医学为基础的多学科综合治疗手段,它针对具有症状并常伴有日常生活能力减退的慢性呼吸疾病患者。作为患者个体化治疗的一个组成部分,肺康复治疗旨在通过稳定或逆转疾病的系统性表现以提高运动耐量并减轻呼吸困难症状;增加肌力和肌耐力(包括呼吸肌和外周肌群);改善健康相关生活质量;提高日常生活功能的独立性;增加对肺部疾病状态的认识,促进自我管理;增进长期运动训练的依从性。肺康复治疗的主要目标:缓解症状;发掘呼吸功能潜力,减轻疾病造成的功能障碍和心理影响;提高活动能力,改善生活自理能力;减少急诊或住院;重返社会。

第一节 技术或设备介绍

综合肺康复计划包括患者评估、运动训练、健康教育、营养干预和心理支持等许多方面。特点如下。①多学科:肺康复通常需要由呼吸科医师、物理治疗师、呼吸专业护士、心理医生、营养师等不同专业的专家共同完成;②个体化:应针对每位患者疾病状况及损害程度,制订适合个体的切实可行的方案;③全方位:康复治疗方案既要关注患者的生理功能,又要关心患者的心理、情感和社会问题。

呼吸康复计划的制订要因地制宜,可以不需要任何设备,也可以采用一些辅助器材。主要运动器材包括功率自行车、踏板运动、上肢功率车、负重上举、拉回旋器等,以及辅助呼吸物理治疗设备如体位引流床和排痰机。目前常用的辅助排痰装置是振动排痰机,由主机、传动软轴和治疗头组成,配有多种治疗头,可用于不同情况下的体位引流,不受体位的限制。背心式气道清除系统使用高频胸壁震荡方法,覆盖于患者身上的背心由两根管子连接到控制台,可对震荡持续时间、强度及循环次数进行编程控制。

第二节 适应证和禁忌证

根据肺康复治疗的定义及目标,综合肺康复治疗适用于那些已经获得最佳的药物治疗而仍然存在功能缺损、日常生活能力下降的患者。选择患者需符合的条件包括:①存在呼吸系统疾病所引起的症状和功能损害;②病情稳定,能耐受相应康复治疗手段;③具有长期康复治疗依从性。目前尚无客观指标如呼吸困难程度、肺功能状况等可以用来确定患者开始治疗的时间,通常由医生的经验来确定开始治疗的时机。Puhan 等对 9 个临床研究 432 例患者 Meta 分析结果显示,COPD 急性加重(AECOPD)后的肺康复显著改善再住院率($OR=0.22,95\%CI:0.08\sim0.58$)和病死率($OR=0.28,90\%CI:0.10\sim0.84$),改善生活质量(CRQ)、圣乔治呼吸问卷(SGRQ)和运动耐量[6 分钟步行距离(6-MWD)和穿梭步行试验],无不良反应。Tang 等研究也证实 AECOPD 患者及早锻炼是安全可行的。

可进行肺康复治疗的疾病如下。

(1)阻塞性肺部疾病:COPD、支气管哮喘、肺囊性纤维化、支气管扩张。

(2)限制性肺部疾病:肺间质疾病、结核及其他分枝杆菌疾病。

(3)神经肌肉疾病:脊髓灰质炎后遗症、格林巴利综合征、肌营养不良。

(4)胸壁疾病:脊柱后侧突、胸廓成形术后。

(5)其他:肺部手术前后(包括肺减容术)、肺移植手术前后、肺癌、机械通气依赖、睡眠呼吸暂停综合征。

虽然接受肺康复治疗的患者存在不同的基础疾病,这些疾病决定了他们会存在各种限制肺康复治疗的因素:如心肺功能不全、肢体瘫痪、围手术期体位限制等,但是此类患者并不需要绝对禁忌康复治疗,可以选择适合的治疗项目。Pasqua 等观察 22 例住院呼吸功能不全患者[$PaO_2(58.18\pm7.63)$ mmHg,即(0.77 ± 1.0) kPa,$PaCO_2(46.82\pm9.11)$ mmHg,即(6.0 ± 1.2) kPa]进行呼吸和周围肌肉锻炼、分泌物廓清等综合康复训练的疗效,发现锻炼后患者功能自立评分(包括自我护理、情感稳定性、运动和体位变化、沟通和社会认知等)以及英国医学研究委员会呼吸困难评分 MRC、SGRQ 和 6-MWD 均有明显改善。在治疗前及过程中需要考虑运动锻炼中的安全性,运动训练过程中应准备必需的急救药品、氧气、速效支气管扩张剂、硝酸甘油等。

第三节 治疗方法

一、综合肺康复治疗方案

1.疾病评估及目标设置 对患者心肺功能、运动耐量、心理状态等进行个体化的综合评估,根据不同的基础疾病和功能状态设立适当的治疗目标。

2.健康宣教 针对性地进行健康宣教,包括疾病相关知识、戒烟、避免接触有害气体、预防感冒、预防疫苗接种、饮食和营养等。

3.呼吸锻炼 如深慢、缩唇、腹式呼吸等。

4.运动锻炼 包括周围肌肉和呼吸肌肉训练。

5.胸部物理治疗 又称支气管清洁疗法,包括咳嗽训练、体位引流和胸部叩击等。

6.心理支持 康复锻炼应该针对营养不良者,这在慢性肺病中常见且易被忽视,干预手段包括能量供应、呼吸运动训练和药物等综合措施。

二、健康宣教

健康宣教对增加长期治疗依从性具有一定的效果。健康教育的内容主要包括疾病知识介绍,药物使用指导(包括药物作用、不良反应、使用吸入装置的方法),呼吸训练,支气管廓清技术,饮食和营养,运动的重要性,保存体能和简化工作程序技巧,避免危险因素包括戒烟,预防和早期治疗呼吸系统疾病的急性加重,指导就医,处理焦虑和惊恐(包括放松技术和紧张管理),休闲旅游,安全使用氧气和预后指导等。

三、呼吸训练

呼吸训练包括缩唇呼吸、主动呼气、腹式呼吸、适应性体位,以及上述呼吸与步行节律协调训练。这些技术旨在改善局部通气、气体交换、呼吸肌功能、呼吸困难、运动耐量和生活质量。

COPD 患者由于膈肌下移、收缩效率减低、气道阻力增加以及胸肺顺应性减低,常常需要辅助呼吸肌参与呼吸过程。因此,即使在安静情况下,患者的呼吸运动以上胸廓活动为主,呼吸常表浅而短促,在急性加重期或运动时上述表现更为明显,辅助呼吸肌的作用也增大。这种以胸式呼吸为主的浅表呼吸既不能保证肺的有效通气量,又增加耗氧量,诱发呼吸肌疲劳。深慢缩唇腹式呼吸配合前倾体位,可以改变辅助呼吸肌参与的不合理浅快呼吸,防止呼气时小气道的陷闭和狭窄,有利于肺泡内气体排出,减少无效腔,增加肺泡通气量,改善气体分布,降低呼吸功,增加呼吸运动效率,缓解呼吸困难和焦虑等心理障碍。常用呼吸锻炼的方法如下。

1. 静息深慢腹式呼吸　又称膈式呼吸,锻炼者取前倾坐位或半卧位,双膝半屈,便于腹肌放松。左右手分别置于前胸部和上腹部,以便感受胸腹部的运动情况。采取深而慢的呼吸,经鼻缓慢吸气,经口缩唇慢慢呼气。吸气时有意尽力收缩膈肌,达到上腹部最大隆起。呼气时用腹肌收缩推动膈肌上移。也可以用手压腹壁帮助呼气。呼吸期间,保持胸廓最小活动幅度或不动。

2. 缩唇呼吸　即用鼻吸气用口呼气,呼气时口唇缩拢似吹口哨状,持续慢慢呼气。吸与呼时间比为 1:2 或 1:3。缩唇程度与呼气流量由患者自行选择调整,以能使距离口唇 15～20cm 处、与口唇等高点水平的蜡烛火焰随气流倾倒又不致熄灭为宜。COPD 患者的肺弹性回缩力降低、呼气相胸膜腔内压增加,常导致小气道过早关闭。缩唇呼吸和呼气时间的延长可防止呼气时小气道的陷闭,有利于肺内气体充分排出,减少功能残气,增加深吸气量,改善呼吸困难。缩唇呼吸是腹式呼吸的组成部分之一,应贯串于腹式呼吸训练全过程。

3. 用力呼气腹式呼吸(图 5-1、图 5-2)　主要目的为增强腹壁肌肉的收缩力,适用于呼吸肌协调性差或呼气肌无力导致无效咳嗽的患者。锻炼时取仰卧位或坐位,卧位时将头部置于枕上,双膝向上屈曲以放松前腹壁。从呼气开始,嘱锻炼者逐渐紧缩上腹部,或用手压迫上腹部,尽可能地延长呼气时间。然后经鼻腔吸气,同时让腹部膨起,如此重复进行。锻炼者能否有意识地加强腹式呼吸是掌握此种呼吸方法的关键,训练时将锻炼者的手放在腹部,以感受吸气时腹部膨出,呼气时腹部回缩,有利于尽快掌握该方法。医护人员也可以将手置于患者腹部,并喊口令嘱吸气时使腹部膨起将手上抬,呼气时手轻轻向下加压促进呼气。另一种方式为坐位腹式呼吸,即让锻炼者坐在靠背椅上双手自然下垂,放松胸部的骨骼肌,上身前倾弯腰,缩唇缓慢呼气,吸气时上身抬起伸腰并腹部隆起。

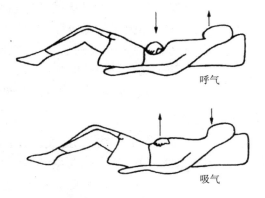

图 5-1　卧位用力腹式呼吸

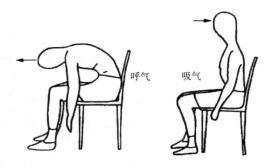

图 5-2　坐位用力腹式呼吸

　　实际操作时可根据锻炼者具体情况整合上述数种锻炼方式,如 COPD 患者常选深慢缩唇腹式呼吸,可选卧位或座位或配合肌肉锻炼边运动边训练呼吸。梁永杰等改良深慢缩唇腹式呼吸,在吸气末屏气数秒配合气功中的松静内氧功可改善氧合,增强运动耐量和生活质量。而配合咳嗽训练和体位引流时常选用力呼气腹式呼吸。

　　4.呼吸体操　在上述腹式呼吸的基础上,可进行全身性的呼吸操,即腹式呼吸、缩唇呼气与扩胸、弯腰、下蹲等动作结合在一起,起到协助改善肺功能和增强体质的作用。对于稳定期患者尤为适用。基本过程:①平静呼吸;②立位吸气,前倾位呼气;③单举上臂吸气,双手压腹呼气;④平举上肢吸气,双臂下垂呼气;⑤平伸上肢吸气,双手压腹呼气;⑥抱头吸气,转体呼气;⑦立位上肢上举吸气,蹲位呼气;⑧腹式缩唇呼吸;⑨平静呼吸。该呼吸操应结合患者具体情况应用,可以选择其中的一些步骤进行锻炼,无须 9 个步骤全部完成。病情较重者可不采取蹲位等姿势。可将呼吸操制作成影像资料,便于锻炼者集体锻炼。也可以在家中锻炼,一般每天 2~3 次。

呼吸训练注意事项：锻炼前应详细询问病史，了解患者的基础疾病和一般情况，包括生命体征、体位、咳嗽的有效性、痰液的颜色、性状和数量、呼吸音和啰音如呼吸音减弱、痰鸣音、干性啰音、湿性啰音，以及动脉血气、氧饱和度和胸部X线等。气道痉挛者应在开始锻炼前吸入支气管舒张剂，如气道分泌物多，应先给予体位引流或有效咳嗽。开始锻炼时，医护人员应先作示范，然后对锻炼者给予具体的辅导和纠正。锻炼过程中密切观察呼吸困难情况：呼吸次数、是否辅助呼吸肌参与呼吸、有无矛盾呼吸和发绀，以及患者出汗情况等，必要时监测生命体征和血氧饱和度的变化，一旦发现异常情况或患者不能耐受，立即停止并及时处理，以免加重病情。锻炼时应备有支气管舒张剂。开始时每天锻炼次数宜少，锻炼时间宜短，以后逐渐增加锻炼次数和延长每次锻炼的时间。

四、全身运动锻炼

运动锻炼作为肺康复治疗计划中的核心组成部分，能够改善肌肉功能，降低运动通气需求，增加运动耐量并减轻呼吸困难症状，明显改善患者生活质量。全身运动锻炼的基本原则是：选择适合自身条件的运动方式、锻炼强度及锻炼时间，运动量宜从小开始，量力而行，逐渐增强运动耐力。

慢性呼吸系统疾病患者存在呼吸力学系统异常、氧合水平下降、呼吸肌功能障碍和心血管功能障碍等多项可能限制运动耐量的因素。这些因素使患者在进行运动时出现呼吸困难及伴发的焦虑，导致患者选择减少运动避免这样的感觉，如此进入活动→呼吸困难→减少活动→运动耐量减退的恶性循环。唯有坚持进行适度的运动锻炼才能打破这一恶性循环，改善生活质量。

运动锻炼方案的设计主要包括运动方式、强度、频率及时间。凡参加运动锻炼的患者首先必须进行全面评估，制订适合患者体能和愿望的个体化运动锻炼计划即"运动处方"，并在专业人员指导下进行。

运动训练的目标肌群包括上下肢肌群，方法包括器械运动和非器械运动两大类，运动形式包括力量和耐力训练。器械运动项目包括功率自行车、踏板运动、上肢功率车、负重上举、拉回旋器等，这些项目可以精确控制目标肌群及运动强度，但需要特定康复器械，难以在家中进行。其他非器械运动包括耐力往返步行、踏登阶梯、慢跑、踏车、划船、登楼、举物、游泳等。此类运动方式相对简便易行，有助于提高患者长期依从性。

运动强度在整个肺康复过程中需要不断调整，因为锻炼后患者所能承受的运动强度也随之逐渐上升。合适的起始运动强度可以通过增量步行试验来测出症状所限的最大步行速度，ATS推荐运动强度为这个最大值的60%～80%，可出现轻微气急和心率增快。进行心肺运动试验，综合使用呼吸困难评分（Borg）、心率和输出功率确定运动强度的目标值可以更为客观。高强度运动产生更好获益，尽管如此，对不能达到的患者较低强度运动也是有益的。有症状的患者宜从较低运动量开始，逐渐加量至高运动量。研究发现，无论是否有氧饱和度下降，肺康复时氧疗均能增加训练强度，减轻呼吸困难症状，但是否能改善临床结果有待进一步研究。严重慢性呼吸系统疾病对运动耐受欠佳者，NPPV可通过减轻呼吸肌负荷增加运动量，可考虑作为辅助手段，但由于NPPV要求较高的技术和设备,仅被用于从该治疗明确获益的患者,有待进一步研究明确其在呼吸康复中的作用。刘海涛等将 56 例经住院治疗处于稳定期的重度 COPD 患者分为无创呼吸机+呼吸操组($n=26$)和无创呼吸机组($n=30$)。分别观察治疗前、治疗后 2 年两组患者的最大吸气压(MIP)、跨膈压(Pdi)、最大跨膈压(Pdimax)及 Pdi/Pdimax、CO_2 分压($PaCO_2$)、肺功能、6-MWD、病死率及再住院率等指标。结果显示,治疗组 MIP、Pdi、Pdimax 及 Pdi/Pdimax、6-MWD、每年住院次数分别为(76 ± 6)cmH_2O、(48 ± 5)cmH_2O、(126 ± 11)cmH_2O、0.38 ± 0.01、(263 ± 33)m 和(2.1 ± 0.9)次/年,与对照组 1(72 ± 5)cmH_2O、(45 ± 4)cmH_2O、(116 ± 8)cmH_2O、$0.394\sim0.02$、(244 ± 26)m 和(2.6 ± 0.9)次/年比较均有改善($P<0.05$)。提示长期家庭 NPPV 联合呼吸操康复锻炼治疗可以有效提高稳定期重度 COPD 患者呼吸肌肌力及呼吸肌耐力,改善运动功能,从而达到更好的长期治疗效果。

整个肺康复治疗的时间越长,其中所包括的训练次数越多,所获得的效果更大,维持时间更长。停止锻炼 1 年以上疗效逐渐减退至锻炼前水平。为了获得好的生理学疗效,每周至少 3 次,每次 20 分钟以上;也可以 2 次在医院或训练中心,1 次在家。运动训练>6 周方能取得明显的疗效,每次锻炼时间以患者易于接受且安全为宜。在开始时每次坚持 5~10 分钟,待逐渐适应后,可延长时间至每次 20~45 分钟。耐力和力量训练结合通常能获得多种益处并且患者能很好耐受,力量训练特别适合肌肉显著萎缩者。

五、呼吸肌锻炼

目前常用吸气肌训练方式有呼吸阻力训练、阈压力负荷训练和等 CO_2 过度通气训练,没有资料显示哪种方式最佳。尽管尚无定论,吸气肌锻炼被推荐用于呼吸肌无力患者辅助呼吸康复治疗。

1. 阈压力负荷　呼吸肌锻炼是一种通过调节吸气压力阈值进行的吸气肌锻炼法。资料显示使用压力阈值负荷装置进行呼吸肌锻炼可提高患者的呼吸肌耐力和运动能力。王兴旗、蔡映云等报道 40 例 COPD 患者用 40% 最大吸气压进行锻炼,5 周后负荷呼吸时间和最大吸气压均明显增加,同时 FVC、FEV_1 和最大通气量也增加,但停止锻炼后各项指标返回到锻炼前水平。此法优点是装置简单、廉价、使用方便,适用于家庭使用。

2. CO_2 过度通气法　系做过度通气以锻炼呼吸肌,并通过提高吸入气 CO_2 浓度以保证 $PaCO_2$ 恒定。该法需监测呼气末 $PaCO_2$ 分压,且需调控吸入气 CO_2,装置较复杂,不易推广。

此外还有靶吸气装置和非线性阻力呼吸器等也用于呼吸肌锻炼,但疗效尚在探讨之中。

六、胸部物理治疗

胸部物理治疗又称支气管清洁疗法,目的是帮助患者清除呼吸道分泌物,恢复呼吸功能,预防呼吸系统并发症。常用于 COPD 和支气管扩张患者。常用的方法包括咳嗽训练、体位引流和胸部叩击等。COPD 急性加重期,采用呼气正压面罩配合辅助咳嗽较单独辅助咳嗽更有效。

1. 咳嗽训练　适用于神志清醒尚能咳嗽的患者。根据病情让患者取坐位或卧位等舒适体位,嘱患者从平静呼吸开始,先哈气再吸气,逐渐增加潮气量,行5~6次呼吸后,于深吸气末屏气,再用力咳嗽将痰排出。坐位时可在两腿上置一枕头,顶住腹部(促进膈肌上升),咳嗽时身体前倾,头颈屈曲,张口咳嗽将痰液排出。俯卧屈膝位有利于腹肌收缩、增加腹压和膈肌上升。胸部有伤口时应采取措施避免或减轻因咳嗽而加重伤口的疼痛,嘱患者固定或按住伤口部位,并在咳嗽同时加压以对抗咳嗽引起的伤口局部的牵拉和疼痛。伤口疼痛较剧烈者,可在咳嗽训练前按医嘱适当给予镇痛药,以减轻疼痛。

(1)体位引流:是利用重力作用使肺、支气管内分泌物排出体外。其基本原则是让病变部位处于高位,使引流支气管的开口方向朝下,以促进分泌物的引流,改善动脉血氧合,缓解呼吸困难。各叶段病变时体位引流方法见表5-1。

表5-1 常用的体位引流方法

病变部位	引流体位
上叶前段	仰卧,患侧背部垫高或向健侧转体45°
上叶尖后段	坐位,身体稍向前倾
中叶或舌叶	仰卧,患侧背部垫高45°,床脚抬高
下叶基底段	仰卧或俯卧,床脚抬高30°,呈头低脚高位
下叶背段	俯卧,腹部垫枕,床脚抬高

(2)适应证:适用于痰液较多的患者;建立人工气道的痰液潴留患者也是主要的适应证。

(3)禁忌证:①相对禁忌证:未控制的高血压、心功能分级Ⅲ~Ⅳ级、肺水肿患者,未治疗的张力性气胸,近期内有大咯血、肺栓塞、大量胸腔积液、脓胸、动脉瘤、颅内高压、肋骨骨折、有潜在误吸危险者、高龄、意识模糊、焦虑、不能耐受体位改变者;②绝对禁忌证:头颈部损伤未固定,有活动性出血伴血流动力学不稳定。

(4)体位引流实施前确定病灶部位:根据湿性啰音的部位、胸部X线和CT提示的病灶所在的肺叶或肺段,再结合患者自身的体验(何种姿势有利于咳痰)确定相应的引流体位。

(5)体位引流的实施和注意事项:引流前向患者解释体位引流的目的、步骤和方法,以取得患者的配合,鼓励调动患者自身积极参与治疗的愿望是体位引流成功的重要因素。通常安排在餐前引流或在餐后(包括鼻饲后)至少1~2小时后,每天1~3次,每次持续15分钟左右。为提高和巩固引流效果,引流前应给予支气管扩张剂或祛痰剂吸入。可考虑在体位引流之前适当镇痛治疗但禁用影响患者意识和呼吸的药物。在引流过程中鼓励或指导患者进行有效咳嗽,同时应辅以胸部叩击措施,且应有护士或家人协助进行或陪伴。在引流过程中观察患者的生命体征,监测体位引流的反应和判断治疗效果。询问患者有无不适。体位倾斜程度应由小到大逐渐增加,防止分泌物大量涌出造成窒息。如病情不允许,床头应保持在水平位,不可强求头低脚高。对气管插管或气管切开的患者,体位变化时应扶住气管插管或气管切开导管,防止插管受压、闭塞或滑脱。保护其他的各种导管或伤口。确保患者的安全,但不能过分增加患者的心理负担。

(6)体位改变或翻身:是指躯体围绕其纵轴转动。患者可以自行翻身,危重患者常常由医护人员协助翻身或安置在不同的体位。主要目的是有助于气道内分泌物的移动,促进肺的扩张,改善氧合和预防分泌物的潴留。同时可以预防危重患者压疮的发生。下列患者需要定时翻身:①建立人工气道者;②不能动或不愿动的情况,如机械通气、昏迷;③肺不张或有肺不张发生可能者等。有效的翻身可以减少危重患者的,尤其是昏迷或卧床不能活动患者的肺部并发症,也能缩短住院时间。然而翻身时要注意防止与其相关并发症的发生,如呼吸机管道脱节、各种导管(如气管插管、深静脉置管、胸腔置管或导尿管等)的非计划性拔管,以及呼吸机回路内冷凝水的误吸等。应保持患者肢体的功能位,避免四肢受压,密切观察患者的临床症状和体征,是否出现心律失常、颅内高压、呼吸困难加重和低氧血症。翻身的绝对禁忌证包括不稳定的脊髓损伤等。

2. 胸部叩击与胸壁震荡

(1)胸部叩击:适用于长期卧床、久病体弱、排痰无力的患者。胸部叩击的方法为患者取侧卧位,医护人员两手手指并拢,手背隆起,指关节微屈,从肺底由下向上、由外向内轻拍胸壁震动气道,边拍边鼓励患者咳嗽,以促进痰液排出,每侧胸部反复叩击1~3分钟;或指导患者双侧前臂屈曲,两手掌置于锁骨下,咳嗽时叩击前胸及患侧胸壁,振动气道分泌物,以增加咳嗽排痰效率。

(2)挤压震颤胸廓法:当患者呼气时,医生或护士将双手挤压其胸廓并震颤,使黏着在气管壁上的痰液脱落,随加速的呼气排出。当胸廓挤压解除时让患者吸气。操作方法:操作者双手掌尽量张开,放在患者胸廓表面,手指沿肋间部与肋骨走行一致,并与患者胸廓紧密接触。通过手掌感受胸廓的运动方向,患者吸气时手掌放开(即随胸廓扩张慢慢抬起,不施加任何压力)。从吸气末开始,在整个呼气期双手掌紧贴胸壁,施加一定压力并做轻柔的抖动,挤压方向与胸廓的运动方向一致,挤压上部胸廓时,从前方向后方用力;挤压下部胸廓时,从前侧方向内上方用力。挤压不仅双上肢用力,还要利用操作者上半身的重量,用肘关节的弯曲度来调节挤压力度;震颤频率为每秒3~5次,每一部位重复6~7个呼吸周期。

胸部叩击与胸壁挤压震荡前向患者作简要说明,以取得患者的理解与配合,并进行肺部听诊,以明确痰鸣音或湿性啰音的部位和性质。操作时注意观察患者的反应,观察咳嗽、排痰情况,复查肺部呼吸音变化。若咯血、心血管状况不稳定(如低血压、肺水肿)、未经引流的气胸、肋骨骨折及有病理性骨折史者,禁做叩击和震荡。每次叩击或震荡时间以15~20分钟为宜,并在餐前30分钟完成。震荡应在每个部位被叩击后进行,且只在呼气期进行,震荡后要鼓励患者运用腹肌咳嗽。叩击时应避开乳房和心脏,勿在骨突起部位进行,如胸骨、肩胛骨及脊柱。叩击力量要适中,以患者不感到疼痛为宜。为预防直接叩击胸壁引起皮肤发红,宜用单层薄布保护皮肤,勿用较厚的布料,因为它会降低叩击时所产生的震动而影响效果。叩击时要避开纽扣、拉链。

（3）振动排痰机:振动排痰机是一种根据临床胸部物理治疗原理(定向体位引流),在人体表面产生特定方向周期变化的治疗力,该定向治疗力穿透性强,可穿透皮层、肌肉、组织和体液,其垂直方向分力产生的叩击、震颤可促使呼吸道黏膜表面黏液和代谢物松弛、液化,水平方向分力产生的定向挤推、震颤帮助已液化的黏液按照选择的方向(如细支气管-支气管-气管)排出体外。多频振动排痰机与传统的手叩击排痰相比较,具有低频冲击力,能够透过皮肤肌肉组织达到细小支气管,使黏附于气道内壁的痰痂松动脱落,从而利于患者咳出,它着力均匀,保持恒定的节律和力度,且任何体位均能操作,患者易于接受,感觉舒适。振动排痰机所产生的叩击和振动能改善肺部的血液循环,预防静脉淤滞,并能增强咳嗽反射,有效清除呼吸道分泌物,减少细菌感染,保证呼吸道畅通,提高肺部通气质量。常用的振动排痰机有两类:叩击头式和背心式。叩击头式调节频率为每分钟 20~30 次,定时 10~15 分钟。手动操作叩击头,按从下至上,从外至内顺序进行振动排痰,不能自行咳嗽者需马上吸痰。背心式由两根管子连接到控制台,可对震荡持续时间、强度及循环次数进行编程控制,较叩击头式使用更方便。禁忌证:①接触部位皮肤感染;②胸部肿瘤、血管畸形;③肺结核、气胸、胸腔积液、胸壁疾病、未局限的肺脓肿;④出血性疾病或凝血异常,有出血倾向者;⑤肺部血栓及咯血;⑥不耐受震动者;⑦急性心肌梗死、心内血栓、心房颤动。

七、心理支持

慢性呼吸系统疾病患者的心理障碍发生率较高,表现为认知功能缺失、情感障碍、应激相关障碍、神经症和人格障碍等,其中以焦虑和抑郁为主。其原因和发生机制有诸多因素,如患者在呼吸困难发作时常出现恐惧和焦虑,加之疾病对日常生活的影响,对某些药物(如 β 受体激动剂、茶碱、喹诺酮类及大剂量激素等)应用存有疑虑,对疾病不了解而产生的无望心理可能加剧患者的焦虑抑郁心态。因此在开展肺康复项目时,应对每个患者进行心理访视,评估每例患者的焦虑和抑郁情况轻中度的焦虑和抑郁可以通过呼吸康复训练改善,Bhandari 等回顾分析 366 例参加 8 周康复计划患者,采用医院焦虑和抑郁量表(HADA 和 HADD)评估焦虑和抑郁,较正常人群 10 分改变定义为异常,1.5 分改变定义为有临床意义的改善。结果显示康复后焦虑患者的比例从康复前的 25% 降为 9%,抑郁患者的比例从康复前的 17% 降为 6%($P = 0.0001$),HADA 和 HADD 改善 41% 和 46%,HADA 和 HADD 有 1.5 分以上改善者分别达 91% 和 93%。明显的心理疾病需要心理医生专业治疗。心理障碍的治疗除药物外,较多的还是进行心理社会干预,如运动训练、行为治疗、放松技巧、社会支持等。鼓励建立合适的患者支持促进系统。

第四节　康复治疗的效果评定

评估康复治疗的效果,首先需要根据治疗前的全面评估记录患者的基线水平,与定期随访康复治疗后的情况进行比较。疗效评估主要指标应包括症状控制、日常活动能力、运动能力和生活质量等方面。①症状评估:常用 Brog 呼吸困难评分和可视性模拟评分系统来评估运动时气急和疲劳程度;②肺功能测定和动脉血气分析:包括 FEV$_1$、IC 和 BODE 指数等;③运动和活动能力,如 6-MWD、耐力运动时间、心肺运动试验、日常生活功能量表;④健康相关生活质量(HRQoL):常用慢性呼吸疾病问卷(CRDQ)和圣-乔治呼吸问卷(SGRQ);⑤心理状态:焦虑和抑郁评分工具;⑥经济学指标,如就诊次数、住院次数、医药费开支等;⑦生存率:目前由于经济学和伦理方面的问题,尚无相应的研究证实康复治疗对生存率的影响。

第六章 慢性阻塞性肺疾病

慢性阻塞性肺疾病(chronic obstructive pulmonary disease, COPD)是一种重要的慢性呼吸系统疾病,患病人数多,病死率高。由于 COPD 呈缓慢进行性发展,严重影响患者的劳动能力和生活质量。目前 COPD 在全球已成为第四位的致死原因,引起了世界各国的重视。在我国 COPD 同样也是一种常见病,严重影响广大人民的身体健康。20 世纪 90 年代对我国北部及中部地区 102 230 名成年人调查显示, COPD 约占 15 岁以上人群的 3%。近年来 COPD 流行病学调查表明,我国 40 岁以上人群中 COPD 的患病率为 48.2%,其患病率之高是十分惊人的,在世界上处于较高的发病率。据统计,在我国死因顺位中, COPD 占据第三位,而在农村中, COPD 则占死因的首位。由于我国是农业大国,农村人口占 80%,故对 COPD 预防和治疗更具有十分重要的意义。

我国早在 20 世纪 70 年代起就重视对 COPD 的预防和治疗,做了大量的临床和实验室研究。近十余年来美国胸科学会(ATS)、英国胸科学会(BTS)和欧洲呼吸学会(ERS)分别对 COPD 的诊断和治疗提出了各自的指南。但各国医学会制订的 COPD 诊治指南,对 COPD 的认识存在着一定的差异。2001 年 4 月,美国国立心、肺、血液学会(NHLBI)和WHO 共同发表了"慢性阻塞性肺疾病全球创议(GOLD)",旨在引起全世界对 COPD 有足够的重视,降低 COPD 的发病率和病死率,帮助 COPD 患者逆转疾病发展趋势。GOLD 在现有各国医学会 COPD 指南的基础上,结合 COPD 近年研究新进展,提出了意见一致的研究报告,即 COPD 诊断、处理和预防的全球创议且每年都在不断更新。参考 GOLD,中华医学会呼吸分会(CSRD)在 2002 年也制定了"慢性阻塞性肺疾病诊治指南",2007 年又重新修订、发表了"慢性阻塞性肺疾病诊治指南(2007 年修订版)"。

第一节 病因与发病机制

一、定义

1. COPD 的定义 COPD 是一种可以预防、治疗的疾病,伴有一些显著的肺外效应,这些肺外效应与患者疾病的严重性相关。肺部病变的特点为不完全可逆性气流受限,这种气流受限通常进行性发展,与肺部对有害颗粒或气体的异常炎症反应有关。

COPD 的定义强调了 COPD 是可以预防和治疗的,其目的是给患者呈现出一个积极的前景,并鼓励医疗卫生工作者在 COPD 防治中勇于探索,克服对 COPD 的消极、悲观情绪,提倡采取乐观的应对态度。当患者有咳嗽、咳痰或呼吸困难症状,和(或)疾病危险因素接触史时,应考虑 COPD。慢性咳嗽、咳痰常先于气流受限许多年存在,但不是所有出现咳嗽、咳痰症状的患者均会发展为 COPD。

44

肺功能检查可明确诊断 COPD，即在应用支气管扩张剂后，FEV_1 占预计值%<80%，同时 $FEV_1/FVC<70\%$ 表明存在气流受限，并且不能完全逆转。为改进 COPD 的诊断，应努力提供标准化的肺功能检查。

在 COPD 的定义中采用了"气流受限"这一概念，而未用"气道阻塞"这一旧名称，是因为单纯肺气肿时，气道并无器质性阻塞性病变，但肺泡组织的弹性降低，导致肺泡压降低，使气流流速减慢、受阻。此外，细支气管上均附着有肺泡组织，当其弹性降低时，作用在细支气管壁上的牵拉力量也降低，使细支气管变窄，因而使流速减慢。在这种情况下，如果仍然称作"气道阻塞"，显然易误解为气道内存在器质性阻塞性病变，故使用"气流受限"这一名称较为合理。

2.慢性支气管炎 是指除外慢性咳嗽的其他各种原因后，患者每年慢性咳嗽、咳痰3 个月以上并连续 2 年，不一定伴有气流受限。由此可见，慢性支气管炎的定义是以症状学为基础的，具有这些症状的患者，一部分伴有或暂时没有出现气流受限，但是经过若干年后病情可以发展，从而出现气流受限。另外一部分患者虽具有慢性咳嗽、咳痰症状，但始终不出现气流受限，此时，只能诊断为慢性支气管炎，而不能诊断为 COPD。与 COPD 有关的慢性支气管炎，只是指伴有气流受限的慢性支气管炎。

3.肺气肿 肺部远端的气室到末端的细支气管出现异常持久的扩张，并伴有肺泡壁和细支气管的破坏而无明显的纤维化。"破坏"是指呼吸性气室扩大且形态缺乏均匀一致，肺泡及其组成部分的正常形态被破坏和丧失。

这里需指出，慢性支气管炎的定义属于临床范畴，而肺气肿的定义为病理解剖术语。

4.COPD 与慢性支气管炎、肺气肿、支气管哮喘等之间的关系 COPD 与慢性支气管炎和肺气肿关系密切，但临床上患者有咳嗽、咳痰等症状时，并不能立即可诊断 COPD。如患者只有"慢性支气管炎"和（或）"肺气肿"，而无气流受限，则不能诊断为 COPD，患者仅可诊断为单纯的"慢性支气管炎"和（或）"肺气肿"。虽然在各种类型的支气管哮喘中，许多特殊因素均可造成气流受限。但是根据支气管哮喘的定义，这种气流受限是可逆性的。所以如果支气管哮喘患者的气流受限能完全逆转，则患者没有合并 COPD。实际上在许多病例中，某些支气管哮喘患者并发的气流受限并不能完全逆转；而某些 COPD 患者却伴有气流受限的部分逆转且合并气道高反应性，此时很难将这两类患者区分开。慢性支气管炎和肺气肿合并气流受限常同时存在，某些患者在患支气管哮喘的同时也可以并发慢性支气管炎和肺气肿。如果支气管哮喘患者经常暴露在刺激性物质中，如抽烟，也会发生咳嗽和咳痰，而咳嗽和咳痰是慢性支气管炎的一项重要特征。这类患者可诊断为"哮喘型支气管炎"或"COPD 的哮喘类型"。此外，已知病因或具有特异病理表现并有气流受限的一些疾病，如囊性纤维化、弥漫性泛细支气管炎或闭塞性细支气管炎等不包括在 COPD 内。

二、病因

COPD 的发病因素很多，迄今尚有许多发病因素还不够明了，尚待研究。近年来认为，COPD 有关发病因素包括个体易感因素以及环境因素两个方面，这两者相互影响。现在认为比较明确的个体易感因素为 α_1-抗胰蛋白酶缺乏,最主要的环境因素是吸烟,以及接触职业粉尘和化学物质(烟雾、过敏源、工业废气和室内空气污染等)。在我国农村,COPD 的危险因素还与烹调时产生的大量油烟和燃料产生的烟尘有关。

1. 个体因素

(1)遗传因素:某些遗传因素可增加 COPD 发病的危险性。常见遗传危险因素是 α_1-抗胰蛋白酶的缺乏。目前认为 α_1-抗胰蛋白酶的重度缺乏与非吸烟者的肺气肿形成有关。

(2)气道高反应性:支气管哮喘和气道高反应性被认为是发展成为 COPD 的重要危险因素,与某些基因因素和环境因素等相关的复杂发病因素有关。气道高反应性可能与吸烟或暴露于其他的环境因素相关。

2. 环境因素

(1)吸烟:现今公认吸烟为 COPD 重要的发病因素,吸烟能使支气管上皮纤毛变短,不规则,纤毛运动发生障碍,降低局部免疫力,削弱肺泡吞噬细胞的吞噬、灭菌作用,又能引起支气管痉挛,增加气道阻力。吸烟者肺功能的异常率较高,并多有呼吸道症状,FEV_1 的年下降率较快,吸烟者死于 COPD 的人数较非吸烟者更多。但并不是所有的吸烟者都可能发展为 COPD,这表明遗传因素可能起了一定的作用。被动吸烟也可能导致呼吸道症状以及 COPD 的发生。

(2)职业粉尘和化学物质:当职业粉尘及化学物质(烟雾、变应原、工业废气及室内空气污染等)的浓度过大或接触职业粉尘以及化学物质中的时间过久,均可导致与吸烟无关的 COPD 的发生。接触某些特殊的物质、刺激性物质、有机粉尘及变应原能够使气道反应性增加,尤其当气道已接触其他的有害物质、吸烟或合并哮喘时更易并发 COPD。

(3)大气污染:化学气体如氯、氧化氮、二氧化硫等烟雾,对支气管黏膜有刺激和细胞毒性作用。空气中的烟尘或二氧化硫明显增加时,慢性支气管炎的急性发作就显著增多。其他粉尘如二氧化硅、煤尘、棉屑、蔗尘等也刺激支气管黏膜,使气道清除功能遭受损害,为细菌入侵创造条件。城市重度的空气污染对于存在心肺疾患的患者来说极其有害。燃料燃烧不完全及烹调时的油烟而引起的室内空气污染也是 COPD 的危险因素。

(4)感染:呼吸道感染是 COPD 发病和加剧的另一个重要因素,目前认为肺炎球菌和流感嗜血杆菌可能为 COPD 急性发作的最主要病原菌。病毒也对 COPD 的发生和发展起重要作用。肺炎衣原体和肺炎支原体与 COPD 发病的直接关系仍有待于进一步阐明。儿童期的重度呼吸道感染和成年时的肺功能降低及呼吸系统症状的发生有关。此外,低出生体重也与 COPD 的发生有关。

(5)社会经济地位:COPD 的发病与患者的社会经济地位相关。这也许与室内外空气污染的不同程度、营养状况或其他和社会经济地位有关的因素等有一定的内在联系。

(6)其他:除上述因素外,气候变化,特别是寒冷空气能引起黏液分泌物增加,支气管纤毛运动减弱。在冬季,COPD 患者的病情波动与温度和温差有明显关系。迷走神经功能失调也可能是本病的一个内因,大多数患者有迷走神经功能失调现象。部分患者的副交感神经功能亢进,气道反应性较正常人增强。

三、发病机制

当前 COPD 的发病学研究也有很大进展,现在比较流行的发病机制如下。

1. 细胞机制　吸烟和其他吸入刺激物能诱发周围气道和肺实质内的炎性反应,并激活巨噬细胞。巨噬细胞在 COPD 的炎性过程中起了重要作用,被激活的巨噬细胞、上皮细胞和 CD_8T 淋巴细胞可释放出中性粒细胞趋化因子,巨噬细胞还能生成蛋白分解酶。COPD 患者的支气管肺泡灌洗液中巨噬细胞数目比正常可增加 5～10 倍,巨噬细胞主要集中在肺气肿最为显著的中心腺泡带。此外,肺泡壁上巨噬细胞和 T 淋巴细胞的数目与肺实质破坏的程度呈正相关。通过释放出中性粒细胞蛋白酶和其他蛋白酶,巨噬细胞在肺气肿蛋白持续分解的过程中起了重要作用,并进一步造成肺实质的破坏和刺激气道内黏液的过度分泌。白细胞介素-8(IL-8)对中性粒细胞有选择性的吸附作用,在 COPD 患者的诱生痰液中浓度较高。巨噬细胞、中性粒细胞和气道上皮细胞均可分泌 IL-8。COPD 发病过程中,IL-8 在中性粒细胞所致的炎症中起了相当重要的作用。IL-8 的水平与中性粒细胞数量相关,并与气流受限的程度相匹配。COPD 患者的痰液中存在着高浓度的肿瘤坏死因子 α(TNF-α),可启动核因子-κB(NF-κB)的转录,随之又转向 IL-8 基因的转录。

气道内的白三烯 B_4(LTB$_4$)同样是一种重要的中性粒细胞趋化因子。α_1-抗胰蛋白酶(α_1-AT)缺乏的患者,其肺泡巨噬细胞可分泌大量的 LTB$_4$。T 淋巴细胞在 COPD 中的作用尚不清楚。优势的 CD_8 细胞(抑制 T 细胞),通过释放多种酶,如颗粒酶和穿透因子,诱发肺实质细胞的凋亡。吸烟者仅少数发生肺气肿,其原因与肺内的抗蛋白酶水平有关,而抗蛋白酶水平由抗蛋白酶基因突变所决定(基因多态现象)。例如,约 10% 肺气肿患者可发生基因突变。突变位于基因的调节部位,提示 α_1-AT 产生的调节具有防御功能,尤其是在急性感染时期。

2. 蛋白酶-抗蛋白酶系统失衡　肺气肿是由于蛋白酶-抗蛋白酶系统失衡所致。蛋白酶可以消化弹性蛋白和肺泡壁上的其他蛋白结构,其中有中性粒细胞弹性酶(NE),组织蛋白酶、基质金属蛋白酶(MMPs)、颗粒酶、穿透因子。抗蛋白酶系统能对抗蛋白酶的作用,其中最重要的有 α_1-AT、分泌型白细胞蛋白酶抑制剂(SLPI)、基质金属蛋白酶组织抑制剂(TIMPs)等。NE 为一种中性丝氨酸蛋白酶,是肺内促弹性组织离解活动的主要成分。NE 可消化连接组织和蛋白聚糖,从而导致肺气肿的形成。NE 除能使肺组织基质分解外,还可造成气道扩张、纤毛上皮变形和黏液腺增生以及纤毛摆动消失。NE 也有潜在的刺激黏液分泌的功能,并能从上皮细胞内诱发释放 IL-8,故可促使气道炎症的发生,形成慢性支气管炎。在 α_1-AT 缺乏的患者中,NE 在调节弹性组织离解中起主要作用;但是在吸烟所致的 COPD 患者中,NE 并不起主要的弹性组织离解酶作用。与吸烟相关的 COPD 中,吸烟所产生的氧化剂则起了重要作用。吸烟可造成肺泡内巨噬细胞的激活和中性粒细胞的募集,同时释放出中性粒细胞趋化因子,产生更多的炎症介质,并降低弹性蛋白和胶原。此外,吸烟也通过 α_1-AT 的氧化失活与 NE 的结合率的降低而造成肺组织的损伤。

蛋白酶 3 为另一种中性粒细胞中的中性丝氨酸蛋白酶,参与这些细胞的弹性组织离解活动。组织蛋白酶 G 为中性粒细胞的半胱氨酸蛋白酶,也参与弹性组织离解活动,组织蛋白酶 B/L 和 S 由巨噬细胞释放。MMPs 是一组 20 个相似的肽链内切酶,能降解肺实质所有细胞外基质成分,包括弹性蛋白、胶原、蛋白多糖、层黏素和纤维结合素。MMPs 是由中性粒细胞、肺泡巨噬细胞和气道上皮细胞所生成。肺气肿时支气管肺泡灌洗液中的胶原酶(MM-1)和明胶酶(MM-9)的水平增加。肺气肿患者肺泡灌洗液中,巨噬细胞内 MM-9 和 MMP-1 的表达也高于正常人。肺泡巨噬细胞也能表达特有的 MMPs,即巨噬细胞金属-弹性酶。

对抗和平衡这些蛋白酶的物质是一组抗蛋白酶。其中较为重要的有 α_1-AT,也称为 α_1-蛋白酶抑制剂,是一种肺实质内的主要抗蛋白酶,在肝内合成,再从血浆内分泌出去。遗传性的纯合子 α_1-AT 缺乏可能产生严重的肺气肿,尤其是吸烟者,但在 COPD 病例中这种基因性疾病少于 1%。α_1-AT 为对抗 NE 的主要成分,但不是唯一的抗蛋白酶成分。此外还有 α_1-抗糜蛋白酶,该酶主要存在肺内,纯合子个体其水平较低,患 COPD 的危险性也增加。SLPI 为气道中最重要的保护物质,来自气道上皮细胞,为气道提供局部防御机制。TIMPs 可对抗基质金属蛋白酶的效应。

3.氧化剂的作用 氧化剂在 COPD 的病理生理过程中起了重要作用。香烟中存在有大量的氧化剂,活化的炎症细胞也能产生内源性氧化剂,这些炎症细胞包括中性粒细胞和肺泡巨噬细胞。COPD 患者呼出气中的凝集水内的过氧化氢(H_2O_2)增加,在急性加重期尤为明显,可说明内源性氧化剂生成增加。氧化剂以下列几种方式参与 COPD 的病理过程,包括损害血清蛋白酶抑制剂,加强弹性酶的活性和增加黏液的分泌。此外,氧化剂能活化转录 NF-κB,其可协助转录其他许多炎症因子,包括 IL-8、TNF-α、诱导型一氧化氮(NO)合成酶和诱导型环氧化酶。氧化剂通过直接氧化作用于花生四烯酸而产生异前列腺素。COPD 患者中异前列腺素是增加的,对气道产生多种效应,包括支气管缩窄,增加血浆漏出和黏液过度分泌。

4.感染 下呼吸道细菌感染和慢性炎症加剧了肺损伤,造成了支气管纤毛清除系统的破坏,寄生于上呼吸道的细菌移生至下呼吸道。细菌首先附着在黏膜内皮细胞上,一方面释放细菌产物,造成气道内皮细胞损伤;另一方面炎症细胞释放各种细胞因子和蛋白酶,破坏了蛋白酶-抗蛋白酶系统平衡,从而促进了 COPD 的进展。肺炎衣原体慢性感染在 COPD 的发病中起了重要作用,COPD 患者在肺炎衣原体感染后,所产生的免疫反应与机体因素有着密切的关系,如吸烟、慢性病、长期应用糖皮质激素、老年及某些基因因素等,均参与了免疫反应的调节及所产生 Th2 类型的免疫反应。如需清除细胞内感染的肺炎衣原体,则需要强有力的 Th1 免疫反应。细胞内持续寄殖的肺炎衣原体必然会引起机体的免疫反应,吸烟所致的炎症加重了肺炎衣原体产生的慢性感染,吸烟和肺炎衣原体的协同效应共同参与了气道阻塞的病理过程。

5.黏液过度分泌和小气道阻塞 吸烟和吸入某些刺激性气体可使气道内分泌物增加。其机制涉及气道感觉神经末梢反射性增加了黏液分泌,并直接刺激某些酶的生成,如 NE。长期刺激可造成黏膜下腺体的过度增生和杯状细胞增殖,也能导致黏蛋白基因

（MUC）的上调。目前已认识到人类至少有 9 种 MUC 基因,但尚不清楚何种基因在慢性支气管时呈过度表达。黏液的过度分泌为气流阻塞的危险因素。因各种刺激物诱发的慢性气道炎症过程,其特征为中性粒细胞浸润,导致各种趋化因子释放,如巨噬细胞释放出 IL-8 和 LTB4,从而导致周围气道的阻塞。进一步使纤维生成介质分泌,偶可造成周围气道纤维化及周围气道的慢性炎症和结构重组。

6. 血管的病理改变　COPD 患者因长期慢性缺氧可导致肺血管广泛收缩和肺动脉高压,常伴有血管内膜增生,使原来缺乏血管平滑肌的血管出现血管平滑肌,某些血管发生纤维化和闭塞,造成肺循环的结构重组,少数 COPD 患者可发生肺心病。肺血管结构重组的过程中可能涉及血管上皮生长因子、成纤维生成因子以及内皮素-1（ET-1）。慢性缺氧所致的肺动脉高压患者中,肺血管内皮的 ET-1 表达显著增加,COPD 患者尿中的 ET-1 分泌也明显升高。ET-1 通过 ETA 受体诱发肺血管平滑肌的纤维化和增生,在 COPD 后期产生的肺动脉高压中起了一定作用。

四、病理和病理生理

1. 病理　常见病理改变有支气管黏液腺增生、浆液腺管的黏液腺化生、腺管扩张、杯状细胞增生、灶状鳞状细胞化生和气道平滑肌肥大。慢性支气管炎黏液腺扩大为非特异性。

呼吸性细支气管显示明显的单核细胞炎症。膜性细支气管（直径<2mm）有不同程度的黏液栓、杯状细胞化生、炎症;平滑肌增生及纤维化管腔狭窄而扭曲。以上改变以及因肺气肿而引起的气道外部附着的肺泡丧失使气道横切面减少。

COPD 合并肺气肿时有 3 种类型:①中心型肺气肿,从呼吸性细支气管开始并向周围扩展,在肺上部明显;②全小叶肺气肿,均匀影响全部肺泡,在肺下部明显,通常在纯合子仅在抗胰蛋白酶缺乏症见到;③第 3 种为远端腺泡性肺气肿或旁间隔肺气肿,在远端气道、肺泡管与肺泡囊受损,位于邻近纤维隔或胸膜。

小气道病变是气流阻塞的主要原因。早期病变是呼吸性细支气管单核细胞炎症。炎症性纤维化、杯状细胞化生、黏液栓或黏液脓栓以及终末支气管平滑肌肥大是重要原因。附着细支气管的肥胖,由于肺气肿破坏而使细支气管塌陷也是重要原因。气流阻塞的另一原因是支气管及细支气管痉挛收缩。

2. 病理生理　COPD 肺部病理学的改变导致相应的疾病特征性的生理学改变,包括黏液高分泌、纤毛功能失调、气流受限、肺过度充气、气体交换异常、肺动脉高压和肺心病。黏液高分泌和纤毛功能失调导致慢性咳嗽及多痰,这些症状可出现在其他症状和病理生理异常发生之前。呼气气流受限是 COPD 病理生理改变的标志,是疾病诊断的关键,主要是由气道固定性阻塞及随之发生的气道阻力的增加所致。肺泡附着的破坏,这使小气道维持开放的能力受损,在气流受限中所起的作用较小。

COPD 进展时,外周气道阻塞、肺实质破坏及肺血管的异常减少了肺气体交换容量,产生低氧血症,以后出现高碳酸血症。在 COPD 晚期（Ⅲ级,重度 COPD）出现的肺动脉高压是 COPD 重要的心血管并发症,与肺心病的形成有关,提示预后不良。

第二节　临床表现和实验室检查

一、临床表现

1.症状　COPD 患者的临床病情取决于症状严重程度(特别是呼吸困难和运动能力的降低)、全身效应及其各种并发症,而并不是仅与气流受限程度相关。COPD 的常见症状:①慢性咳嗽:通常为首发症状,初起咳嗽呈间歇性,早晨较重,以后早晚或整日均有咳嗽,但夜间咳嗽并不显著,少数病例咳嗽不伴咳痰,也有少数病例虽有明显气流受限但无咳嗽症状。②咳痰:咳嗽后通常咳少量黏液性痰,部分患者在清晨较多,合并感染时痰量增多,常有脓性痰,合并感染时可咯血痰或咯血。③气短或呼吸困难:是 COPD 的标志性症状,是患者焦虑不安的主要原因,早期仅于劳力时出现,后逐渐加重,以致日常活动甚至休息时也感到气短。④喘息和胸闷:可为 COPD 的症状,但无特异性,部分患者特别是重度患者有喘息,胸部紧闷感通常于劳力后发生,与呼吸费力、肋间肌等容性收缩有关。⑤COPD 的肺外效应:即全身效应,其中体重下降、营养不良和骨骼肌功能障碍等常见,此外,还有食欲减退、精神抑郁和(或)焦虑等。COPD 的并存疾病很常见,合并存在的疾病常使 COPD 的治疗变得复杂,COPD 患者发生心肌梗死、心绞痛、骨质疏松、呼吸道感染、骨折、抑郁、糖尿病、睡眠障碍、贫血、青光眼、肺癌的危险性增加。

2.体征　COPD 早期体征可不明显。随疾病进展常有以下体征:①视诊及触诊胸廓形态异常,包括胸部过度膨胀、前后径增大、剑突下胸骨下角(腹上角)增宽及腹部膨凸等,常见呼吸变浅,频率增快,辅助呼吸肌如斜角肌及胸锁乳突肌参加呼吸运动,重症可见胸腹矛盾运动,患者不时采用缩唇呼吸以增加呼出气量,呼吸困难加重时常采取前倾坐位,低氧血症者可出现黏膜及皮肤发绀,伴右心衰竭者可见下肢水肿、肝大;②叩诊由于肺过度充气使心浊音界缩小,肺肝界降低,肺叩诊可呈过清音;③听诊两肺呼吸音可减低,呼气延长,平静呼吸时可闻及干性啰音,两肺底或其他肺野可闻及湿啰音;心音遥远,剑突部心音较清晰响亮。

3.COPD 急性加重期的临床表现　COPD 急性加重是指 COPD 患者"急性起病,患者的呼吸困难、咳嗽和(或)咳痰症状变化超过了正常的日间变异,须改变原有治疗方案的一种临床情况"。COPD 急性加重的最常见原因是气管-支气管感染,主要是病毒、细菌感染所致。但是约 1/3COPD 患者急性加重不能发现原因。

COPD 急性加重的主要症状是气促加重,伴有喘息、胸闷、咳嗽加剧、痰量增加、痰液颜色和(或)黏度的改变及发热等,还可出现全身不适、失眠、嗜睡、疲乏、抑郁和精神紊乱等症状。与急性加重期前的病史、症状、体格检查、肺功能测定、血气等实验指标比较,对判断 COPD 严重程度甚为重要。对重症 COPD 患者,神志变化是病情恶化的最重要指标。COPD 急性加重期的实验室检查如下:①肺功能测定:对于加重期患者,难以满意地进行肺功能检查,通常 $FEV_1 < 1L$ 可提示严重发作。②动脉血气分析:呼吸室内空气下,$PaO_2 < 60mmHg$ 和(或)$SaO_2 < 90\%$,提示呼吸衰竭;如 $PaO_2 < 50mmHg$,$PaCO_2 > 70mmHg$,pH

<7.30,提示病情危重,需加严密监护或住 ICU 治疗。③胸部 X 线和心电图(ECG)检查:胸部 X 线有助于 COPD 加重与其他具有类似症状疾病的鉴别,ECG 对右心室肥厚、心律失常及心肌缺血诊断有帮助,螺旋 CT 扫描和血管造影,或辅以血浆 D-二聚体检测是诊断 COPD 合并肺栓塞的主要手段,但核素通气-血流灌注扫描在此几无诊断价值,低血压和(或)高流量吸氧后 PaO_2 不能升至 60mmHg 以上也提示肺栓塞诊断。如果高度怀疑合并肺栓塞,临床上需同时处理 COPD 加重和肺栓塞。④其他实验室检查:血红细胞计数及血细胞比容有助于识别红细胞增多症或出血。血白细胞计数通常意义不大,部分患者可增高和(或)出现中性粒细胞核左移。COPD 加重出现脓性痰是应用抗生素的指征,肺炎链球菌、流感嗜血杆菌以及卡他莫拉菌是 COPD 加重最常见的病原菌,因感染而加重的病例若对最初选择的抗生素反应欠佳,应及时根据痰培养及抗生素敏感试验指导临床治疗。血液生化检查有助于明确引起 COPD 加重的其他因素,如电解质紊乱(低钠、低钾和低氯血症等)、糖尿病危象或营养不良(低白蛋白)等,并可以了解合并存在的代谢性酸碱失衡。

二、实验室检查及临床评估

1. 肺功能检查　肺功能检查是判断气流受限且重复性好的客观指标,临床常用于 COPD 严重程度和治疗效果的肺功能指标有时间肺活量(FEV)、深吸气量(IC)、呼气峰流速(PEFR)、呼气中期最大流速(MMFR)、气道阻力和弥散功能等。

(1)时间肺活量:目前气流受限的常用肺功能指标是时间肺活量(图 6-1),即以第一秒用力呼气容积(FEV_1)和 FEV_1 与用力肺活量(FVC)之比(FEV_1/FVC)降低来确定的。时间肺活量对 COPD 的诊断、严重度评价、疾病进展、预后及治疗反应等均有重要意义。FEV_1/FVC 是 COPD 的一项敏感指标,可检出轻度气流受限。FEV_1 占预计值的百分比是中、重度气流受限的良好指标,变异性小,易于操作,应作为 COPD 肺功能检查的基本项目。吸入支气管扩张剂后 FEV_1<80%预计值且 FEV_1/FVC%<70%者,可确定为不能完全可逆的气流受限。

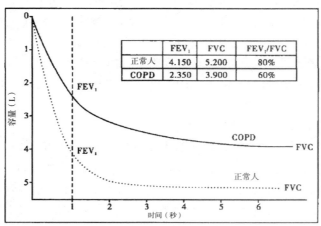

	FEV_1	FVC	FEV_1/FVC
正常人	4.150	5.200	80%
COPD	2.350	3.900	60%

图 6-1　正常人和 COPD 患者的第 1 秒用力呼气容积(FEV_1)

FEV_1 是临床上评估 COPD 严重程度和支气管扩张药物疗效最重要的指标,同样也是肺通气功能指标,最常用的为 FEV_1、FVC 及 FEV_1/FVC。其中,FEV_1 由于检测结果稳定、重复性好、分辨率高,应用最为广泛。临床上常以应用支气管扩张剂后 FEV_1 改善的最大限度来显示支气管扩张剂的即时效应,这有多种表达方式,如 FEV_1 改善值占基础 FEV_1 的百分数、占患者预计值的百分数,FEV_1 改善的绝对值等。上述表述方法各有其优缺点,相互之间并无优劣差别。COPD 患者 FEV_1 增高多少才有临床意义,患者才能感受到呼吸困难的缓解呢? 美国胸科协会(ATS)及 GOLD 的专家认为,用药后 FEV_1 增加值占基础值的 12%,同时绝对值增加 200mL 以上才表明患者对支气管扩张剂有反应。

FEV_1 应用虽然广泛,但也有局限性。由于 COPD 主要是小气道疾病,FEV_1 并不能敏感的反映小气道阻塞,同时其结果还与患者用力程度有关;而且 FEV_1 与患者平静呼吸及吹蜡烛或打喷嚏等日常生理活动也无关系;最重要的是,FEV_1 与 COPD 患者的一些临床指标如呼吸困难及一些长期的预后指标,如病死率或医疗诊治费用等相关性也不强。

FEV_1/FVC 也常被用作观测气流阻塞性疾病患者长期疗效的指标,与 FEV_1 不同的是,这一指标与患者的年龄、性别、身高以及肺容量无关。$FEV_1/FVC\%$ 被认为是反映早期气流受限的敏感指标,因为 COPD 早期 FVC 可无明显变化,而 FEV_1 即可出现下降。故只要 FEV_1 有轻微下降,其比值就会有下降,能首先确定是否存在气流受限。只要 $FEV_1/FVC\% < 70\%$ 即可诊断 COPD,所以目前可以说 $FEV_1/FVC\% < 70\%$ 是 COPD 临床诊断的肺功能重要指标,也是所谓的"金标准"。

(2)深吸气量(inspiratory capacity,IC):肺功能检查中另一个有意义的肺量计检测指标是深吸气量。很多 COPD 患者在使用支气管扩张剂后虽然有明显效果,但其 FEV_1 却无显著改善,即所谓"容量反映者"。在这些患者中,支气管扩张剂的应用导致患者肺容积下降,因而用药后进行肺量计检测时患者起始肺容积小于用药前。由于呼气流速与肺绝对容积呈正相关,肺容积下降后,仍采用传统肺通气功能指标如 FEV_1,则可能会忽视掉支气管扩张剂的疗效。当然,如果在检测 FEV_1 的同时也检测肺绝对容积,有助于明确避免这一误差,但这在实际工作中却不易实施。此时,如果采用深吸气量的指标,则可能避免这一误差。由于 FRC 下降,患者 IC 可有显著改善。IC 的检测相对比较容易,而且 IC 增加 0.3L 则与患者呼吸困难的改善及活动耐力提高显著相关。但是 IC 检测的意义还需要更深入的研究。肺容积下降时,COPD 患者可在更低、更舒适的肺容积基础状态下呼吸,因而有助于减轻呼吸困难。为了更为准确地评测 COPD 患者使用支气管扩张剂的疗效,应常规检测 FEV_1 及 IC(图 6-2)。

IC 同样是反映呼吸肌力特别是膈肌肌力的良好指标。COPD 是一个全身性疾病,重症 COPD 患者常有肌肉受累。如果全身肌肉重量下降达 30%,则膈肌的重量也同样可明显下降。肺功能指标与呼吸肌群张力有关,肺过度充气越严重,膈肌越低平,IC 越小。

吸气分数(深吸气量/肺总量,IC/TLC)也是一项有用的 COPD 严重程度的评估指标。近年研究表明,静态过度充气也能反映 COPD 的严重性。由于静态过度充气可能是动态过度充气的前体,在 COPD 症状产生中起重要作用。

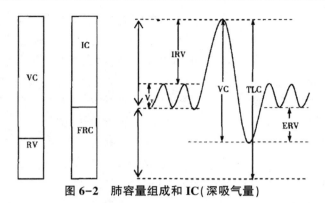

图 6-2　肺容量组成和 IC(深吸气量)

注:VC.肺活量;RV.残气量;IC.深吸气量;IRV.补吸气容积;VT.潮气容积;TLC.肺总量;ERV.补呼气容积。

(3)肺容量变化:COPD 患者在有效治疗后功能残气量和动态过度充气可出现改变。吸入支气管舒张剂后,COPD 患者活动耐力和呼吸困难有较明显的改善,这种改善与肺容量的降低有明显关系,肺容量的降低表现为功能残气量(FRC)和肺动态过度充气的降低。肺容量增加对呼吸动力学有非常显著的不利影响,一方面降低吸气功能,动态过度充气改变了吸气肌的初长和形态,降低了吸气肌的收缩力和工作效率;另一方面增加呼吸做功和呼吸困难程度,COPD 患者产生内源性呼气末正压(PEEPi),患者必须首先产生足够的压力克服 PEEPi,使肺泡内压力低于大气压才能产生吸气气流,因此,胸腔内压下降幅度增加,吸气做功也相应增加。肺容量改变具有重要的生理学意义,肺容量的变化可能比通气功能(即 FEV_1)变化更敏感,可为 COPD 疗效评价的重要指标。

(4)其他指标:呼气峰流速(PEF)及最大呼气流量、容积曲线(MEFV)也可作为气流受限的参考指标,但 COPD 时 PEF 与 FEV_1 的相关性不够强,PEF 有可能低估气流阻塞的程度。气流受限也可导致肺过度充气,使肺总量(TLC)、功能残气量(FRC)和残气容量(RV)增高,肺活量(VC)减低。TLC 增加不及 RV 增加的程度大,故 RV/TLC 增高。肺泡隔破坏及肺毛细血管床丧失可使弥散功能受损,一氧化碳弥散量(DLco)降低,DLco 与肺泡通气量(VA)之比(DLco/VA)比单纯 DLco 更敏感。

(5)关于支气管扩张试验:支气管扩张试验作为辅助检查有一定临床价值,结合临床可以协助区分 COPD 与支气管哮喘,也可获知患者应用支气管扩张剂后能达到的最佳肺功能状态。我国 COPD 诊治指南(2007 年修订版)指出:"作为辅助检查,不论是用支气管舒张剂还是口服糖皮质激素进行支气管舒张试验,都不能预测疾病的进展。用药后 FEV_1 改善较少,也不能可靠预测患者对治疗的反应。患者在不同的时间进行支气管舒张试验,其结果也可能不同"。

现在 GOLD 也不再建议仅仅根据气流受限的可逆程度(如使用支气管舒张剂或糖皮质激素后的 FEV_1 改变值)来鉴别 COPD 与哮喘,以及预计患者对支气管舒张剂或糖皮质激素长期治疗的反应。因为 COPD 可与哮喘并存,长期哮喘本身也可导致固定的气流受限。

2. 胸部 X 线　对确定肺部并发症及与其他疾病(如肺间质纤维化、肺结核等)鉴别有重要意义。COPD 早期胸部 X 线可无明显变化,以后出现肺纹理增多、紊乱等非特征性改变;主要 X 线征为肺过度充气,肺容积增大,胸腔前后径增长,肋骨走向变平,肺野透亮度增高,横膈位置低平,心脏悬垂狭长,肺门血管纹理呈残根状,肺野外周血管纹理纤细稀少等,有时可见肺大疱形成;并发肺动脉高压和肺源性心脏病时,除右心增大的 X 线征外,还可有肺动脉圆锥膨隆,肺门血管影扩大及右下肺动脉增宽等。

3. 胸部 CT 检查　一般不作为常规检查,但当诊断有疑问时,高分辨率 CT(HRCT)有助于鉴别诊断。另外,HRCT 对辨别小叶中心型或全小叶型肺气肿及确定肺大疱的大小和数量,有很高的敏感性和特异性,对预计肺大疱切除或外科减容手术等的效果有一定价值。

此外,胸部 CT 由于能除外肺外结构的影像重叠,故可以反映肺组织的实际状况,能定量显示早期的肺气肿并准确分级。目前认为 CT 检查可早于肺通气功能检查发现肺解剖结构的异常,定量 CT 检查与肺组织学检查的结果相关性很好,是替代肺组织学检查最好的方法。运用计算机自动分级方法,CT 评分与 COPD 患者肺通气容量相关性很好,但与气流检查及血气检查结果相关性较差。定量 CT 在评价支气管炎气道病理解剖时用处还有限,但是将来随着高分辨 CT 技术的发展,则可以定量检测气道的直/内径、气道壁的厚度。

4. 血气检查　血气分析对晚期 COPD 患者十分重要。FEV_1 < 40% 预计值者及具有呼吸衰竭或右心衰竭临床征象者,均应做血气检查。血气异常首先表现为轻、中度低氧血症。随疾病进展,低氧血症逐渐加重,并出现高碳酸血症。呼吸衰竭的血气诊断标准为海平面吸空气时动脉血氧分压(PaO_2) < 60mmHg(1mmHg = 0.133kPa)伴或不伴动脉血 $PaCO_2$($PaCO_2$) > 50mmHg。

5. 其他检查　低氧血症时,即 PaO_2 < 55mmHg 时,血红蛋白及红细胞可增高,血细胞比容 > 55% 可诊断为红细胞增多症。并发感染时,痰涂片可见大量中粒白细胞,痰培养可检出各种病原菌,如肺炎链球菌、流感嗜血杆菌、卡他摩拉菌、肺炎克雷伯杆菌等。

6. 多因素分级系统(BODE)　虽然 FEV_1% 预计值可反映 COPD 严重程度、健康状况及病死率,但 FEV_1 并不能完全反映 COPD 复杂的严重情况,除 FEV_1 以外,已证明体重指数(BMI)和呼吸困难分级在预测 COPD 生存率等方面有意义。近年来新推出的多因素分级系统(BODE)被认为更全面,比 FEV_1 更好地反映 COPD 预后的标准(表 6-1)。

如果将 FEV_1 作为反映气流阻塞的指标,呼吸困难分级作为症状的指标,BMI 作为反映营养状况的指标,再加上 6 分钟步行试验(6-MWT)作为运动耐力的指标,将这四方面综合起来可建立一个多因素分级系统(BODE)。

BMI 等于体重(以 kg 为单位)除以身高的平方(以 m^2 为单位),BMI < 21kg/m^2 的 COPD 患者病死率增加。

功能性呼吸困难分级:可用呼吸困难量表来评价:0 级,除非剧烈活动,无明显呼吸困难;1 级,当快走或上缓坡时有气短;2 级,由于呼吸困难比同龄人步行得慢,或者以自己的速度在平地上行走时需要停下来呼吸;3 级,在平地上步行 100m 或数分钟后需要停下来呼吸;4级,明显的呼吸困难而不能离开房屋或者当穿脱衣服时气短。

表 6-1　BODE 评分细则

评分指标	BODE 评分的分值(各项累加,0～10 分)			
	0	1	2	3
$FEV_1\%$	≥65	50～64	36～49	≤35
6-MWT(m)	≥350	250～349	150～249	≤149
MMRC	0～1	2	3	4
BMI(kg/m²)	>21	≤21		

三、临床类型

COPD 可分为两种典型的类型。一种以慢性支气管炎为主要表现,另一种以肺气肿为主要表现,但大多数 COPD 患者兼有这两种类型的基本临床特点和肺功能特点(表 6-2、表 6-3)。

表 6-2　COPD 慢性支气管炎型与肺气肿型的临床特点比较

临床表现	慢性支气管炎型(BB 型)	肺气肿型(PP 型)
一般表现	肥胖、体重超重、肢体温热	消瘦、憔悴、缩唇呼吸、主要应用辅助呼吸肌呼吸、肢体冷
年龄(岁)	40～55	50～75
发绀	明显	轻度或无
气短	轻	重
咳痰	多	少
呼吸音	中度减弱	显著减弱
支气管感染	频繁	少
呼吸衰竭	反复出现	少
肺心病和心力衰竭	常见	仅在呼吸系统感染期间发生,或在临终时发生
胸部 X 线	肺纹理增重、心脏大	肺透光度增加、肺大疱、心界小、横膈扁平
PaO_2(mmHg)	<60	>60
$PaCO_2$(mmHg)	>50	<45

（续表）

临床表现	慢性支气管炎型（BB 型）	肺气肿型（PP 型）
血细胞比容	增高	正常
肺心病	常见	少见或终末期表现
气道阻力	高	正常至轻度
弥散能力	正常	降低

表 6-3　COPD 慢性支气管炎型与肺气肿型的肺功能特点比较

比较点	慢性支气管炎型（BB 型）	肺气肿型（PP 型）
FEV_1/VC	降低	降低
FRC	轻度增加	显著增加
TLC	正常或轻度增加	明显增加
RV	中度增加	显著增加
肺顺应性	正常或降低	正常或降低
肺泡弹性回缩力	正常或增加	降低
MVV	中度降低	显著降低
气道阻力	增加	正常或稍有增加
弥散功能	正常或降低	降低
动脉血氧分压	中度至重度降低	轻度至中度降低
动脉血高碳酸血症	慢性	仅在急性感染时发生
肺动脉压力	一般增加	正常或轻度增加

注：TLC.肺总量；RV.残气量；MVV.最大通气量；FRC.功能残气量。

1. 支气管炎型（发绀臃肿型-blue bloater，BB 型）　支气管病变较重，黏膜肿胀，黏液腺增生，而肺气肿病变较轻。患者常常有多年的吸烟史及慢性咳嗽、咳痰史。体格检查可发现患者较为肥胖、发绀、颈静脉怒张、下肢水肿，双肺底可闻及啰音。胸部 X 线检查有肺充血、肺纹理增粗，未见有明显的肺气肿征。肺功能检查示通气功能明显损害，气体分布不均匀，功能残气及肺总量增加，弥散功能正常，PaO_2 降低，$PaCO_2$ 增加，血细胞比容增高，易发展为呼吸衰竭和（或）右心衰竭。

2. 肺气肿型（粉喘型-pink puffer，PP 型）　肺气肿较为严重，多见于老年患者，体格消瘦，呼吸困难明显，通常无发绀。患者常采取特殊的体位，如两肩高耸、双臂扶床、呼气时两颊鼓起和缩唇。X 线片示双肺透明度增加。通气功能虽有损害，但不如 BB 型严重，残气占肺总量的比值增大，肺泡通气量正常甚至过度通气，故 PaO_2 降低不明显，$PaCO_2$ 正常或降低。

第三节　常见并发症

一、肺动脉高压和肺心病

肺动脉高压(pulmonary hypertension,PH)是 COPD 的一个重要并发症。COPD 患者出现严重的气流受限时可发生 PH,常伴有慢性低氧血症,其主要病理生理为慢性肺泡性低氧,也可能有其他发病机制参与。由于肺泡低通气造成的肺泡性低氧一般是 PH 产生的主要原因,因此,临床上合并其他缺氧性肺部疾病时可以导致 COPD 患者发生严重的 PH 和右心衰竭。平均肺动脉压力(mean pulmonary artery pressure,mPpa)与 COPD 的严重程度密切相关,而且 mPpa 在 COPD 患者中为影响疾病进程的独立危险因素,也是重要的预后因素。COPD 合并 PH 时,PH 定义为 mPpa>20mmHg。COPD 合并重度 PH 的定义为 mPpa>35mmHg。慢性肺源性心脏病(简称肺心病)的定义为右心室肥厚和扩张,或者两者同时存在,并且继发于由呼吸系统疾病所致的 PH。进展期 COPD 患者如合并肺心病,在静息状态下的肺动脉压可上升到 30~40mmHg(正常值 10~18mmHg)。活动后肺动脉压可上升到 50~60mmHg 或更高。COPD 患者产生肺动脉高压的原因很多(图 6-3)。

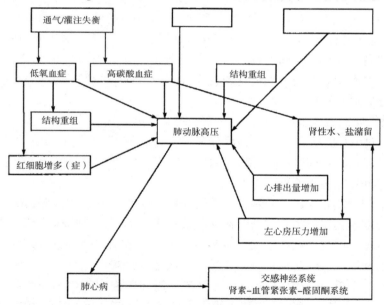

图 6-3　肺动脉高压和肺心病的发病机制

临床上大部分 COPD 患者并发 PH 时,PH 大多为轻到中等程度升高,但也有某些 COPD 患者 PH 呈严重升高,而且这部分 COPD 患者并没有显著的气流受限,这种情况现已称为"不成比例"的 PH,是指某些 COPD 患者临床上无明显的气流受限,而合并有显著的低氧血症、低二氧化碳血症和肺一氧化碳弥散量(DLco)降低。由于气流受限并不严重,故这些病例发生重症 PH 似乎不是 COPD 进展所致。COPD 合并"不成比例"的 PH,

其定义为 mPpa>35mmHg 伴有轻到中度气流受限。此种情况下严重低氧血症的产生原因是通气-灌注失衡,或是因为存在右向左的分流所致,而不是严重气流受限所致的肺泡低通气。COPD 合并"不成比例"的 PH 时,通常患者易发生右心衰竭和死亡。

1. 病理　COPD 患者发生 PH 后病理改变包括 3 个方面:结构重构、肺血管床的破坏和肺血栓栓塞。

(1)肺血管的重构:肺血管的结构改变又称重构,可由低氧或其他介质,如 NO、ET-1 引起。重构涉及中等大小的肌型动脉和小动脉,表现为内膜增生、中层肥厚、外膜增厚、正常情况下不含肌层的肺小动脉出现肌化。内膜增厚是 COPD 患者肺动脉重构的一个重要表现,由平滑肌细胞增生、胶原沉积和弹性蛋白增加所致。肌化主要发生在肺小动脉,这部分小动脉属于毛细血管床前动脉,其直径<80μm,正常情况下无肌层存在。重症 COPD 患者的肺小动脉横断面上可以发现环形平滑肌通过弹力层结合在血管内外层之间。肺小动脉的肌化可以延伸到周围毛细血管床前的血管组织,其直径小至 20μm。肌化与外膜细胞的肥厚、增殖和转化有关。外膜细胞是平滑肌细胞的前体,或是中间细胞的转化类型。较大的肺动脉(80~100μm)血管中层可能增厚或出现病灶萎缩。COPD 患者肺毛细血管床后的血管也可能发生肌化,静脉和小静脉中可以发现比在肺动脉中更多的细胞外基质。与 IPAH 不同,COPD 患者合并 PH 时无复合性病变,如丛状病变(不规则内皮细胞团)或血管瘤样病变。重构最常见于伴有 PH 的中重度 COPD 患者,但有研究显示,无低氧血症的轻度 COPD 患者也存在肺血管结构的改变,肺功能正常的吸烟者与轻度 COPD 患者一样也存在肺肌性动脉内膜的增厚。吸入有毒气体和微粒可以导致吸烟者和 COPD 患者中心及周围气道壁的炎症,伴有 CD8$^+$T 数量的增加。相同的炎症过程同样也出现在肺血管损伤中。

(2)肺血管床的破坏:肺气肿可导致肺毛细血管床破坏,从而增加肺血管阻力,引起 PH。但是,通过 CT 扫描对肺气肿的研究显示,肺气肿的程度与 COPD 患者的 mPpa 无关。另有研究显示,重度肺气肿患者的 mPpa 和 PVR 仅与 DLco 轻度相关,因此,肺血管床的破坏在 COPD 相关 PH 的形成中不起主要作用。

(3)肺血栓栓塞:COPD 患者有发生慢性肺血栓栓塞性疾病的倾向,如果患者肺动脉压力上升的程度与其疾病本身和低氧血症不成比例时,应考虑到肺血栓栓塞的可能性。

2. 病理生理　内皮细胞产生血管收缩因子和血管扩张因子之间的失衡可促进血管平滑肌的收缩和增生。酸血症加剧低氧性血管收缩,在 COPD 急性加重期所致的短暂肺动脉压力升高起了重要作用。COPD 患者气流受限伴肺泡内气体陷闭的后果,常可导致胸腔内压增加,造成肺血管压迫和肺血管阻力的增加。红细胞增多常继发于低氧血症,往往可导致血液黏稠度的增加,也在肺动脉高压的发生中起了一定的作用。COPD 患者合并肺心病时,由于水和钠的排泄障碍,其血容量是增加的。低氧血症发生后,心排出量常常增加,但因肺血管的收缩,这也可以使肺动脉压力上升。COPD 患者中,与睡眠相关的低氧血症也可能参与肺动脉高压的发生。

mPpa 为肺动脉嵌顿压(Ppw)和肺循环驱动压的总和,后者为心排出量和肺血管阻力(PVR)的综合结果。因而 mPpa 可用以下公式表示:

$$mPpa = Ppw + (CO \times PVR)$$

CO 为心排出量,因此 Ppw、CO 和 PVR 三项变量参与 mPpa 的增加。

研究发现 COPD 患者在静息时可伴有 Ppw 的增加,Ppw 可大于 12mmHg。运动时肺气肿患者几乎都有 Ppw 的持续增加。右心房压力、肺动脉压力和食管内压如同 Ppw 一样成比例增加。COPD 患者 Ppw 的增加是由于动态过度充气所致,当然某些 COPD 患者 Ppw 的增加与继发于心血管并发症的左心室舒张功能不全相关,或与所谓心室相互依赖有关。所以,并发于 COPD 的 PH 几乎都是毛细血管前类型,毛细血管后因素可能参与 mPpa 的增加,尤其在运动和急性加重时。

COPD 所致的肺心病中,左心室功能损害相对较为少见,但某些患者可合并左心室功能不全,进而使肺静脉压力增高,造成肺动脉压力上升。

COPD 时参与 PVR 增加的因素见表 6-4。这些因素中肺泡低氧是主要因素。此外,炎症也参与了肺血管的重构。严重肺气肿患者 mPpa 和 PVR 与肺 DLco 呈弱相关,提示重度肺气肿患者中肺毛细血管的丧失在 PH 的发生中起一定作用。

表 6-4 COPD 合并 PH 时肺血管阻力增加的机制

COPD 合并肺动脉高压的因素	对肺血管的影响
气流受限	肺动脉压力上升
肺气肿	肺血管床减少
肺泡低氧	血管收缩,肺血管重构
呼吸性酸中毒	血管收缩
红细胞增多症	血液黏稠度增加
肺和系统性炎症	肺血管重构,包括肺纤维化

3. 临床表现 诊断 COPD 合并 PH 时常被原发疾病所困惑。晚期 COPD 患者无论是否合并 PH 都表现为类似的症状,例如运动后呼吸困难和疲劳,其根本原因是气流受限和过度充气而不是 PH。

(1)COPD 合并 PH 时的症状:呼吸系统症状有咳嗽、咳痰和气短的加重,严重时被迫取坐位,不能平卧。肺心病患者如突然发生气急,应考虑是否合并有肺栓塞。有时活动后出现胸骨后疼痛,与左心室缺血疼痛常难以区别,可能是由于右心室肥厚增加氧的需要超过氧的供给,造成右心室缺血所致。合并呼吸衰竭时,呼吸节律、频率与强度可表现异常,临床上有缺氧表现。CO_2 潴留及呼吸性酸中毒,中枢神经系统可发生功能与器质性损害。CO_2 潴留早期可无症状,当 $PaCO_2$ 超过 60mmHg 或急剧上升时,症状较明显。可出现头痛,头胀,多汗,失眠等。继之出现神经系统症状,失眠,白天嗜睡不醒,并有幻觉,神志恍惚,严重可至昏迷,躁动,谵语甚至抽搐。并有球结膜充血水肿,瞳孔缩小,视盘水肿等,易引起 CO_2 麻醉。

发生急性呼吸道感染加重时,缺氧和 CO_2 潴留进一步加重,肺动脉压明显增高,右心室负荷加重,加上心肌缺氧和代谢障碍等因素,可导致心力衰竭,主要为右心衰竭,但有时可出现左心衰竭。右心衰竭症状早期就可能明显,表现为咳嗽、气急、心悸,下肢水肿等,右心衰竭加重时可出现气急加重,尿少,上腹胀痛,食欲减退,腹腔积液等。

(2)COPD 合并 PH 时的体征:COPD 患者合并肺心病时常有口唇、舌和指甲的发绀,严重贫血时,血红蛋白量明显减少,还原血红蛋白绝对量也随着减低。因此,即使缺氧,发绀可以不明显;并发红细胞增多症时,因还原血红蛋白绝对量增多时,即使动脉血氧饱和度在正常范围也可能出现发绀。支气管炎型患者的发绀可很显著。

肺部体征:在急性发作期,可有哮鸣音和广泛的湿啰音。肺心病患者在急性发作期间病情加剧时,有时两肺啰音可突然消失,并不表示病情好转,而可能是因泛细支气管炎而引起呼吸浅表,远端细小支气管分泌阻塞,或支气管高度痉挛,这些均提示病情恶化。

心脏体征:COPD 患者合并肺心病时可因肺动脉高压和右心室肥大,出现肺动脉第二音亢进和三尖瓣区收缩期杂音。右心衰竭时,出现颈静脉怒张、心率增快、胸骨左下缘和剑突下可听到舒张期奔马律和收缩期吹风样杂音。心力衰竭时常有肝大且压痛、肝颈静脉回流征象、下肢水肿,少数病例腹部有移动性浊音。常有一过性心律失常,其原因有低氧血症、高碳酸血症、感染和酸中毒。此外,某些支气管扩张剂和洋地黄制剂等也可为诱发因素。

4.COPD 合并 PH 时的诊断　应用无创伤性方法发现肺动脉高压和右心室扩大,目前较为困难。

(1)心电图(ECG):可帮助发现肺动脉高压。主要诊断条件包括:①额面平均电轴≥+90°;②V_1 R/S≥1;③重度顺钟向转位(V_5 R/S≤1);④$RV_1+SV_5>1.05mV$;⑤aVR R/S 或 R/Q≥1;⑥$V_1 \sim V_3$ 呈 QS、Qr、qr(需除外心肌梗死);⑦肺型 P 波:P 电压≥0.22mV,或电压≥0.2mV 呈尖峰型。次要条件包括:①肢导联低电压;②右束支传导阻滞(不完全性或完全性)。满足 1 条主要的即可诊断,两条次要的为可疑肺心病的心电图的表现。ECG 能够预测右心室肥厚的存在,大部分 ECG 的改变有很好的特异性(>85%),但其敏感性较差,尤对轻度 PH 患者而言。食管心电图能更为正确和灵敏地发现 PH。

(2)胸部 X 线:胸部 X 线如发现右肺下动脉扩张,则是 PH 的重要指征,右肺下动脉干>20mm,右肺下动脉干横径与气管横径比值在 1.00~1.07,也提示肺动脉高压。此外,后前位肺动脉段凸出 3~5mm,中心肺动脉干扩张而外围分支纤细,两者之间形成鲜明对比也是肺动脉高压的重要征象。通过不同体位检查,可发现轻度的右心室增大。①心尖上翘或圆凸;②右心室流出道(漏斗部)表现为后前位心脏左上部的膨隆和后前斜位圆锥部的凸出,一般认为凸出>7mm 就有诊断意义;③心前缘向前凸隆等。

(3)多普勒超声心动图:多普勒超声心动图为无创性诊断 PH 的最佳方法。应用多普勒超声心动图的波形,通过检测三尖瓣最大反流速度,能够测定肺动脉收缩压,与右心导管检查获得的资料具有一定的相关性。但 COPD 患者中高质量三尖瓣返流信号的检出率较低(24%~77%)。多普勒超声心动图测得的肺动脉收缩压与右心导管所测数值相差 2.8mmHg,而且研究发现仅有 44% 的患者(过度充气妨碍了对心脏的最佳检测)可以应用多普勒超声心动图测得肺动脉收缩压。目前虽然多普勒超声心动图在 COPD 患者中的应用存在着一定的技术问题,但通过多普勒超声心动图仍然是一种重要的检查技术。

(4)B 型脑钠肽:由于心房和心室壁牵张力的增加,B 型脑钠肽(B-type natriuretic peptide,BNP)释放增多。BNP 对诊断 COPD 合并 PH 可能有相对较高的敏感性和特异性。但是 BNP 的血浆水平在诊断 COPD 合并 PH 中的作用需要更大规模的研究。

(5)同位素心室图:同位素心室图是一项评估右心室功能的技术。应用同位素心室图测得的右心室射血分数和肺动脉压之间有很好的相关性。应用 ^{99m}铸(^{99m}Tc)放射性核素显像技术可以评估右心室的形态和功能,及右心室射血分数。COPD 患者的右心室射血分数常常是异常的,合并肺心病时可出现右心衰竭。运动状态下比静息时更易发现右心室射血分数的异常。^{201}铊(^{201}Tl)闪烁扫描术测定心室血流,可用于早期发现右心室肥厚和右心室功能的异常。

(6)磁共振:可能是最好的测量右心室射血分数和右心室重量的方法。MRI 还可测定胸腔内的容积和血流。新一代设备已经不受心脏运动的影响,但是 MRI 在诊断 COPD 合并 PH 中的作用仍然需要进行研究。

(7)其他测定:重度 PH 患者可进行通气/灌注扫描和螺旋 CT 检查,以排除慢性肺血栓栓塞。同样,COPD 伴有睡眠呼吸暂停综合征时可能导致严重 PH,因而,如果 PH 相当严重则应该进行夜间睡眠呼吸检查。

(8)右心导管检查(RHC):RHC 是诊断 PH、评价右心功能和测量肺动脉压的金标准。RHC 能够直接测定右心房、右心室、肺动脉和肺动脉楔压以评估左心充盈压。RHC 检查通常使用 Swan-Ganz 导管。由于 RHC 是一种创伤性检查,并需要相关的设备,临床上有一定危险性,因此不作为 COPD 患者的常规检查。

综上所述,COPD 合并 PH 的诊断比较困难,现在尚无简单易行的方法确定或排除 PH。COPD 合并 PH 的诊断策略见图 6-4。

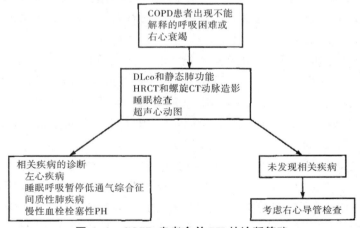

图 6-4　COPD 患者合并 PH 的诊断策略

注:肺动脉收缩压明显升高和左心室射血分数正常、无其他相关疾病时,应该进行右心导管检查。

二、气胸

COPD 患者并发气胸常常有严重的呼吸困难和急性呼吸衰竭的临床表现,有可能威胁生命,甚至非常少量的气胸就可导致严重的呼吸功能损害,这与 COPD 患者肺功能损害严重相关。由于经常合并有支气管胸膜漏,故 COPD 患者发生气胸后治疗较为困难。

COPD 患者如果突然发生呼吸困难,应该考虑气胸的可能性。发生气胸后,呼吸音减弱为重要的临床症状,但是 COPD 患者由于已经有严重的肺气肿存在,此时很难发现呼吸音的减弱。明确诊断气胸需要摄胸部 X 线片,在呼气时摄胸部 X 线片往往有较大的诊断意义。偶尔较大的肺大泡与气胸相似,临床上需要参考既往的胸部 X 线片,以明确诊断。

少量气胸时,患者常常无症状或症状很轻微。临床上可以随诊。如果有张力性气胸或胸腔大量积气,则需立即进行胸腔内插管并应用水封瓶引流,必要时可连续负压吸引使肺脏复张。通过数日治疗大部分支气管胸膜漏可以闭合。

三、肺炎

COPD 患者易合并肺炎,肺炎在 COPD 患者中的发病率高于正常人群。COPD 患者由于存在下呼吸道气流受限和细菌寄殖,成为合并肺炎的重要危险因素。肺炎链球菌、需氧革兰阴性杆菌、流感嗜血杆菌、卡他摩拉菌和军团菌等均为常见病原体。在近期住院的 COPD 患者中,铜绿假单胞菌偶可成为肺炎的致病菌。金黄色葡萄球菌较为罕见。但是,大约 50% 病例中,仍然难以发现致病菌。并发肺炎是 COPD 患者的一个重要死亡原因。COPD 患者合并肺炎时,推荐使用广谱抗生素以覆盖常见病原体。

四、睡眠疾患

COPD 是一种常见疾病,而睡眠呼吸暂停低通气综合征(SAHS)也是一种多发病,故 COPD 与 SAHS 合并存在的概率相当高。临床实践发现,某些重症 COPD 患者常于夜间死亡,尤其有明显低氧血症和高碳酸血症的 COPD 患者易在夜间睡眠期间忽然死亡。COPD 患者的夜间血氧饱和度的最低值和夜间平均血氧饱和度,与患者的生存时间显著相关。夜间血氧饱和度越低,则患者的预后越差,且生存时间越短。

1. COPD 患者睡眠期间低氧血症的机制　正常人在睡眠期间由于肺泡低通气,常常有轻度的 $PaCO_2$ 上升和 PaO_2 下降。而 COPD 患者在夜间快速眼动期(REM)睡眠中常有与睡眠相关的低氧血症,并伴随 $PaCO_2$ 升高,其原因与肺泡低通气、功能残气量的减少和通气-血流比例失调等因素有关。同正常人及 COPD 患者清醒时相比,COPD 患者在睡眠时期,每分钟通气量降低,尤其在 REM 睡眠期间更为明显,潮气量显著减少,导致 PaO_2 减低。在 NREM 睡眠时,低通气是由于上气道阻力增加所致;而在 REM 睡眠期间,与肋间肌张力的减退有关,致使胸廓活动减低,引起潮气量减低。另外,除肋间肌之外其他辅助呼吸肌群在 REM 睡眠期间的松弛,也可使 COPD 患者通气量减少。COPD 患者的功能残气量明显减少,可能与睡眠开始之前所存在的胸廓和膈肌的功能缺陷有关,夜间仰卧位睡眠时可进一步加重。功能残气量的减少加重了通气-灌注比例失调,睡眠期间咳嗽反射减少导致气道分泌物潴留,也可使通气-灌注比例显著恶化。

2. COPD 患者睡眠期间低氧血症的后果　COPD 患者在睡眠期间可出现心室异位心律增加,其原因与低氧血症、高碳酸血症、高血压和儿茶酚胺水平增加而导致的心肌耗氧增加有一定关系。COPD 患者在 REM 睡眠期间,随着血氧饱和度下降,肺动脉压升高。PH 的产生可能与低氧、肺血流增加、肺静脉淤血和缓慢释放的细胞介质等因素有关,这些因素可导致肺血管收缩和血管平滑肌细胞肥大。COPD 患者夜间低氧可刺激红细胞生成,晨起红细胞生成素水平增高,进而导致红细胞数目增加。尤其是夜间氧饱和度低于 60% 的 COPD 患者红细胞增多更为明显。同健康人相比,COPD 患者的睡眠质量很差,睡眠唤醒在夜间低氧血症时较常见。重症 COPD 患者在夜间睡眠中死亡常常与睡眠中发生严重的低氧血症和高碳酸血症有关。

3. 睡眠研究对认识 COPD 患者睡眠呼吸障碍的作用　对 COPD 患者进行睡眠研究,有助于发现 COPD 合并 SAHS 的病例,尤其是临床上不易诊断的 SAHS。检查 COPD 患者并发夜间低氧血症的严重程度,并可指导夜间氧疗和通气治疗。美国胸科学会在 1988 年提出:①多导睡眠图(PSG)适用于觉醒时 $PaO_2 > 55mmHg$ 且并发肺动脉高压,右心衰竭和红细胞增多症的 COPD;②整夜的血氧饱和度监测适用于监测持续氧疗的 COPD 患者,以决定夜间氧疗的最佳吸入浓度;③整夜血氧饱和度监测或 PSG 不适用于醒时 $PaO_2 > 55mmHg$,无并发症(肺动脉高压,右心衰竭或红细胞增多症)的 COPD 患者。

4. COPD 患者合并睡眠呼吸障碍的临床表现　COPD 患者合并睡眠呼吸障碍时,通常不能仰卧位睡眠,而大多采取半卧位睡眠。且常入睡困难,频繁觉醒,觉醒时伴有焦虑和紧张。晨起感到头痛,白天嗜睡。在 REM 睡眠期有明显的动脉血氧饱和度降低,在 BB 型 COPD 患者中尤为明显。REM 期的低氧血症可持续 1~2 分钟,甚至 1 小时以上。由于睡眠期间的低氧血症,患者可并发心血管系统、神经系统和血液系统的症状,如右心衰竭、高碳酸血症、心律失常、肺动脉压力升高和红细胞增多症等,甚至夜间突然死亡。

“重叠综合征”可用来概括 COPD 与 SAHS 合并存在的患者,重叠综合征患者比单一的 COPD 或 SAHS 患者有更为严重的夜间睡眠相关的低氧血症,且这类患者的白天心肺功能异常也十分显著,表现有更为严重的肺功能损害,动脉血气异常和肺动脉高压,临床上往往需要做较为积极的处理。

第四节　诊断与鉴别诊断

一、诊断

1. 全面采集病史进行评估　诊断 COPD 时,首先应全面采集病史,包括症状、既往史和系统回顾、接触史。症状包括慢性咳嗽、咳痰、气短。既往史和系统回顾应注意:①童年时期有无哮喘、变态反应性疾病、感染及其他呼吸道疾病如结核;②COPD 和呼吸系统疾病家族史;③COPD 急性加重和住院治疗病史;④有相同危险因素(吸烟)的其他疾病,如心脏、外周血管和神经系统疾病;⑤不能解释的体重下降;⑥其他非特异性症状,喘息、胸闷、胸痛和晨起头痛;⑦要注意吸烟史(以包/年计算)及职业、环境、有害物质接触史等。

2009 年"慢性阻塞性肺疾病全球创议,GOLD"修订版提出 COPD 诊断的主要线索如下:大于 40 岁,出现以下任何症状,应考虑 COPD 的可能性,进行肺功能检查。临床症状本身不能诊断 COPD,但可提示 COPD 的可能性。①呼吸困难:进行性(随时间恶化)、活动后加剧、持续性(每天都发生),患者诉说如喘气费劲、呼吸用力、气不够用;②慢性咳嗽:可为间断、伴有多痰;③慢性咳痰:任何类型的痰量增多可能表明 COPD;④危险因素的接触史:吸烟、职业粉尘和化学物品、厨房烟尘和燃料等。

2. 诊断 COPD 的诊断应根据临床表现、危险因素接触史、体征及实验室检查等资料综合分析确定。考虑 COPD 诊断的关键症状为慢性咳嗽、咳痰、呼吸困难及危险因素接触史,存在不完全可逆性气流受限是诊断 COPD 的必备条件。肺功能检查是诊断 COPD 的金标准。用支气管扩张剂后 $FEV_1<80\%$ 预计值及 $FEV_1/FVC<70\%$ 可确定为不完全可逆性气流受限。凡具有吸烟史和(或)环境职业污染接触史,和(或)咳嗽、咳痰或呼吸困难史者,均应进行肺功能检查。COPD 早期轻度气流受限时可有或无临床症状。胸部 X 线检查有助于确定肺过度充气的程度及与其他肺部疾病鉴别。

2009 年 WHO 在新修定的 GOLD 中,对 COPD 做出了新的定义,并制定了诊断 COPD 的新标准(见前述)。GOLD 提出,在诊断 COPD 时应该注意:①COPD 的诊断基础是患者有明显的危险因素接触史,以及有气流阻塞且不能完全逆转的实验室检查证据,可伴有或不伴有临床症状;②如果患者有咳嗽和多痰的症状,并且有危险因素接触史,无论有无呼吸困难均应进行气流限制的测定,即肺功能检查;③诊断和评估 COPD 病情时,应用肺活量仪测定肺功能可作为一项"金"标准,其重复性强、标准化,能客观测定气流阻塞的程度;④在诊断和治疗 COPD 患者时应该使用肺活量仪;⑤所有 FEV_1 占预计值的百分比<40% 或临床症状提示有呼吸衰竭或右心衰竭时,均应作动脉血气分析。

二、严重程度分级

1. 稳定期 COPD 严重程度分级 稳定期 COPD 是指患者咳嗽、咳痰、气短或呼吸困难等症状稳定或症状轻微。其严重程度分级主要根据气流受限的程度进行划分。由于 FEV_1 下降与气流受限程度相关性较理想,故 FEV_1 的变化成为稳定期 COPD 严重度分级的最主要依据(表 6-5)。同时,还应考虑患者临床症状与并发症等。

表 6-5 稳定期 COPD 严重程度的肺功能分级(吸入支气管舒张剂后)

级别	特征
Ⅰ级(轻度 COPD)	$FEV_1/FVC<70\%$,$FEV_1\geqslant80\%$ 预计值
Ⅱ级(中度 COPD)	$FEV_1/FVC<70\%$,$50\%\leqslant FEV_1<80\%$ 预计值
Ⅲ级(重度 COPD)	$FEV_1/FVC<70\%$,$30\%\leqslant FEV_1<50\%$ 预计值
Ⅳ级(极重度 COPD)	$FEV_1/FVC<70\%$,$FEV_1<30\%$ 预计值或 $FEV_1<50\%$ 预计值,且伴呼吸衰竭临床征象

2. 急性加重期 COPD 严重程度分级　COPD 急性加重期是指患者在短期内咳嗽、咳痰、气短和(或)喘息等症状加重,痰呈脓性或是黏液脓性,量增多,并可伴有发热等炎症明显加重的征象。《慢性阻塞性肺疾病诊治指南》临床严重程度的肺功能分级主要针对 COPD 稳定期。至于急性加重期的严重度评价未达成共识。表 6-6 根据临床症状、动脉血气及重要脏器的功能障碍进行 COPD 急性加重期分级,可供参考。

表 6-6　COPD 急性加重期的临床严重度分级

分级	特征
Ⅰ级(轻度)	咳嗽加剧,痰量增加或发热等症状;吸空气时 $PaO_2 > 60mmHg$,PaO_2 正常
Ⅱ级(中度)	上述 COPD 急性加重症状;吸空气 $PaO_2 < 60mmHg$ 和(或)$PaO_2 > 50mmHg$
Ⅲ级(重度)	上述 COPD 急性加重症状;吸空气 $PaO_2 < 60mmHg$ 和(或)$PaO_2 > 50mmHg$;伴其他重要脏器的功能衰竭,如神志障碍、休克、肝肾功能衰竭和上消化道出血等

三、鉴别诊断

1. 支气管哮喘　①多在早年发病(通常在儿童期);②接触触发因素(变应原、烟雾等)易诱发症状;③易在夜间和清晨发作;④多数人合并过敏性鼻炎和(或)特应性皮炎,有特应性疾病家族史;⑤气流受限大多可逆。

2. 充血性心力衰竭　①有器质性心脏病基础;②听诊肺基底部可闻及细湿啰音;③胸部 X 线示心脏扩大、肺水肿;④肺功能测定示限制性通气功能障碍(而非阻塞性气流受限)。

3. 支气管扩张症　①大量脓痰;②常伴有细菌感染;③粗湿啰音、杵状指;④胸部 X 线片或 CT 示支气管管腔扭曲、扩张,管壁增厚。

4. 结核病　①可有咳嗽、咯血、盗汗、体重下降等症状;②胸部 X 线片示肺浸润性病灶、结节状空洞样改变或多种形态病灶共存;③细菌学检查可确诊。

5. 闭塞性细支气管炎　①发病年龄较轻,无吸烟史;②可有类风湿关节炎病史或烟雾接触史;③CT 示在呼气相显示低密度影。

6. 弥漫性泛细支气管炎　①大多数为男性非吸烟者;②几乎所有患者均有慢性鼻窦炎;③胸部 X 线和高分辨率 CT 检查显示弥漫性小叶中央结节影和过度充气征。

第五节　预防及其实施

慢性阻塞性肺疾病(COPD)是一种慢性进展的疾病,治疗效果尚不理想,严重影响患者工作能力及生活质量,且患病人数多,病死率高,社会经济负担重,是一种治疗花费高但效益低的疾病。因此,预防 COPD 的发生发展是一个重要的公共卫生问题。2006 年全球慢性阻塞性肺疾病倡议(GOLD)重申 COPD 是可防可治的。尽管 COPD 的发病机制尚未完全明确,但如能切实做好戒烟工作,改善工作环境及大气质量,可使罹患 COPD 的人数明显下降。COPD 是一种缓慢进展的疾病,起病初期有相当长的一段无症状期,如能早期检出和及时干预,病情尚可逆转或停滞。即使确诊为有症状的 COPD 患者,经过有效的规范治疗,防止急性加重的发生,也可以延缓病情进展。故控制危险因素、早发现、早治疗的 COPD 三级预防是降低 COPD 发病率、因病致残率和病死率的重要措施,是一项能切实降低社会负担的系统工程。

一、COPD 的一级预防

COPD 的一级预防,也称病因预防,即通过对易感人群的致病因素采取必要的预防措施以降低发病率。一级预防以控制危险因素为主要内容,以健康教育和健康促进为主要手段,以彻底实施全人群一级预防为降低 COPD 发病率的关键。COPD 是由内外因两方面共同作用的结果,现已明确的发病因素包括 α_1-抗胰蛋白酶缺乏、出生时低体重、吸烟、职业粉尘或有毒气体吸入、大气或室内空气污染、变应原接触和反复气道感染等。在上述致病因素中,吸烟是一项最主要的可预防的危险因素。

1. 戒烟 吸烟与 COPD 的关系已为大家公认,70%~80% 的 COPD 患者有明确的吸烟史。目前认为戒烟是阻止 COPD 发生发展最有效的独立干预因素。戒烟可以避免烟叶中有害物质对机体的损害,阻止 COPD 的发生和发展,减慢 FEV_1 的下降速率,防止肺功能的进行性丧失。目前认为其机制主要是:①阻断了烟雾诱导的蛋白酶对肺泡结构的破坏,防止肺气肿的加重;②减少 CO 和血红蛋白的结合,恢复各器官的血氧供应;③中断了烟草中有害物质引起的血管内皮细胞损伤,防止血小板黏附、聚集、释放反应及微血栓的形成,改善肺组织的微循环;④阻止烟草中有害物质介导的纤维蛋白原浓度升高、红细胞比容增大、血液黏滞度的升高及凝固性的增强;⑤阻止烟叶中有害物质引起支气管痉挛、气道腺体增生、分泌物增加、阻力升高、肺泡通气量降低。

戒烟虽然是预防 COPD 最有效、最经济的措施,但因其涉及面广、难度大、持续时间长,在短期内难见明显成效。因此,减少烟草对 COPD 的影响需从多个方面入手,一是需要政府制定规章制度和进行财政行政干预,如以法律形式制订禁烟政策,限制烟草中焦油、尼古丁含量,提高烟草税率,逐年控制乃至减少卷烟生产量;禁止向未成年人销售烟草制品;每年统计吸烟率,将降低吸烟率作为政府工作的一个重要内容。二是需要通过各种渠道向广大群众特别是青少年大力宣传吸烟的危害性,说明吸烟的危害具有渐进性、累积性、隐蔽性、依赖性和选择性等特点。强调被动吸烟也会导致 COPD,严格禁止在公共场合吸烟;开展戒烟咨询和热线,帮助吸烟者戒烟。

一些研究提示个体戒烟成功率很低,多数戒烟者是因为罹患 COPD 病情加重而被迫戒烟的,单靠个人意志戒烟成功率大概只有 10% 左右。成功戒烟不仅依赖于吸烟者个人努力,还需要社会的帮助和家庭成员的支持和鼓励。美国卫生部 2000 年发布的戒烟指南指出,对所有吸烟者都需要进行戒烟教育和治疗,对任何戒烟失败者都需要进行再教育和再治疗。国内一项长达 7 年的大规模人群研究结果显示,以戒烟为重点的社区综合干预措施可以使干预人群戒烟率提高,肺功能显著优于对照组,COPD 和肺心病患病率的增加幅度明显小于对照组。医生在吸烟者戒烟过程中扮演着重要的角色。医生应该耐心向吸烟者解释吸烟的危害,强烈而又明确地向吸烟者提出戒烟要求,为愿意戒烟的人提供药物戒烟。医生可以通过戒烟咨询的形式为吸烟者制定个性化戒烟方案,并进行密切随访来提高戒烟率,但常因时间限制或缺乏专业戒烟知识在实际中较少应用。因此,有学者建议可由专业人员开设戒烟热线提供无偿的戒烟咨询。医院可以建立一套对入院的吸烟者进行管理的机制,以加强对他们的戒烟教育、开设戒烟门诊等。

经多次尝试戒烟失败的吸烟者,可在医生指导下进行药物戒烟。药物戒烟法可分为尼古丁替代法和非尼古丁替代法两类。尼古丁替代疗法是应用含有尼古丁的透皮贴、香口胶、鼻喷剂向机体提供烟草中所含的成瘾性物质尼古丁,以此部分缓解戒烟后的戒断症状,使戒烟者能从容应对戒烟后的行为改变,不至于发生心理依赖。在适应行为改变后,戒烟者可逐渐减少替代性尼古丁量直至停用,从而达到戒烟目的。尼古丁替代法可使戒烟率提高至 30% ~ 40%。非尼古丁替代法所使用的药物包括伐尼克兰、安非拉酮等。伐尼克兰与中枢神经系统中的尼古丁受体结合后一方面可促进多巴胺低水平释放,从而减轻戒烟者的戒断症状;另外可以阻止该受体与尼古丁结合,中止吸烟带来的愉悦感。通过上述两方面的作用降低吸烟的需求,帮助吸烟者完全戒掉烟。用法:第 1 ~ 3 天 0.5mg,每天一次;第 4 ~ 7 天 0.5mg,每天 2 次;第 8 天起 1mg,每天 2 次。安非拉酮能阻止中枢内去甲肾上腺素和多巴胺的作用,缓解吸烟者对尼古丁的依赖,在戒烟前 1 ~ 2 天开始服用,前 3 天每天 150mg,以后 150mg 每天 2 次,7 ~ 12 周为一疗程。伐尼克兰和安非拉酮可以单独使用,也可以作为尼古丁替代疗法的辅助治疗。有研究表明,伐尼克兰和安非拉酮能使半年戒烟率提高 1 ~ 2 倍。其他药物如单胺氧化酶抑制剂(MAOI)、选择性 5-羟色胺再摄取抑制剂(SSRIs)、大麻素受体-1(CB_1)拮抗剂利莫那班对戒烟的作用有待进一步研究。近来一项小样本的临床对照研究证实,尼古丁结合性疫苗 NicVAX 能有效降低尼古丁依赖性,有望成为一种新的药物戒烟方法。

2. 防止大气污染 空气污染严重的地区 COPD 发生率较其他地区增多。近年来,国内由于经济发展迅速,工业化进程加快,大中城市汽车尾气及工业废气排放量剧增,空气污染程度加重。长时间暴露于较高浓度的粉尘、氮氧化物、SO_2 等气体会导致肺功能损伤,使 FEV_1 及 FVC 等指标发生改变。加强环境保护、改善空气质量是防治 COPD 的重要一环。国家应立法加大环境保护的力度,从长远利益出发,关闭一些污染严重的工厂,研制新型能源,减少汽车尾气排放,增加投入进行设备改造,增加废气处理能力,禁止含有害物质的废气排放,加大污染气体排放的处罚力度,保证人类有一个洁净的生活空间。

3. 加强职业防护 职业性危害也是导致 COPD 的一个重要因素,有证据表明长期接触镉、硅及氨气、氯气、甲醛等挥发性刺激性气体可引起 COPD。高危职业包括开矿、隧道施工、谷物运输、棉纺、造纸等工种,应加强劳动保护以减少职业性粉尘、烟雾或其他有害气体的吸入。

4. 改善生活环境 生活条件差,长期吸入炒菜时产生的油烟及燃烧柴草、煤炭产生的各种烟尘都可以导致 COPD 的发生。养成良好的生活习惯,勤开门窗,安装换气设备,加强室内空气流通,改变炊事工具,改用无烟燃料,减少室内油烟污染。

5. 明确与 COPD 易感性有关的遗传学特征　近年来,COPD 的基因易感性引起了广泛的兴趣,内容涉及蛋白酶-抗蛋白酶失衡、氧化和抗氧化失衡、吸入有毒物质的代谢、气道高反应性和炎症的级联放大反应等环节的不同遗传基因背景。COPD 是多基因、多种、多态性综合的结果,只有弄清这些基因多态性在 COPD 发病中的确切作用才有助于筛选出 COPD 真正的高危人群,更有针对性地采取有效的干预措施,达到以小投入取得明显降低人群 COPD 患病率的目的。

二、COPD 的二级预防

COPD 的二级预防也称为临床前期预防,通过筛查 COPD 的高危人群以便在临床前期做好早期发现、早期诊断和早期治疗的三早防治工作。早期发现、早期干预是 COPD 治疗和康复的关键。筛查的高危人群主要包括:①早产儿,出生时低体重儿、营养不良儿,或儿时有反复呼吸道感染者;②有 COPD 家族史;③慢性咳嗽史 5 年以上,或慢性支气管炎史者;④连续吸烟 10 年以上,或吸烟指数达 300 年支以上者;⑤有长期职业性暴露史,或生活在粉尘、烟雾、拥挤、潮湿及通风不良环境中的人群。筛查方法:一是问卷或现场调查;二是通过肺功能仪检测 FEV_1 及 FEV_1/FVC。

FEV_1/FVC 是气流是否受限的一项敏感指标。在无症状的 COPD 高危人群中定期进行肺功能测定,可以尽早检出早期病变者。如果吸烟者的 $FEV_1/FVC<75\%$ 并且下降速度超过 30mL/年,预示有很高的 COPD 风险。国外有学者对 8140 名 40~69 岁无 COPD 病史的人群进行了肺功能普查,发现 12.4% 的男性和 3.5% 的女性有潜在的阻塞性肺疾患,而吸烟且有呼吸道症状的人群,检出率则上升至 27.4%。但在实际操作中可能受到设备缺乏、技术员检测水平、受试者配合程度等因素的影响而使其推广受到一定限制。

除了筛查以外,还应对 COPD 的高危人群或早期轻度患者进行卫生宣传教育,让他们对疾病有明确的认识和足够的重视,帮助他们消除相关的危险因素;建立健康档案,定期随访高危人群,提供医学指导和医疗服务。

有学者提出,根据不同年龄段制定和实施不同预防措施的 STOP（stepwise target group-oriented prevention）策略。0~5 岁时,对有 COPD 家族史的儿童进行重点保护,防止呼吸道感染,避免被动吸烟等环境危害,保护儿童肺脏正常发育。6~13 岁时,注意早期发现和治疗呼吸道疾患（如哮喘等）,教育其避免主动吸烟。14~18 岁时重点教育避免主动吸烟,并且对高危人群进行气道反应性等检查。25~50 岁时,重点是教育戒烟,注意职业卫生和环境保护,鼻炎、鼻窦炎和气道感染的三级预防,并且注意发现早期 COPD 患者,以期及早干预。

三、COPD 的三级预防

三级预防是通过有效管理对患者进行规范化治疗和康复指导,防止产生并发症和病情反复加重,保护残存的肺功能,改善活动能力,并提高其生存质量。主要措施包括:①建立健康档案,定期随访;②医患双方共同制订和实施个体化防治方案;③指导患者戒烟、长期家庭氧疗;向患者及其家属宣教 COPD 急性加重的诱因、并发症及必要的防治知识;④加强营养;适当体能和呼吸肌锻炼,耐寒锻炼;预防呼吸道感染;⑤对急性加重者做必要的急救处理、适时安全转院；⑥进行心理治疗与行为干预，对终末期患者实施临终关怀。

COPD 急性加重是患者住院的主要原因，也严重影响患者的生活质量和预后。COPD 急性加重的发生率虽然只有 10% 左右，但医疗花费却占总医疗费用的 70%，消耗了大量的医疗资源。引起 COPD 急性加重的原因众多，但多数是由呼吸道病毒或细菌感染引起，故预防急性呼吸道感染是防止 COPD 急性加重的主要措施。

1. 增强营养　COPD 患者全身炎症反应明显，机体消耗大，全身组织处于缺氧状态，呼吸肌长期处于疲劳状态，肌肉萎缩，并常伴有营养不良，故应适当增加食物摄入量，改善食物营养成分，增加蛋白质摄入量，从而改善呼吸肌的力量，增强体质，提高机体免疫力。

2. 全身运动锻炼和呼吸锻炼　COPD 患者在缓解期可根据病情做适当的锻炼，如步行、广播体操、太极拳，一般选择低强度和短时间的锻炼方式，在患者可以耐受的基础上逐渐增加运动量。COPD 患者呼吸浅速，若有膈肌疲劳可出现胸腹矛盾运动，这些异常呼吸模式使 COPD 患者通气效率降低。有研究表明，长期进行缩唇呼吸、腹式呼吸、呼吸体操等呼吸训练能有效改善呼吸模式，提高通气效率，从而提高 PaO_2，降低 $PaCO_2$，改善肺功能，减慢 COPD 进展速度，减少 COPD 急性加重的次数。呼吸肌肌力和呼吸肌耐力的锻炼可以改善呼吸肌力量，防止呼吸肌疲劳及呼吸衰竭的发生。

3. 中医中药调理　祖国传统医学认为 COPD 多属本虚标实之患，本虚以肺脾肾气虚为主，标实以六淫外邪、痰瘀交阻为多。COPD 患者在缓解期可根据患者不同的体质特点，权衡其虚实程度，给予补虚理瘀兼以清肺化痰法调治，长年调理，适当使用中药滋补肺肾，可以减少 COPD 急性加重的发生次数，防止呼吸衰竭的发生。

4. 调节机体免疫功能　COPD 患者存在免疫功能特别是呼吸道免疫功能低下，导致反复呼吸道感染，造成急性加重，故提高机体免疫功能对预防急性感染至关重要。调节 COPD 患者机体免疫功能的药物主要有两类，一类是针对呼吸道常见致病菌的疫苗，如肺炎球菌多糖疫苗和流感疫苗，在免疫功能低下的 COPD 患者中接种这两种疫苗，可降低由肺炎球菌和流感引起的呼吸道感染发生率，减轻感染程度、减少抗生素使用频率和减少住院次数，缩短住院时间，具有良好的成本-效益。另一类是非特异性的免疫调节剂，如泛福舒和卡介菌多糖核酸等，可调节机体免疫功能和呼吸道免疫力，从而预防呼吸道感染。泛福舒是 8 种呼吸道感染常见致病菌的提取物，可通过刺激黏膜源性淋巴组织而激活机体免疫系统，增强各种免疫细胞活性以及免疫细胞因子生成，使支气管黏膜的巨噬细胞活性增强和分泌性 IgA 的分泌增多。卡介菌多糖核酸是卡介菌中提取的一种菌体脂多糖，具有增加 T 淋巴细胞 $CD4^+$ 亚群数量，改善 T 细胞功能，诱导 T 淋巴细胞产生白介素 2 和干扰素，可提高 COPD 患者呼吸道的抗感染能力，减少呼吸道感染和缩短急性加重期病程，从而延缓 COPD 的进展。

5. 个人防护　研究发现，气温低于 7℃ 时，COPD 急性加重所致病死率的升高与居室低温、取暖不足、穿戴不够明显相关。流行病学数据显示，减少室内外寒冷的刺激可以降低 COPD 冬季病死率。养成良好的生活卫生习惯，在冬季或气温突变的时候注意保暖；避免在人群聚集空气、流通不佳的区域逗留，避免吸入污染空气；避免感冒，减少下呼吸道感染的机会。

四、COPD 三级预防的实施

COPD 的三级预防在具体实施时必须遵循个体、家庭和群体预防相结合的原则。从单纯的生物预防扩大到心理、行为和社会预防;从独立的预防服务转向防治相结合;从社会单独负责的被动预防转向个人和社会共同对健康负责的主动预防。

1. COPD 的个体预防　在围生期、婴幼儿期的重点是父母戒烟、母乳喂养及培养良好的生活行为与卫生习惯,这对于预防儿童呼吸道感染和 COPD 的发生十分重要。在青壮年重点是加强职业卫生和环境保护、戒烟以及防止呼吸道感染。中老年人的重点是做好 COPD 患者的管理和治疗,预防 COPD 急性加重。

2. COPD 的家庭预防　为 COPD 患者及其家属举办学习班,通过系统教育以提高患者及其家属对 COPD 的认识和处理疾病的能力,了解 COPD 病程的长期性、危害性,进行长期防治的必要性、可行性,争取患者及其家属对于 COPD 防治工作的配合和支持。

3. COPD 的群体预防　以群体为对象,根据社区的地理、政治、经济、文化的具体情况和可利用的卫生资源,确定 COPD 的防治任务在整个社区的地位,并依此决定干预目标和相关策略,为社区人群提供综合性防治服务,并定期进行监测和评估。

坚持全人群和高危人群相结合的"三级预防"策略,实施个人、家庭、社区三位一体的预防策略,早期干预、早期诊治,可以有效降低 COPD 的发病率和减少 COPD 的急性加重,减缓 COPD 的进展,带来明显的社会效益及经济效益。

第七章 慢性阻塞性肺疾病的治疗

第一节 治疗方案

一、COPD 稳定期的治疗方案

COPD 早期多数时间处于稳定期,急性加重并不常见,随着肺功能损害的加重,急性加重发生频率明显增加,处于稳定期的时间越来越短,但是到目前为止,几乎还没有发现什么治疗措施能预防或阻止 COPD 肺功能的进行性降低。因此,稳定期治疗的主要目的是:①改善肺功能,降低肺功能每年下降的速度;②减少或减轻症状;③提高存活率并维持生活质量,减少急性加重的次数。治疗策略的制定要依据患者病情的严重程度和对各种疗法的反应,采用个体化的治疗方案,即根据患者的教育水平,接受所推荐的治疗方法的意愿、习惯和当地条件、药物供应情况因人而异制订。治疗包括非药物治疗和药物治疗两个方面。经过治疗;可使急性加重的次数减少,延长患者的生存时间,提高生命质量和减轻症状。

(一)稳定期 COPD 的非药物治疗

1. 教育与管理　通过教育与管理可以提高患者及其家属对 COPD 的认识和自身处理疾病的能力,更好地配合治疗和加强预防措施,减少反复加重,维持病情稳定,提高生活质量。主要内容包括:①教育与督促患者戒烟,包括避免被动吸烟。戒烟是目前唯一确定可以减少吸烟相关性肺功能下降的干预措施,戒烟可以减轻气道高反应,明显延缓肺功能逐年降低的速度,还可以减轻咳嗽和咳痰症状。医生应该把握一切时机进行宣传教育;②使患者了解 COPD 的病理生理与临床知识;③掌握一般和某些特殊的治疗方法,如雾化剂用法、氧疗法;④学会自我控制病情的技巧,如腹式呼吸及缩唇呼吸锻炼等;⑤了解赴医院就诊的指征;⑥组织社区医生定期随访管理。除对患者进行教育外,家属、看护人员或志愿人员均应参与。

2. 控制职业性或室内外环境污染　避免或防止粉尘、烟雾及有害气体吸入,改进灶具,改变燃料。

3. 肺康复　对 COPD 患者而言,肺康复治疗可能是最佳价效比的医疗干预。治疗目的是改善活动能力,提高生活质量,并减少住院次数。包括呼吸生理治疗、肌肉训练、营养支持、精神治疗等多方面措施。①在呼吸生理治疗方面,包括训练患者咳嗽以促进分泌物清除,进行缩唇呼气以及腹式呼吸以克服呼吸困难症状;②在肌肉训练方面,有全身性运动与呼吸肌锻炼,前者主要包括下肢的有氧训练如步行、登楼梯、慢跑、活动平板、踏车等,每周 3~5 次,每次 1~1.5 小时(逐渐延长时间);后者有负荷呼吸锻炼、CO_2 过度通气锻炼等;③在营养支持方面,应要求达到理想的体重,保持体重和肌容积与生存的相关性很好。对于 COPD 缓解期的患者,进行合理的营养指导,改变不合理的饮食习惯是非常必要的,掌握少食多餐,摄取适中能量的原则,并且增加鱼类和水果摄取等,有可能改善 COPD 患者的预后。但要避免过高碳水化合物饮食和过高热量摄入,以免产生过多二氧化碳;④COPD 是一种慢性、进行性的疾病,随着疾病进展,患者生理健康状况的不断恶化,劳动力逐渐丧失,甚至生活不能自理;长期蜗居在家,社会活动也明显减少,渐渐与社会隔离。同时由于疾病诊治上的支出,患者的经济负担加重,而经济收入又反而下降,家庭地位和社会地位降低。患者容易出现自卑、沮丧、抑郁、焦虑等情绪障碍。因此,治疗上应以提高患者的身心健康为目标,可以对焦虑和抑郁表现进行评估,并进行心理疏导。

4. 长期家庭氧疗 COPD 稳定期进行长期家庭氧疗(LTOT)对于慢性低氧血症的 COPD 患而言,者可提高生存率;对血流动力学、血液学、运动能力、肺功能和精神心理都会产生有益的影响。其目的是使患者在海平面水平,静息状态下,达到 $PaO_2 \geqslant 60mmHg$ 和(或)使 SaO_2 升至 90%,这样才可维持重要器官的功能,保证周围组织的氧供。LTOT 应在Ⅳ级即极重度 COPD 患者应用,具体指征是:①$PaO_2 \leqslant 55mmHg$ 或动脉血氧饱和度(SaO_2)≤88%,有或没有高碳酸血症;②PaO_2 55~60mmHg,或 SaO_2<89%,并有肺动脉高压、右心衰竭或红细胞增多症(血细胞比容>55%),LTOT 一般经鼻导管吸入氧气,流量1.0~2.0L/min,吸氧持续时间>15h/d。

5. 外科治疗

(1)肺大疱切除术:对于有指征的患者,术后可减轻患者呼吸困难的程度并使肺功能得到改善。术前胸部 CT 检查、动脉血气分析及全面评价呼吸功能对于决定是否手术是非常重要的。

(2)肺减容术:通过切除部分肺组织,减少肺过度充气,改善呼吸肌做功,提高运动能力和健康状况,但不能延长患者的寿命。主要适用于上叶明显非均质肺气肿,康复训练后运动能力仍低的一部分患者。与常规的治疗方法相比,其效果及费用仍待进一步研究,目前不建议广泛应用。

(3)肺移植术:对于供体选择合适的 COPD 晚期患者,肺移植术可改善生活质量,改善肺功能,但供体困难、技术要求高,花费大,很难推广应用。

(二)稳定期 COPD 的药物治疗

尽管没有药物可以阻止肺功能逐年降低的情况,但适当的治疗可以减轻或消除症状,提高活动耐力和减少急性加重次数。有症状的患者均应接受药物治疗,根据疾病的严重性采用阶梯性的治疗方法(表 7-1)。

1. 支气管扩张剂 支气管扩张剂最主要的作用是可松弛支气管平滑肌、扩张支气管、改善潮气呼吸过程中的肺排空,虽然 FEV_1 升高可能并不多,但减轻了肺动态过度充气,从而减轻呼吸困难,是控制 COPD 症状的主要治疗措施。短期按需应用可缓解症状,长期规则应用可预防和减轻症状,增加运动耐力。大多数 COPD 患者使用支气管扩张剂后 FEV_1 得到轻微的改善(100~300mL),即使是 FEV_1 仅为 35% 的患者在支气管扩张剂治疗之后肺功能仍有一定的改善(表 7-2)。

表 7-1　COPD 缓解期的分级治疗

分级	特点	推荐治疗
Ⅰ级:轻度	FEV$_1$/FVC<70% FEV$_1$≥80%预计值	避免危险因素;接种流感疫苗;按需使用短效支气管扩张剂
Ⅱ级:中度	FEV$_1$/FVC<70% 50%≤FEV$_1$<80%预计值	在上一级治疗的基础上,规律应用一种或多种长效支气管扩张剂,康复治疗
Ⅲ级:严重	FEV$_1$/FVC<70% 30%≤FEV$_1$<50%预计值	在上一级治疗的基础上反复急性发作者可吸入糖皮质激素
Ⅳ级:极重度	FEV$_1$/FVC<70% FEV$_1$<30%预计值或 FEV$_1$<50%预计值伴慢性呼吸衰竭者	在上一级治疗的基础上,如有呼吸衰竭应长期氧疗,可考虑外科治疗

表 7-2　稳定期 COPD 支气管扩张剂药物应用原则

支气管扩张剂在 COPD 的症状治疗中起中心作用

首选吸入疗法

选择 β$_2$ 受体激动剂、抗胆碱能药物、茶碱或合用这些药物取决于药物的供应和个体对治疗的反应以及药物的不良反应

在预防和治疗症状时可以采用按需或规律性使用

长效支气管扩张剂使用更有效、更方便

与单独增加一种支气管扩张剂的剂量相比,联合用药可提高疗效和降低不良反应

（1）β$_2$ 受体激动剂:选择性 β$_2$ 受体激动剂除了舒张支气管平滑肌外,近来发现还可以减少细菌对支气管上皮细胞的黏着,从而减少 COPD 急性加重的次数;β$_2$ 受体激动剂与激素合用,可使激素受体活性增加。按其作用的时间,β$_2$ 受体激动剂通常分为短效β$_2$ 受体激动剂（SABA）和长效 β$_2$ 受体激动剂（LABA）两种。

1）SABA:吸入剂主要有沙丁胺醇、特布他林等,为短效定量雾化吸入剂,数分钟内开始起效,15~30 分钟达到峰值,持续疗效 4~5 小时,主要用于缓解症状,按需使用。SABA 也有口服剂型,但是口服给药的全身性不良反应比吸入给药大得多。应避免长期、反复、单一、大剂量使用短效 β$_2$ 受体激动剂,因可致细胞膜 β$_2$ 受体向下调节,产生快速减敏,合并使用激素可减轻 β$_2$ 受体激动剂的快速减敏。

2）LABA:给药后作用时间超过 12 小时,适合一天两次给药。目前吸入性制剂有两种:沙美特罗和福莫特罗。沙美特罗是一个部分激动剂,给药后 30 分钟出现支气管扩张效应,2 小时达到高峰,12 小时后作用仍然存在;福莫特罗是一个完全激动剂,起效较快,作用也可持续 12 小时。使用 LABA,为患者在白天和夜晚提供平稳的支气管扩张状态成为可能。但 LABA 剂量超过临床推荐剂量没有好处,并且可能增加不良反应。

（2）抗胆碱能药物：有研究者认为，抗胆碱能药物是治疗 COPD 尤其是缓解期 COPD 的支气管扩张剂中最有效的一类药物，因为对于 COPD 缓解期患者持续存在的气流受限，注重的是药物作用时间长而不是起效快。COPD 的气道阻塞仅部分是炎症所致的平滑肌收缩，而大部分为肺泡壁破坏、肺组织弹性收缩力下降导致呼气时细支气管塌陷，后者属不可逆性，而迷走神经张力过高是 COPD 气流阻塞的主要可逆的因素，因此通过阻断副交感神经以扩张气道，在治疗上具有重要意义。胆碱能药物还可以抑制黏液高分泌状态，主要是异丙托溴铵气雾剂，可阻断 M 受体。定量吸入时，开始作用时间比沙丁胺醇等短效 β_2 受体激动剂慢，但持续时间长，30~90 分钟达最大效果，维持 6~8 小时，该药不良反应小，长期吸入可能改善 COPD 患者健康状况。噻托溴铵选择性作用于 M_3 和 M_1 受体，且为长效抗胆碱药，作用长达 24 小时以上。长期吸入可增加深吸气量（IC）。减低呼气末肺容积（EELV），进而改善呼吸困难，提高运动耐力和生活质量，也可减少急性加重频率。

（3）茶碱类药物：可解除气道平滑肌痉挛，并能通过改善肺过度充气而减轻症状，在 COPD 应用广泛。另外，还有改善心搏出量、扩张全身和肺血管、增加水盐排出、兴奋中枢神经系统、改善呼吸肌功能以及某些抗炎作用等。但总的来看，在一般治疗量血浓度下，茶碱的其他多方面作用不很突出。缓释型或控释型茶碱每天 1 次或 2 次口服可达稳定的血浆浓度，对 COPD 有一定效果。茶碱血浓度监测对估计疗效和不良反应有一定意义。血茶碱浓度>5mg/L 即有治疗作用；>15mg/L 时不良反应明显增加。吸烟、饮酒、服用抗惊厥药、利福平等可减少茶碱半衰期使血浓度降低；老人、持续发热、心力衰竭和肝功能明显障碍者，或同时应用西咪替丁、大环内酯类药物（红霉素等）、氟喹诺酮类药物（环丙沙星等）和口服避孕药等都可使茶碱血浓度增加。

（4）支气管扩张剂的联合治疗：尽管多种支气管扩张剂联合治疗的相互作用机制尚未完全明了，然而支气管扩张剂联合治疗取得较好疗效已经得到多项临床研究资料的证实。治疗可从一种支气管扩张剂开始，如果症状控制不完全，则加用另一种支气管扩张剂，如抗胆碱药与 β_2 受体激动剂联合。

2.糖皮质激素 COPD 稳定期长期吸入糖皮质激素不能阻止 FEV_1 的降低趋势，但可以减少急性加重频率。长期规律的使用吸入性激素适合于 FEV_1<50%预计值（Ⅲ级和Ⅳ级）并有临床症状以及反复加重（最近 3 年内 3 次加重）的 COPD 患者。联合吸入糖皮质激素和 β_2 受体激动剂，比各自单用效果好，目前已有布地奈德/福莫特罗、氟替卡松/沙美特罗两种联合制剂。口服激素不推荐作为 COPD 患者的维持治疗。

3.抗生素 没有关于抗生素预防性治疗的试验，但对缓解期患者不推荐常规使用抗生素治疗。

4.祛痰药（黏液溶解剂） COPD 气道内可产生大量黏液分泌物，可促使继发感染，并影响气道通畅。应用祛痰药似有利于气道引流通畅，改善通气。常用药物有盐酸氨溴索、乙酰半胱氨酸等。

5.免疫调节剂 对降低 COPD 急性发作可能有一定的作用。

6.疫苗 流感疫苗可减少 COPD 患者的急性发作次数、严重程度和死亡，可每年给予 1 次(秋季)或 2 次(秋、冬)。它含有杀死的或活的、无活性病毒,应每年根据预测的病毒种类制备。肺炎球菌疫苗含有 23 种肺炎球菌荚膜多糖,已在 COPD 患者中应用,但尚缺乏有力的临床观察资料。

7. 抗氧化剂　COPD 气道炎症使氧化负荷加重,促使 COPD 的病理、生理发生变化。应用抗氧化剂如 N-乙酰半胱氨酸可降低疾病反复加重的频率。但目前尚缺乏长期、多中心临床研究结果,有待今后进行严格的临床研究考证。

8. 中医中药　辨证施治是中医治疗的原则,对 COPD 的治疗也应据此原则进行。实践中体会到某些中药具有祛痰、舒张支气管、调节免疫等作用,值得深入的研究。

二、COPD 发作期的治疗方案

COPD 发作期的治疗原则包括 COPD 急性加重的诊断和严重性评价、确定 COPD 急性加重的原因、并发症的诊断,以及院外治疗、住院治疗、ICU 治疗指征与方法。COPD 发作期治疗目标包括诱发因素治疗、并发症治疗、对症治疗和支持治疗。

(一)COPD 发作期治疗原则

1. COPD 急性加重的诊断和严重性评价　COPD 加重的主要症状是气促加重,常伴有喘息、胸闷、咳嗽加剧、痰量增加、痰液颜色和(或)黏度改变以及发热等,此外也可出现全身不适、失眠、嗜睡、疲乏抑郁和精神紊乱等症状。当患者出现运动耐力下降、发热和(或)胸部影像异常时可能为 COPD 加重的征兆。气促加重,咳嗽痰量增多及出现脓性痰常提示细菌感染。肺炎、充血性心力衰竭、心律失常、气胸、胸腔积液、肺血栓栓塞症等可引起酷似 COPD 急性发作的症状,需要仔细加以鉴别。

COPD 患者在做出急性加重诊断和对其严重程度进行评估时,需与加重前的症状、体征、肺功能测定和动脉血气进行比较,这些指标的急性改变较其绝对值更为重要。对于严重 COPD 患者,神志变化是病情恶化和危重的指标,一旦出现需及时送医院救治。是否出现辅助呼吸肌参与呼吸运动,有无胸腹矛盾呼吸、发绀、外周水肿、右心衰竭、血流动力学不稳定等征象也有助于判断 COPD 加重的严重程度。

可以根据临床症状、动脉血气及重要脏器的功能障碍来评定 COPD 急性加重期严重程度(表 7-3)。

表 7-3　COPD 急性加重期的临床严重程度分级

分级	分级标准
Ⅰ级(轻度)	气急、咳嗽加剧、痰量增加或发热等症状;吸空气时 $PaO_2 > 60mmHg$,$PaCO_2$ 正常
Ⅱ级(中度)	上述 COPD 急性加重症状;吸空气时 $PaO_2 < 60mmHg$ 和(或)$PaCO_2 > 50mmHg$
Ⅲ级(重度)	上述 COPD 急性加重症状;吸空气时 $PaO_2 < 60mmHg$ 和(或)$PaCO_2 > 50mmHg$;伴其他重要脏器的功能衰竭,如神志障碍、休克、肝肾衰竭和消化道出血等

注:PaO_2:动脉血氧分压;$PaCO_2$:动脉血二氧化碳分压;$1mmHg = 0.133kPa$。

2. 明确 COPD 急性加重的原因　COPD 急性加重的最常见原因是气管-支气管感染,

主要是病毒、细菌感染。通常 COPD Ⅰ级或Ⅱ级患者加重时,主要致病菌多为肺炎链球菌、流感嗜血杆菌及卡他莫拉菌。Ⅲ级及Ⅳ级 COPD 急性加重时,除以上常见细菌外,尚可有肠杆菌科细菌、铜绿假单胞菌及耐甲氧西林金黄色葡萄球菌。发生铜绿假单胞菌的危险因素包括近期住院、频繁应用抗菌药物、以往有铜绿假单胞菌分离或寄植的历史等。由于 COPD 患者感染反复发作及反复应用抗生素,并且部分患者合并有支气管扩张,因此,这些患者感染的细菌耐药情况较一般肺部感染患者更严重。长期应用广谱抗生素和激素治疗者可引起继发性真菌感染,导致急性发作不宜控制及进一步加重,增加了治疗的难度,宜采取预防和抗真菌措施。此外,还有其他一些诱发因素也可引起 COPD 的急性发作,如自发性气胸、不适当的利尿、高浓度吸氧、营养不良和电解质紊乱等。部分病例加重的原因尚难以确定,环境理化因素改变可能有作用。

3. 并发症的诊断　COPD 加重患者在诊断时,应特别重视是否存在导致病情急性加重的各种并发症,如慢性肺源性心脏病、心力衰竭、呼吸衰竭、自发性气胸、肝衰竭、肾衰竭、心律失常、休克、弥散性血管内凝血和肺性脑病等。

4. 院外治疗　对于 COPD 急性加重病情较轻的患者可以在院外治疗,但需特别注意病情变化,及时决定送医院治疗的时机。

院外治疗包括三方面:①适当增加以往所用支气管扩张剂的量和使用频度,若未曾使用抗胆碱能药物,也可合并使用抗胆碱能药物,如异丙托溴铵或噻托溴铵吸入治疗,直至病情缓解。对更严重的患者,可给予数天较大剂量的射流雾化治疗,如沙丁胺醇 2500μg,异丙托溴铵 500μg,或沙丁胺醇 1000μg 加异丙托溴铵 250～500μg 射流雾化吸入,每天 2～4 次;②糖皮质激素的应用:如患者的基础 FEV_1<50%预计值,可考虑加用糖皮质激素,口服泼尼松龙每天 30～40mg,连用 7～10 天;也可糖皮质激素射流雾化吸入治疗;③抗生素治疗:COPD 症状加重,特别是痰量增加并呈脓性时,应积极给予抗生素治疗。抗生素选择应依据患者肺功能及常见的致病菌,结合患者所在地区致病菌及耐药流行情况,选择敏感抗生素。

5. 住院治疗　COPD 急性加重出现下列指征,应到医院就诊或住院进行治疗:①症状显著加剧,如突然出现的静息状态下呼吸困难,低氧血症加重,高二氧化碳血症加重,精神状态改变(神志障碍);②出现新体征或原有体征加重(如发绀、外周水肿);③新近发生的心律失常;④有严重的伴随疾病,如肺炎、充血性心力衰竭、糖尿病、肾功能或肝功能衰竭;⑤原有治疗方案失败;⑥高龄患者的 COPD 急性加重;⑦诊断不明确;⑧院外治疗不力或条件欠佳;⑨因症状加重影响饮食和睡眠。

6. 重症监护治疗病房(ICU)治疗　COPD 急性加重入住 ICU 治疗的指征:①严重呼吸困难且对初始治疗反应不佳;②精神紊乱,嗜睡,昏迷;③经氧疗和无创正压通气(NIPPV)后,低氧血症(PaO_2<50mmHg)仍持续或呈进行性恶化,和(或)高碳酸血症($PaCO_2$>70mmHg)无缓解甚至有恶化,和(或)呼吸性酸中毒(pH<7.30)无缓解,甚至恶化。

7. 评估预后　COPD 是以气流受限呈进行性发展且不完全可逆的慢性呼吸道疾病,每次发作都会引起疾病的加重、肺功能的下降和生存时间的缩短。多种因素影响疾病的发展和预后,所以对急性发作入院治疗的患者,应对影响其预后的各种因素进行分析判断并采取积极的应对措施,以改善预后。

(1)肺功能:加重期患者常难以满意完成肺功能检查,可查询急性发作前的肺功能结果。FEV_1 占预计值百分比对反映 COPD 严重程度、健康状况及病死率有用,但 FEV_1 并不能完全反映 COPD 复杂的严重情况。

(2)动脉血气分析:静息状态下在海平面呼吸空气条件下,$PaO_2 < 60mmHg$ 和(或)$SaO_2 < 90\%$,提示呼吸衰竭。如 $PaO_2 < 50mmHg$,$PaCO_2 > 70mmHg$,$pH < 7.30$ 提示病情危重,需进行严密监护或入住 ICU 行无创或有创机械通气治疗。

(3)体重指数(BMI):在预测 COPD 生存率方面有意义。BMI 等于体重(kg)除以身高(m)的平方,$BMI < 21kg/m^2$ 的 COPD 患者病死率增加。

(4)功能性呼吸困难分级:询问发作前缓解期气急情况,可用呼吸困难量表进行评价。0 级:除非剧烈活动,无明显呼吸困难;1 级:当快走或上缓坡时有气短;2 级:由于呼吸困难比同龄人步行得慢,或以自己的速度在平地上行走时需要停下来呼吸;3 级:在平地上步行 100 米或数分钟后需要停下来呼吸;4 级:明显的呼吸困难而不能离开房屋或者当穿脱衣服时气短。呼吸困难分级在预测 COPD 生存率方面也有意义。

(5)并发症:发作时有无心力衰竭、呼吸衰竭、自发性气胸、肺炎、严重心律失常、肝肾衰竭、上消化道出血等并发症。

(6)伴发症:指与 COPD 无关的伴随疾病,如贫血、血小板减少症、冠心病、糖尿病、慢性肾炎、肝硬化等。

(7)发作情况:以往发作频繁,无明显季节性,特别在非发病季节发作,多次住院或长期住院、有气管插管或气管切开史等,往往病情较重,治疗效果欠佳,预后较差。

(8)营养状况:严重营养不良患者,自身免疫力较差。一旦发生感染,病情均比较重,预后较差。

(二)COPD 发作期的治疗目标

1.诱发因素的治疗　COPD 急性发作往往存在诱发因素,因此诱因治疗是发作期治疗的重要内容。

(1)抗感染治疗:COPD 急性加重多由细菌感染诱发,故抗生素在 COPD 加重期治疗中具有重要地位。当患者呼吸困难加重、咳嗽伴有痰量增多及脓性痰时,应根据 COPD 严重程度及细菌分层情况,结合当地常见致病菌类型及耐药流行趋势和药物敏感情况,尽可能选择针对感染病原体的敏感药物。气管-支气管感染往往为复合感染,且病原体难以完全明确,COPD 发作期患者痰培养意义又十分有限,侵袭性诊断技术不可能为临床普遍采用,在疾病的初起阶段进行经验性抗感染治疗势在必行。需要参考病情严重程度、相关危险因素、当地病原菌耐药情况、抗菌治疗史及其治疗反应、肝肾功能等综合因素。抗菌治疗方案应当有序有节,既达到有效足够覆盖,又要留有余地,同时避免增加抗生素选择性压力。同时应考虑药物的药动学或药效学原理安排剂量、给药间歇时间和静脉滴注时间。如对初始治疗反应欠佳,应及时根据细菌培养和药物敏感试验结果调整抗生素。

轻、中度 COPD 急性发作的可门诊治疗的患者口服阿莫西林或阿莫西林/克拉维酸、第2代头孢菌素、第3代头孢菌素足以覆盖其常见病原菌,有并发症和经常使用抗生素的患者可以选择第3、第4代喹诺酮类。对于重度和可能存在肠杆菌科或非发酵菌(如铜绿假单胞菌、不动杆菌)感染危险因素的住院 COPD 患者,可选用头孢吡肟、含酶抑制剂复方制剂(哌拉西林/他唑巴坦、头孢哌酮/舒巴坦钠),对于肠杆菌科产超广谱 β-内酰胺酶(ESBL)和头孢菌素酶(AmpC)耐药菌,碳青霉烯类具有明显优势;但对非发酵菌耐药率正在增加,应控制使用。

经验性治疗 48~72 小时后应对病情和诊断进行评价。只要病情有好转,无论痰细菌学检查结果如何,一般均应维持原治疗方案不变。如经验性治疗 72 小时后症状无改善,则应对有关资料进行分析,调整治疗方案,并进行相应的检查以明确病原学诊断,必要时应考虑采用侵入性检查手段。

中华医学会呼吸病学分会推荐的选药原则如下。

1)COPD 患者发生社区获得性呼吸系统急性感染:常见病原体包括肺炎链球菌、流感嗜血杆菌、需氧革兰阴性杆菌、金黄色葡萄球菌、卡他莫拉菌等。可选用第2代头孢菌素、β-内酰胺类/β-内酰胺酶抑制剂,或联合应用大环内酯类和新喹诺酮类。

2)COPD 患者发生医院获得性呼吸系统急性感染:①轻、中症患者常见病原体包括肠杆菌科细菌、流感嗜血杆菌、肺炎链球菌、甲氧西林敏感金黄色葡萄球菌(MSSA)等。抗菌药物可选择第2、3代头孢菌素(不必包括具有抗假单胞菌活性者)、β-内酰胺类/β-内酰胺酶抑制剂;青霉素过敏者选用氟喹诺酮类或克林霉素联合大环内酯类;②重症感染患者常见病原体包括铜绿假单胞菌、耐甲氧西林金黄色葡萄球菌(MRSA)、不动杆菌、肠杆菌属细菌、厌氧菌等。抗菌药物应选用喹诺酮类或氨基糖苷类联合下列药物之一:A. 假单胞菌 β-内酰胺类,如头孢他啶、头孢哌酮、哌拉西林、替卡西林、美洛西林等。B. 广谱 β-内酰胺类/β-内酰胺酶抑制剂,如替卡西林/克拉维酸、头孢哌酮/舒巴坦钠、哌拉西林/他唑巴坦。C. 碳青霉烯类,如亚胺培南。当怀疑感染 MRSA 时,应选用万古霉素类。D. 当估计真菌感染可能性大时,应选择有效的抗真菌类药物,如氟康唑、两性霉素 B。

中华医学会呼吸病学分会慢性阻塞性肺疾病诊治指南(2007 年修订版)建议 COPD 住院患者应用抗生素,要根据细菌可能的分布采用适当的抗菌药物治疗,具体用药见表 7-4。

(2)自发性气胸:是 COPD 急性发作常见诱发因素,应积极进行预防和治疗。

1)预防:气胸的常见诱因为剧烈咳嗽、提重物、用力大便、屏气、打喷嚏等。呼吸道感染也是常见诱发因素之一。应控制呼吸道感染,可适当使用镇咳药物,避免用力屏气动作,以避免发生或加重气胸。

2)保守治疗:患者应卧床休息,吸氧流量 3~5L/min。有感染迹象者应尽早使用抗生素。

表 7-4　COPD 住院患者应用抗生素的参考表

组别	病原微生物	抗生素
Ⅰ级及Ⅱ级	流感嗜血杆菌、肺炎链球菌、卡他莫拉菌	青霉素、β-内酰胺酶类/酶抑制剂（阿莫西林/克拉维酸）、大环内酯类（阿奇霉素、克拉霉素、罗红霉素等）、第1代或第2代头孢菌素（头孢呋辛、头孢克洛）、多西环素、左氧氟沙星等，一般可口服
Ⅲ级及Ⅳ级无铜绿假单胞菌感染危险因素	流感嗜血杆菌、肺炎链球菌、卡他莫拉菌、肺炎克雷伯菌、大肠杆菌、肠杆菌属等类	β-内酰胺/酶抑制剂、第2代头孢菌素（头孢呋辛）、喹诺酮（左氧氟沙星、莫西沙星、加替沙星）、第3代头孢菌素（头孢曲松、头孢噻肟）等
Ⅲ级及Ⅳ级有铜绿假单胞菌感染危险因素	以上细菌及铜绿假单胞菌	第3代头孢菌素（头孢他啶）、头孢哌酮/舒巴坦钠、哌拉西林/他唑巴坦、亚胺培南、美洛培南等，也可联合用氨基糖苷类、氟喹诺酮（环丙沙星等）

3）排气疗法：分为简易穿刺法、气胸箱测压排气法和活瓣式自动排气管排气。不良反应为胸膜反应、纵隔摆动、复张性肺水肿、胸腔感染和胸腔内出血等。一般应根据胸部X线准确定位后穿刺。胸腔穿刺抽气后，应密切观察，如果再次出现气急症状，应立即进行胸腔闭式引流术。

4）胸膜腔闭式引流：COPD患者基础肺功能较差，常常需要胸膜腔闭式引流排气治疗。胸膜腔导管口径的选择应考虑胸膜破口的大小、持续时间、胸腔积液性质以及患者是否接受机械辅助通气等。机械通气或血气胸的患者应选用较大内径的引流管。持续恒定负压水封瓶吸引适用于：①呼气时胸膜腔内压力小于大气压；②胸膜腔引流时间超过2周，气体不易排出者；③肺压缩时间过长，肺表面纤维素形成，不易张开；④已用胸膜腔闭式引流，出现皮下气肿或纵隔气肿者。

（3）其他：高浓度吸氧导致二氧化碳潴留者，降低吸氧浓度。利尿药引起呼吸道分泌物干结应雾化吸入，加强呼吸道湿化。镇静安眠药引起呼吸或咳嗽抑制者，应停用镇静安眠药。

2. 并发症治疗

（1）心力衰竭：当COPD并发肺心病时，在急性发作期可出现右心衰竭，甚至左心衰竭。COPD发生心力衰竭时，首先必须使呼吸功能得到改善，心力衰竭治疗才能取得较好的效果。利尿药常用，强心剂应选择起效快，剂量应适当减少。

（2）呼吸衰竭：治疗原则是在保持呼吸道通畅的条件下，改善通气和氧合功能，纠正缺氧、二氧化碳潴留和代谢功能紊乱，防治多器官功能损害，从而为基础疾病和诱发因素的治疗争取时间和创造条件。

（3）自发性气胸：自发性气胸既是COPD急性发作诱因，也是COPD常见的并发症，应积极进行预防和治疗。

（4）肝衰竭：治疗原则为纠正低氧和高碳酸血症，尽可能保护未受损伤的肝细胞，促进肝细胞再生。

(5)肾衰竭:治疗原则为积极控制原发病,保持体液平衡,纠正水、电解质酸碱平衡紊乱,防治感染,必要时透析治疗。

(6)心律失常:在积极纠正低氧血症、酸中毒和电解质紊乱的基础上,抗心律失常药物治疗。

(7)休克:COPD 并发休克者较少见,一旦发生,预后不良。

(8)弥散性血管内凝血(DIC):疾病的危重阶段可出现,其预后不良。

(9)肺性脑病:治疗原则为氧疗和改善通气,降低 $PaCO_2$,适当应用糖皮质激素等。

3. 对症治疗

(1)低氧血症:氧疗是针对低氧血症或缺氧的一种治疗手段,是 COPD 发作期的基本治疗措施。可提高 PaO_2,改善因低氧血症造成的组织缺氧。由于氧供应改善,细胞能量代谢得以正常进行,使脑、心、肾等重要脏器的正常功能得以维持。①常用氧疗工具:鼻导管、鼻塞、Ventruri 面罩、经人工气道给氧;无创性机械通气给氧;②氧疗目标:$PaO_2 \geqslant$ 60mmHg 和(或)$SaO_2 \geqslant 90\%$,而 $PaCO_2$ 上升不超过 10mmHg 或 pH 不低于 7.25;③氧疗原则:COPD 患者一般采用低浓度(<35%)低流量(<3L/min)持续吸氧。氧疗 30 分钟后应复查动脉血气,以确认氧合满意,且未引起 CO_2 潴留和(或)呼吸性酸中毒。

(2)解痉平喘:支气管痉挛是 COPD 常见的临床表现,通过支气管扩张剂可以改善患者的症状。常用的支气管扩张剂包括短效 β_2 受体激动剂、抗胆碱能药物和茶碱类药物。COPD 急性加重期患者用短效 β_2 受体激动剂或抗胆碱能药射流雾化吸入,使用比较方便,解痉平喘效果较好。大多数 COPD 患者吸入支气管扩张剂后 FEV_1 可增加。应用异丙托溴铵和沙丁胺醇联合吸入,疗效更好;也可联合茶碱类药物静脉滴注。

(3)祛痰镇咳:镇咳祛痰药是呼吸系统疾病最常用于对症治疗的药物。对 COPD 急性发作患者在抗感染治疗的同时,应以祛痰为主,畅通呼吸道。应避免应用强镇咳剂,如可卡因等,以免抑制呼吸中枢及不利于排痰,加重呼吸道阻塞和炎症,导致病情恶化。

频繁剧烈的咳嗽影响患者的休息,带来痛苦甚至引起气胸、反射性心动过缓、尿失禁、咳嗽性晕厥等。可适当应用镇咳药缓解咳嗽症状。

4. 支持治疗

(1)机械通气支持:可通过无创或有创方式给予机械通气,一般首选无创性机械通气。无论是无创或有创方式都只是一种生命支持方式,在呼吸支持治疗下积极控制 COPD 急性发作的诱因和并发症。机械通气支持指征可参考以下指标:①患者出现意识、精神障碍;②呼吸频率显著增快或变浅、变慢;③潮气量在 200~250mL;④虽经氧疗,但患者 PaO_2 持续低于 35~45mmHg;⑤血气分析提示严重的失代偿性呼吸性酸中毒,动脉血 pH<7.20~7.25;⑥$PaCO_2$ 进行性升高。在实施机械通气治疗前,应对患者脱离呼吸机的可能性进行评估,并将有关情况与患者及其家属进行充分的沟通,充分尊重患者自身及家属的意愿,使其能够理解呼吸机治疗过程中出现的各种并发症、呼吸机依赖而不能脱离呼吸机及强化治疗的条件是否允许等情况,并对由此产生的心理、生理和经济方面的问题应有足够的思想准备。

1）无创性机械通气：COPD 急性加重期患者应用无创性正压通气（NIPPV）可降低 $PaCO_2$，减轻呼吸困难，从而减少气管插管和有创呼吸机的使用，缩短住院天数，降低患者病死率。使用 NIPPV 要注意掌握合理的操作方法，提高患者的依从性，避免漏气，从低压力开始逐渐增加辅助吸气压和采用有利于降低 $PaCO_2$ 的方法，从而提高 NIPPV 的效果。NIPPV 应用指征见表 7-5。

表 7-5　NIPPV 在 COPD 加重期的应用指征

适应证（至少符合其中 2 项）	禁忌证（符合下列条件之一）
1. 中至重度呼吸困难，伴辅助呼吸肌参与呼吸并出现胸腹矛盾运动 2. 中至重度酸中毒（pH 7.30~7.35）和高碳酸血症（$PaCO_2$ 45~60mmHg） 3. 呼吸频率>25 次/分	1. 呼吸抑制或停止 2. 心血管系统功能不稳定（低血压、心律失常、心肌梗死） 3. 嗜睡、神志障碍及不合作者 4. 易误吸者（吞咽反射异常，严重上消化道出血） 5. 痰液黏稠或有大量气道分泌物 6. 近期曾行面部或胃食管手术 7. 头面部外伤（烧伤），固有的鼻咽部异常 8. 极度肥胖 9. 严重的胃肠胀气

2）有创性机械通气：在积极药物和 NIPPV 治疗后，患者呼吸衰竭仍进行性恶化，出现危及生命的酸碱失衡和（或）神志改变时宜用有创性机械通气治疗。病情好转后，根据情况可采用无创性机械通气进行序贯治疗。在 COPD 加重期的应用指征见表 7-6。

表 7-6　有创性正压机械通气在 COPD 加重期的应用指征

严重呼吸困难，伴辅助呼吸肌参与呼吸，并出现胸腹矛盾呼吸
呼吸频率>35 次/分
危及生命的低氧血症（PaO_2<40mmHg 或 PaO_2/FiO_2<200mmHg）
严重的呼吸性酸中毒（pH<7.25）及高碳酸血症
呼吸抑制或停止
嗜睡、神志障碍
严重心血管系统功能并发症（低血压、心律失常、心力衰竭）
其他并发症（代谢紊乱、脓毒血症、肺炎、肺血栓栓塞症、气压伤、大量胸腔积液）
NIPPV 失败或存在 NIPPV 的禁忌证

3）通气模式：最常用通气模式包括辅助-控制通气（A-CMV）、压力支持通气（PSV）、同步间歇指令性通气（SIMV）与 PSV 联合模式（SIMV+PSV）。由于 COPD 患者广泛存在内源性呼气末正压（PEEPi），为了减少因 PEEPi 所致吸气功耗增加和人机不协调，可加用一适度的 PEEP 水平（为 PEEPi 70%~80%），采用 PSV+PEEP、SIMV+CPAP 等模式。撤

离呼吸机时可采用 PSV、SIMV+PSV 等。应用 NIPPV 可以放宽撤离有创机械通气指征。

（2）营养支持：COPD 患者营养不良的发生率较高，据统计约 25% 的 COPD 门诊患者存在营养不良，住院 COPD 患者营养不良的发生率高达 50%，并发呼吸衰竭的 COPD 患者营养不良发生率可达 60%。

1）蛋白质需要：COPD 发作期蛋白质分解加速，氮排出增多，蛋白质需要量约为 1g/（kg·d），而机械通气治疗的呼吸衰竭患者蛋白质需要量可高达 1.5～2.5g/（kg·d）。

2）热量的需要：每天总热量的需要取决于基础代谢率、活动度及疾病等因素。24 小时基础能量消耗（REE）可根据 Harris-Benedict 公式计算（单位：kcal）。

$$REE（男性）= 66.5+13.8×体重（kg）+5.0×身高（cm）-6.8×年龄（岁）$$
$$REE（女性）= 655.1+9.6×体重（kg）+1.8×身高（cm）-4.7×年龄（岁）$$

COPD 患者能量消耗增加，应在计算出的 REE 结果上再乘以一个校正系数（男性为 1.16，女性为 1.19）。为使患者降低的体重得以纠正，应再增加 10% 的 REE。而对于呼吸衰竭患者可增加 20%，人工通气患者增加 50%。补充时宜循序渐进，先用半量，逐渐增至理想能量入量。临床上，对 COPD 患者也可初步按 25～35kcal/kg 简单估计总热量，纠正营养不良需要 35～45kcal/kg。在总热量确定后，应进一步确定补充能量的比例，一般蛋白质占所补充能量的 15%～20%，糖类占 45%～50%，脂肪占 30%～35%。

3）营养支持的途径：①肠道营养：最常用是通过鼻胃管或鼻十二指肠管喂食。对不能耐受胃肠道营养的患者（如并发消化道出血等）可考虑给全胃肠道外营养（TPN），当病情许可后应尽快恢复胃肠道营养。目前有多种肠道营养配方供选择，标准配方为完整饮食，含有 6 种必要成分，即糖、脂肪、蛋白质、维生素、电解质和微量元素，类似日常饮食。最常应用的为鼻饲混合奶，根据不同的临床需要有多种配方，一般每毫升混合奶可提供 1kcal 的热量，鼻饲混合奶时应遵循的原则是从少量开始，逐渐递增，根据患者的胃肠功能随时调整，防止在胃内潴留或误吸入气管。基本要素配方也为完整饮食，但蛋白质预先消化成肽和游离氨基酸，适用于胃肠功能较差者。如患者有糖尿病可采用低糖或无糖配方。其他特殊配方可根据病情特殊需要而定。②全胃肠外营养（TPN）：通过静脉途径作营养支持，所有 6 种基本营养成分均以其消化的形式由静脉输入，TPN 合剂多具有高渗性，因此需通过大静脉输注。最常选用的有脂肪乳剂、支链氨基酸和葡萄糖。脂肪乳的需用量一般为 1g/（kg·d），葡萄糖的用量约为 5g/（kg·d），氨基酸主要用于补充机体氮的消耗，而不用作能量供给。国内对处于 COPD 急性加重期的重症患者的总能量需要大多参照 35kcal/（kg·d）计算。

（3）其他支持措施：在液体出入量和血电解质监测下适当补充液体和电解质，注意维持液体和电解质平衡。

第二节　药物治疗

药物治疗用于预防和控制症状，减少急性加重的频率和严重程度，提高运动耐力和生活质量。

一、支气管舒张剂

支气管舒张剂可松弛支气管平滑肌、扩张支气管、缓解气流受限,是控制 COPD 症状的主要治疗措施。短期按需应用可缓解症状,长期规则应用可预防和减轻症状,增加运动耐力。但不能使所有患者的 FEV_1 得到改善。

主要的支气管舒张剂有 β_2 受体激动剂、抗胆碱药及甲基黄嘌呤类,根据药物的作用及患者的治疗反映选用。定期用短效支气管舒张剂价格较为便宜,但使用不如长效支气管舒张剂方便。不同作用机制与作用时间的药物联合可增强支气管扩张作用,减少不良反应。短效 β_2 受体激动剂与抗胆碱药异丙托溴铵联合应用与各自单用相比可使 FEV_1 获得较大与较持久的改善;β_2 受体激动剂、抗胆碱药物和(或)茶碱联合应用,肺功能与健康状况也可获进一步改善。

1. β_2 受体激动剂　β_2 受体是一种广泛分布于呼吸道平滑肌和上皮细胞、内皮细胞膜上的跨膜受体,尤以小气道和肺泡中的数量居多。β_2 受体激动剂主要作用于呼吸道平滑肌细胞中的 β_2-受体,以舒张支气管。同时 β_2 受体激动剂还能抑制气道的胆碱能神经递质传递,减少血浆蛋白的渗出和细胞因子的分泌,增加气道的排痰作用,改善心血管的血流动力学,降低肺动脉高压,改善膈肌的耐力和收缩力,对减轻气道炎症和预防 COPD 病情恶化有重要意义。

β_2 受体激动剂可通过吸入或口服应用,临床常用的口服制剂有丙卡特罗和特布他林等。丙卡特罗为第 3 代高度选择性支气管 β_2-受体兴奋剂,对心脏的作用明显弱于特布他林,该药在舒张支气管平滑肌的同时还具有较强抗过敏和促进呼吸道纤毛运动的作用,因此还具有祛痰和镇咳作用。上述口服制剂均可有心悸、手颤等不良反应,临床应用受到一定限制。

临床上在患者稳定期以吸入制剂为主,常用短效制剂主要有沙丁胺醇、特布他林等,为短效定量雾化吸入剂,由支气管迅速吸收,数分钟内开始起效,15～30 分钟达到峰值,持续疗效 4～5 小时,每次剂量 100～200μg(每喷 100μg),24 小时不超过 8～12 喷。主要用于缓解症状,按需使用。沙美特罗与福莫特罗为长效支气管舒张剂,通过定量吸入装置吸入,起效快,且不良反应少。福莫特罗可于 3～5 分钟起效,沙美特罗在 30 分钟起效,作用持续>12 小时。沙美特罗 50μg,每天 2 次,可改善 COPD 患者健康状况。

2. 抗胆碱能药　COPD 患者的迷走神经张力较高,而支气管基础口径是由迷走神经张力决定的,迷走神经张力愈高,则支气管基础口径愈窄。此外,各种刺激均能刺激迷走神经末梢,反射性地引起支气管痉挛,抗胆碱能药物可与迷走神经末梢释放的乙酰胆碱竞争性地与平滑肌细胞表面的胆碱能受体相结合,因而可阻断乙酰胆碱所致的支气管平滑肌收缩。随着药物研究的发展,尤其是异丙托溴铵季胺结构类药物的发现,使抗胆碱类药物已成为安全有效的支气管扩张剂;选择性、长效胆碱能受体阻断剂的临床应用,使其扩张支气管作用明显增加,在气流阻塞性疾病尤其是 COPD 治疗中占有重要地位。抗胆碱能药物在 COPD 的很多阶段都被提倡使用,能提高患者肺功能和健康相关的生活质量及运动耐力,降低急性发作和病死率。目前临床上用于 COPD 治疗的抗胆碱能药物主要有以下几种。①短效抗胆碱能药物:异丙托溴铵、氧托溴铵;②长效抗胆碱能药物:噻托溴铵;③短效 β_2 受体激动剂和抗胆碱能药物联合制剂:沙丁胺醇/异丙托溴铵。

(1)异丙托溴铵:属于水溶性的阿托品季胺类衍生物,经胃肠道黏膜吸收很少,不易被全身吸收,不能透过血-脑屏障,从而可避免吸入后出现类似阿托品的一些不良反应,在 COPD 治疗中发挥着重要作用。异丙托溴铵为非亚型选择性的抗胆碱能药物,同时阻断 M1、M2、M3 受体,而拮抗 M2 受体会导致更多的乙酰胆碱释放,降低其扩张支气管的作用。目前临床常用短效抗胆碱能药物主要为异丙托溴铵,起效 30~90 分钟,作用持续时间 3~6 小时,较 β_2-受体起效慢但激动剂长,尤其适用于需立即缓解症状,而不能耐受 β_2 受体激动剂的患者。

异丙托溴铵用定量吸入器(MDI)每天喷 3~4 次,每次 2 喷,每喷 20μg,必要时每次可喷 4~8 次,剂量越大则作用时间越长;水溶液用雾化吸入(用雾化器)每次剂量可用至 0.5mg。定量吸入时,开始作用时间比沙丁胺醇等短效 β_2 受体激动剂慢,但持续时间长,30~90 分钟达最大效果,维持 6~8 小时。由于此药不良反应少,可长期吸入。据最近资料,早期 COPD 患者吸入异丙托品每天 3 次,每次 40μg,经 5 年观察,未发现耐药性与明显的不良反应。抗胆碱能制剂(溴化异丙托品)具有有效持久的支气管扩张效应,长期使用抗胆碱能药物能改善基础肺功能,并可增加气道气流和改善 COPD 患者健康状况。

(2)噻托溴铵:是一种长效季胺类抗胆碱能药物,选择性结合 M 受体,又较快从 M2 受体解离,而与 M1、M3 受体结合时间较长,尤其与 M3 受体结合时间长达 34.7 小时,每天给药 1 次,支气管扩张作用在 1~3 小时达峰,疗效持久时间可延长 24 小时以上,支气管扩张效果明显。该药作为一种选择性和长效的抗胆碱能药物,与 M 受体的结合力大约是异丙托溴铵的 10 倍,支气管扩张作用更强,且使用方便,提高了患者的治疗依从性,在 COPD 的治疗中具有特异、强大的抗胆碱能作用。噻托溴铵 18μg,每天 1 次吸入治疗,支气管扩张作用优于异丙托溴铵。噻托溴铵能显著缓解呼吸困难临床症状,提高 COPD 患者活动耐力,降低 COPD 急性发作的频率和严重程度,持续显著改善肺功能。噻托溴铵像异丙托溴铵一样,不易被胃肠道吸收,安全性较好,全身不良反应小,主要的不良反应为口干,发生率 10%~16%,但较易耐受。研究表明,噻托溴铵可以有效改善 COPD 患者的肺功能,改善健康相关的生活质量,降低急性加重和相关住院风险,降低病死率。目前还没有发现其对支气管扩张作用有耐受性。

(3)抗胆碱能药物和 β_2 受体激动剂的联合应用:抗胆碱能药物和 β_2 受体激动剂具有不同的作用机制,为联合应用提供了理论依据。当单独使用这两种药物吸入治疗不能很好控制 COPD 患者临床症状时,可以推荐联合用药,尤其吸入性抗胆碱能药物和 β_2 受体激动剂联合,能更好缓解症状,提高肺功能。噻托溴铵的支气管扩张作用>24 小时,联合长效 β_2 受体激动剂(LABA),达到更快的支气管平滑肌的松弛。噻托溴铵联合福莫特罗较噻托溴铵单用显著提高 FEV_1,更好缓解呼吸困难症状,减轻 AECOPD。严重气流受限、反复急性加重、持续呼吸困难的 COPD 患者,推荐抗胆碱能药物和 β_2 受体激动剂以及糖皮质激素联合吸入治疗,可以使支气管达到最大限度的扩张。

(4)茶碱类药物:可解除气道平滑肌痉挛,在COPD应用广泛。另外,还有改善心搏血量、扩张全身和肺血管、增加水盐排出、兴奋中枢神经系统、改善呼吸肌功能,以及某些抗炎作用等。但总的来看,在一般治疗茶碱血浓度下,茶碱的其他多方面作用不很突出。缓释型或控释型茶碱每天1次或2次口服可达稳定的血浆浓度,对COPD有一定效果。茶碱血浓度监测对估计疗效和不良反应有一定意义。血茶碱浓度>5μg/mL,即有治疗作用;血清茶碱水平较高时,有一种剂量-反应的相应关系。但是当茶碱水平上升到一定水平后,药物的治疗作用就不再增加。在血清茶碱的水平达到15μg/mL之后,FEV_1就变得平坦,症状也不再改善,然而茶碱的不良反应却会显著增加,甚至于在治疗水平范围内也会发生。故>15μg/mL时不良反应明显增加。吸烟、饮酒、服用抗惊厥药、利福平等可引起肝酶受损并缩短茶碱半衰期;老人、持续发热、心力衰竭和肝功能明显障碍者尤为明显;同时应用西咪替丁、大环内酯类药物(红霉素等)、氟喹诺酮类药物(环丙沙星等)和口服避孕药等都可使茶碱血浓度增加。茶碱在治疗COPD中有多系统效应。

1)茶碱对呼吸系统的效应:茶碱能使严重的COPD患者改善通气,使陷闭气体的容量减少。茶碱能增加呼吸肌的强度和效能,并能增加膈肌血流,故能预防和减轻COPD患者的膈肌疲劳。COPD患者使用茶碱治疗后,其肺功能的改进与呼吸肌功能的改善密切相关。茶碱也能增加气道内黏液的清除,通过降低气道对刺激物的反应性,能减轻气道的炎症反应和分泌物的量,从而缓解支气管痉挛。

2)茶碱对心血管系统的效应:茶碱也是一种肺血管扩张剂,茶碱可增加心肌收缩力,所以能改善右心室功能,因而可使COPD患者的运动能力提高和改善COPD患者的生活质量。

3)茶碱对中枢通气驱动力的效应:茶碱类药物也是一种呼吸兴奋剂,能在中枢中起到增加中枢通气驱动力的作用。

临床上应用茶碱治疗COPD时应注意以下几方面:①开始使用茶碱治疗时,应使用相对较低的剂量(如在中等身材的成年COPD患者中,可选用缓释制剂);②通过几天对患者的观察,如治疗效应不明显,可适当增加剂量;③如有不良反应出现,则应测定血清茶碱水平,并根据所测结果重新调整茶碱剂量;④如果有低氧血症,发热,充血性心力衰竭或肝功能不全等,茶碱的清除率下降,则应暂时降低茶碱的剂量;⑤加用其他药物时应该慎重,因为可能影响茶碱的清除率或产生中毒的可能,必要时应测定茶碱的血清浓度,西咪替丁、喹诺酮应尤为小心,因为该二药可迅速增加血清茶碱的水平;⑥无论患者或医师发现有茶碱的不良反应表现时,应立即测定茶碱的血浓度,并应相应地降低茶碱剂量。

二、糖皮质激素

糖皮质激素对支气管哮喘的治疗效果较好,但对COPD的效果目前尚不清楚,一般来说,只有10%~15%的患者对皮质激素治疗有效。故对于皮质激素在COPD治疗中的应用,仍有不同的意见,所以在COPD患者应用糖皮质激素应取谨慎态度。在COPD急性加重期,可考虑口服或静脉滴注糖皮质激素,但要尽量避免大剂量长期应用。通常皮质激素可通过 3 种途径给药:静脉、口服和吸入。急性加重期可口服或静脉给药,一般试用泼尼龙 30~40mg/d,7~10 天;但是这种全身给药的方法,有肥胖、肌无力、高血压、心理障碍、糖尿病、骨质疏松、皮肤变薄等不良反应。10 天后如无疗效,则停用;如有效,则改为吸入疗法。吸入疗法具有无或很少发生周身不良反应等优点,但对其疗效仍有争议。现有研究表明,COPD 稳定期应用糖皮质激素吸入治疗并不能阻止其 FEV_1 的降低。吸入激素的长期规律治疗只适用于具有症状且治疗后肺功能有改善者。目前有关长期吸入激素治疗 COPD 的效果和安全性尚无结论。对稳定期 COPD 患者,不推荐长期口服糖皮质激素治疗。

1. ICS 在 COPD 稳定期的应用　COPD 稳定期治疗原则是根据病情采用个性化治疗方案,目标为提高生活质量,减少症状和并发症。ICS 作为 COPD 稳定期吸入用药,属于局部给药,与全身用药相比具有以下优点:局部靶区域可达到较高的药物浓度,充分利用了药物剂量-反应曲线的顶部;较少的剂量进入全身,极大地减少不良反应的发生,增加药物的安全性。研究发现 ICS(布地奈德 800μg/d 或丙酸氟替卡松 1mg/d)能使稳定期 COPD 患者急性发作频率和就诊率降低,改善健康生活质量,降低气道高反应。目前长期联合吸入糖皮质激素和长效支气管扩张剂的治疗,推荐应用于具有急性加重风险的 COPD 患者,但不推荐长期单一使用吸入糖皮质激素治疗。

2. 联合用药　ICS 联合 LABA 吸入治疗在 COPD 稳定期的疗效已明确。ICS 和 LABA 有相互促进作用,糖皮质激素可提高 β_2-肾上腺受体的表达,而 LABA 可加速激素受体核转位,促进诱导基因的转录和表达,增强糖皮质激素的抗炎效应。吸入氟替卡松,每次 500μg,每天 2 次,联合吸入沙美特罗,每次 50μg,每天 2 次,可大幅减少气道炎症细胞。两者在气道细胞内相互补充的这种生物效应在临床上产生协同效应,因此在气道平滑肌细胞和上皮细胞代谢,炎症介质释放及对呼吸道黏膜的保护作用等方面,两药联用的疗效比单用一种要好。中重度 COPD 患者应用氟替卡松/沙莫特罗 8 周,可减少急性发作,改善健康状态,其效果明显优于单一用药,肺功能也有一定程度的改善。研究证明,联合吸入治疗后可改善 COPD 患者的呼吸困难评分、6-MWD、生活质量评分等指标,并减少急性加重次数和住院次数,表明联合用药对 COPD 的治疗有相当优越性。目前临床上可用长效 β_2 受体激动剂和糖皮质激素联合制剂有:福莫特罗/布地奈德、沙美特罗/氟替卡松、倍氯米松/福莫特罗、环索奈德/福莫特罗、莫米松/茚达特罗、卡莫特罗/布地奈德,均以每天 1 次应用剂型为主。

临床上对于严重气流受限、反复急性加重、持续症状的 COPD 患者,抗胆碱能药物和 β_2 受体激动剂以及糖皮质激素联合使用,使其支气管达到最大限度的扩张。噻托溴铵、沙美特罗、氟替卡松 3 种药物联合应用吸入治疗 COPD,在住院次数、健康相关生活质量等方面显示相当明显的疗效。

三、其他药物

1. 磷酸二酯酶抑制剂　抑制磷酸二酯酶(PDE)可增加中性粒细胞中的环磷腺苷酸

(cAMP)的含量,降低其化学趋化性、活性、脱颗粒和黏附作用。PDE-4抑制剂罗氟司特是一种选择性PDE4抑制剂,每天1次口服罗氟司特无直接的支气管扩张作用,但在已经应用沙美特罗或噻托溴铵治疗的患者中,显示能够改善FEV_1。在已经应用糖皮质激素治疗的慢性支气管炎,严重、非常严重和伴有急性加重史的COPD患者中,口服罗氟司特4周以上可明显减少痰内中性粒细胞数量和CXCL8(即IL-8)浓度。罗氟司特能够减少15%~20%的中等和严重的COPD急性加重。长效支气管扩张剂治疗时加用罗氟司特也显示有改善肺功能的效应,而对于患者的预后,尤其是对急性加重的影响仍然有争议。现在还没有罗氟司特和吸入糖皮质激素的比较研究报道。

2.祛痰药　对于有些痰液黏稠的患者,祛痰药(黏液溶解剂,如氨溴索、厄多司坦、羧甲司坦、碘甘油等)可能会有一定作用,但仍存有争议。因此,目前对COPD患者不推荐常规应用祛痰药。抗氧化剂药物,如N-乙酰半胱氨酸可能具有抗氧化效应,因此推测该药可用于反复发生急性加重的患者。已有证据表明,未经吸入糖皮质激素治疗的患者应用祛痰药,例如羧甲司坦和N-乙酰半胱氨酸治疗,可减少急性加重。

3.免疫调节剂　对降低AECOPD严重程度可能具有一定的作用。但尚未确证,不推荐作常规使用。

4.疫苗　流感疫苗可减少COPD患者的严重程度和死亡,可每年给予1次(秋季)或2次(秋、冬)。它含有杀死的或活的、无活性病毒,应每年根据预测的病毒种类制备。肺炎球菌疫苗含有23种肺炎球菌荚膜多糖,已在COPD患者应用,但尚缺乏有力的临床观察资料。

四、戒烟药物

大部分COPD患者发病与吸烟有关,目前戒烟在这些患者中是减缓COPD进展最有效的措施。现在常用的有尼古丁替代疗法及抗抑郁药物,WJG效果差,患者复吸率高。随着对尼古丁成瘾的神经机制逐渐明确,多种新型戒烟药物将应用于临床。伐尼克兰为α_1~β_2尼古丁受体部分拮抗剂,通过减轻或阻断尼古丁对人体的作用,帮助吸烟者戒烟。恶心是最常见的不良反应,其他还包括头痛、呕吐、肠胃胀气、失眠、多梦和味觉障碍。利莫那班是首个大麻脂受体拮抗剂,通过作用于大脑与脂肪组织中的大麻脂受体来减少食物和烟草的摄取,达到戒烟及减肥的效果。

第三节　外科治疗

一、概述

肺气肿是一种严重威胁人类健康的常见慢性阻塞性肺疾病,目前临床上尚无药物可有效控制该病的进行性发展。经过一百多年的临床实践,外科医生曾尝试了多种手术方法以挽救药物治疗无效的肺气肿患者,譬如肋软骨切断术、椎体旁胸廓成形术、壁层胸膜切除术、气管成形术、膈神经切断术、交感神经切除术和迷走神经切除术等,但囿于当时医学水平对肺气肿产生原因及发病机制认识的欠缺,并未取得预期的治疗效果,没有在临床上得到广泛应用。目前,在临床上被广泛接受并证明能有效治疗终末期肺气肿的手术仅有 3 种,即肺大疱切除、肺减容和肺移植手术。

对肺气肿外科治疗的探索,是在对大量临床实践进行经验总结和对肺气肿发展的病理生理机制进行深入理解后逐渐完善的。20 世纪初,外科医生在临床实践中发现,对巨大肺大疱型肺气肿进行大疱切除可有效改善患者的肺功能和活动能力,使一些内科无法控制的大疱型肺气肿患者得到有效治疗,取得了意想不到的临床效果,因此该术式便被一直沿用至今。肺大疱切除的满意治疗效果使人们认识到,大疱切除后因受压而膨胀不全的肺组织恢复了正常通气,参与呼吸运动的胸腔结构也有所恢复,从而改善了肺通气和弥散功能,因而就有人开始设想,对其他类型的肺气肿,能否通过外科手术切除部分无功能的肺组织来恢复胸膜腔负压和余肺的弹性回缩力来达到治疗的目的。1957 年,美国的 Brantigan 首先在国际上提出了肺减容术的概念,并于 1957—1959 年对 33 例弥漫型肺气肿患者进行了分期肺减容手术,术后患者的呼吸状况得到了明显改善,但受当时手术条件的限制,术后的并发症发生率和病死率都相对较高,术后病死率达 16%,因此肺减容术在随后的岁月里没有得到学术界的认可,也没有能够在临床上得以推广。20 世纪 80年代后,肺移植术的成功应用为终末期肺气肿的外科治疗提供了新的手段,延长了部分终末期肺气肿患者的生存时间,提高了生活质量,但由于该手术费用昂贵,供体肺来源困难等原因,限制了其在临床的广泛应用,所以寻找到简单、经济、易行的手术方法一直是胸外科医生多年的梦想。著名的肺移植专家 Cooper 在多年的肺移植工作中发现,对严重的终末期肺气肿患者进行单肺移植手术时,对侧肺可进行有效的通气,几乎不需要使用体外循环辅助,说明只要通气充分,病变的气肿肺也可完成较满意的气体交换;另外,在对肺气肿患者进行肺移植时他还发现,几乎所有的供体肺总是小于受体胸腔的容积,但术后受体的胸廓可以适应移植肺而变小,不会因为扩大的胸腔在切肺后造成残腔而引起持久的漏气。基于这两点,使他重拾了 Brantigan 的理论并对其进行改进,开始了现代肺减容手术治疗肺气肿的临床实践,并于 1995 年报道了初期 20 例手术结果,术后患者的肺功能和呼吸困难症状得到了有效改善,无一例手术死亡。目前,在世界范围内已有上万名患者接受了肺减容手术。

由于肺大疱切除、肺减容和肺移植手术都是有创的,有一定的手术并发症和死亡发生率,因此在应用这些手术进行肺气肿治疗时,所选择的患者必须是在经最佳内科治疗后症状仍无改善的患者。对准备接受手术的患者,术前除了正规的药物治疗以外,还要严格戒烟和进行规范的呼吸康复训练。另外虽然这三种手术均可不同程度地改善患者的呼吸困难症状、提高生活质量,但目前尚没有明确的证据表明这些手术可延长患者的生存时间,因此在决定进行手术治疗前,外科医生一定要对患者及其家属进行详尽的解释和做好心理思想工作。

二、肺大疱切除术

从外科学的角度来说,当发现慢性阻塞性肺气肿患者伴发有肺大疱时,一经影像学确诊,就应该进行手术治疗,以避免肺大疱继续膨胀而压迫相对正常的肺组织所带来的呼吸困难的进行性加重。但在临床实际工作中,外科医生常常只选择有明显症状的患者进行手术,如呼吸困难、胸痛、自发性气胸、出血和感染等。没有任何症状而肺大疱占据1/3以上胸腔的巨大肺大疱也是明确的手术指征。在手术适应证方面,目前争论比较大的是肺大疱比较小而没有症状的患者是否需要手术。一般认为,对于多发但体积较小的大疱,经长时间观察无明显长大者、肺大疱周边的肺组织气肿比较严重或有明确伴发疾病的患者常不需进行手术治疗。

肺大疱切除的方法有多种,主要依病变的具体位置和解剖比邻以及外科医生的喜好而定。对于边界明确而有蒂的肺大疱,目前常采用胸部微创小切口或胸腔镜辅助,用切割缝合器从大疱的基底部直接进行大疱切除,如术中不使用切割缝合器,则外科医生须进行多个严密的"褥式"或"荷包"缝合,然后切除大疱。对于同一肺叶内有多个肺大疱存在或肺大疱与周围相对正常的肺组织融合在一起、边界不清时,常须进行较大范围的肺楔形切除术,为预防术后延期漏气,术中最好使用切割缝合器。如果肺大疱几乎占据了整个肺叶、周边相对正常的肺组织很少而肺裂又发育完好时,一般常进行肺叶切除以预防术后延期漏气。在进行肺大疱切除时,过去有些外科医生还常常进行胸膜局部切除或将胸膜游离后在切除肺的表面做一"帐篷"以预防术后延期漏气,但随着切割缝合器、生物胶以及牛心包片等切缘加固材料的广泛应用,这些附加手术目前已用得越来越少。

由于肺大疱切除后,解除了对相对正常肺组织的压迫和胸廓、膈肌功能的改善,大部分患者的肺功能都得到明显改善,FEV_1有所提高,因此肺大疱切除治疗大疱型肺气肿的手术疗效比较明确,安全性也比较高。一个对84例接受肺大疱切除治疗的肺气肿患者的随访研究发现,患者术后的FFV_1提高了50%~200%,生活质量获得了极大提高。术后漏气是该手术最常见的并发症,但经过仔细的手术操作和应用切割缝合器、生物胶以及切缘加固材料后,术后漏气的发生已较前明显减少,发生后经积极处理也往往能在短期内得到控制。关于肺大疱切除治疗大疱型肺气肿的远期效果,目前相关的前瞻性对照研究还开展得比较少,总的来说,这些患者术后都会经历一个肺功能改善逐渐下降的过程,而这种过程进展的快慢主要取决于大疱切除后剩余的肺组织的功能状况。2006年,Neviere等研究发现,经肺大疱切除治疗的肺气肿患者术后在肺通气、换气功能和活动量等方面有极大提高,这种改善虽然在6~12个月时有轻度下降,但可维持4年以上,他们的研究进一步确定了肺大疱切除的治疗效果。

三、肺移植术

肺移植术的成功开展为终末期肺疾病的患者提供了新的治疗手段。1963年,美国医生Hardy首次在世界上开展了单肺移植术,虽然术后患者仅存活18天,但他的实践开辟了肺移植的先河。在随后的20余年里,由于术后存在严重的排异反应、感染、吻合口瘘等严重并发症,肺移植的开展举步维艰,成功的报道非常罕见。20世纪80年代,随着环孢霉素A等免疫抑制剂的出现和手术技术的发展,肺移植术才获得突破并被广泛开展。1963年,法国的Mal等报道了用肺移植治疗2例肺气肿的成功个案,此后肺移植治疗终末期肺气肿得到了广泛开展。据国际心肺移植协会 2001 年的统计,终末期肺气肿已成为肺移植术最主要的适应证,约 60% 的单肺移植和 30% 左右的双肺移植是用来治疗肺气肿。关于肺移植术的适应证和禁忌证如下(表 7-7)。

表 7-7　肺移植术治疗肺气肿的适应证和禁忌证

适应证	禁忌证
1. 有肺组织破坏和过度膨胀的肺气肿	1. 体重不正常(<70% 或 >130% 标准体重)
2. 无靶区的弥漫性肺气肿	2. 伴发有增加手术风险的重要疾病
3. α_1-抗胰蛋白酶缺乏症	3. 无法或不愿参加肺的康复训练
4. 严重的肺功能损害(FEV$_1$<20% 预计值)	4. 6 个月之内有吸烟史
5. 高碳酸血症,PaCO$_2$>7.3kPa(55mmHg)	5. 近来有恶性肿瘤
6. 肺动脉高压	6. 高龄(肺移植>65 岁者)
7. 严重的日常生活行为受限	7. 有抑郁或焦虑等精神心理不稳定因素
8. 年龄<60 岁	
9. 最佳药物治疗无法缓解症状	

　　肺移植术在完全切除有病变和没有功能的肺而植入健康的供体肺后,可明显改善终末期肺气肿患者近期和远期的肺功能及活动耐力,患者术后可摆脱吸氧,疗效显而易见,但该手术在临床的开展也存在许多不足。首先,供体肺严重缺乏,许多患者要等待平均 2 年以上,而在等待过程中,可能由于药物控制无效,而导致病情进一步恶化,在进行完肺移植手术后会出现较高的并发症发生率和病死率,因此肺移植术后 30 天的病死率高达 5%~15%。另外,手术成功的患者又需要长期使用免疫抑制剂,不但费用昂贵,还增加了感染和发生恶性肿瘤的概率。移植 5 年后还有 50% 以上的患者会出现慢性移植肺失效和支气管炎综合征。由此看来,在选择肺移植术治疗终末期肺气肿时,应根据患者的具体情况和预期寿命进行手术。

　　采用肺移植术治疗终末期肺气肿有单肺移植和双肺移植两种方式,具体采用哪一种,多年来争议较大。一般认为对年轻的、特别是患 α_1-抗胰蛋白酶缺乏症者采用双侧序贯的单肺移植较好;对个头大的患者采用双肺移植也比较合适;而在受体患者的个头比较小、供体肺比较大时,常采用单肺移植的方式。一些早期研究曾对比了单肺移植和双肺移植在治疗肺气肿方面的优缺点,结果发现双肺移植的围术期风险要高过单肺移植,而在肺功能的改善方面也没有突出表现,所以在随后的临床实践中采用单肺移植治疗终末期肺疾病就占了主流。然而近年的临床资料却显示,单肺移植和双肺移植在治疗终末期肺气肿时,虽然手术病死率相似,均为 6% 左右,在平均住院时间和术后辅助通气时间等方面也无明显差异,但在术后的长期生存方面存在明显差异,双肺移植的术后 5 年生存率约 67%,而单肺移植的术后 5 年生存率仅为 45%。还有许多资料表明,采用肺移植治疗终末期 COPD 的累积 5 年生存率为 50%左右,对 COPD 患者的治疗效果仅次于肺动脉高压的患者。

四、肺减容术

采用肺减容术(lung volume reduction surgery,LVRS)治疗肺气肿在 1990 年以后被再次提出后,由于其在并发症发生率、安全性和易操控性等诸多方面有着肺移植所无法取代的许多优点,因此一经倡导,便如雨后春笋般在世界各地得以迅速开展。许多初期的临床资料都证实,采用肺减容术对经严格选择的肺气肿患者进行手术,可取得非常满意的治疗效果。一般认为,接受肺减容术治疗的患者术后 FEV_1 可提高 20%~60%,动脉血氧分压提高约 20%,6 分钟行走距离提高 40%以上,术后患者的主观缺氧症状也会得到很大程度改善,绝大部分患者术后基本可摆脱吸氧。美国胸外科学会也曾将肺减容术推荐为治疗晚期肺气肿的最佳式,或作为准备接受肺移植手术患者的过渡性手术。然而,随着大规模的临床实践,也暴露了许多问题。首先,肺减容术的适应证还只是理论推导和个人经验总结,无大规模临床试验的验证,适应证的不科学造成了手术病死率和术后短期死亡率较高,据报道,肺减容术的手术病死率为 0~7%。另外,肺减容手术相对于内科治疗的远期疗效和生存率还不明确。肺减容手术的术后并发症发生率较高,有近 50%的患者在接受肺减容术后会出现不同程度的延期漏气(7 天以上),有 5%的患者会出现胸部感染,大部分患者的肺功能和活动能力改善会在术后 2 年左右消失殆尽。因此就需要有大规模、多中心的临床试验以进一步验证其治疗效果,寻找影响并发症和死亡发生的危险因素,明确远期疗效和生存情况。1998 年,美国发起了由医疗卫生和财政等多个政府部门资助,有 17 个大型医疗中心参与的,历史上最大规模的前瞻性随机对照临床试验——国家肺气肿治疗临床试验(National Emphysema Treatment Trial,NETT)正式启动,该研究自 1998 年 1 月到 2002 年 7 月,在 3777 例终末期肺气肿患者中挑选出 1218 例进行手术后内科治疗的随机分组,其中 608 例患者接受手术治疗,另 610 例接受内科治疗,平均随访 29.2 个月。结果不仅证实了肺减容术可以改善终末期肺气肿患者的生存率、运动能力和生活质量,还发现了影响手术死亡和并发症发生的危险因素,明确了肺减容术的手术适应证和受益人群,为以后肺减容手术的有效开展提供了新的标准。最近在加拿大、欧洲也有类似的多中心随机对照研究开展。

1. 肺减容术的治疗原理　肺减容术治疗肺气肿的主要机制是通过切除过度通气的病变肺组织,缩小肺的体积,使剩余肺的弹性回缩力有所恢复,使被牵拉或挤压的正常支气管和肺泡的结构恢复正常,恢复有效的胸腔负压,小气道扩张,降低呼气阻力,减少残气量并改善通气功能。另外,肺减容术后胸腔容积减小,膈肌升高接近正常位置,改善膈肌的运动功能,从而改善通气。肺减容术切除了缺血严重的病变肺组织后,可改善肺的通气-血流比,从而改善肺功能。最后,肺减容术后被压缩的肺组织重新膨胀,肺循环阻力降低,减轻了右心室负荷,呼吸功能的改善在一定程度上也纠正了低氧血症,缓解了缺氧造成的肺动脉高压,防止了右心衰竭的发生,从而改善了患者的心肺功能、运动能力和生活质量。

2.肺减容术的适应证和受益人群　NETT 在对 1218 例重度肺气肿患者进行了前瞻性的随机对照研究后,根据手术效果将重度肺气肿患者划分为以下几类:①肺气肿病变以上叶为主,康复训练后运动能力较差(运动自行车:男性<40 周,女性<25 周)。对这类患者进行手术,术后死亡较内科治疗病死率下降了 50%以上(RR=0.47),运动能力和生活质量显著改善(P<0.001),是肺减容术最佳的治疗对象。②肺气肿病变以上叶为主,康复训练后运动能力较好(运动自行车:男性>40 周,女性>25 周)。对这类患者进行手术,术后生存率与内科治疗相似(RR=0.98),运动能力和生活质量显著改善(P<0.001),适合进行肺减容手术。③肺气肿病变非上叶为主,康复训练后运动能力较差(运动自行车:男性<40 周,女性<25 周)。对这类患者进行手术,术后生存率(RR=0.81)、运动能力和生活质量与内科治疗相比无明显差异。④肺气肿病变非上叶为主,康复训练后运动能力较好(运动自行车:男性>40 周,女性>25 周)。对这类患者进行手术,术后生存率减低 50%(RR=2.06),运动能力和生活质量无改善,不适于进行肺减容手术。⑤$FEV_1 \leqslant 20\%$ 预计值,同时 $DLco \leqslant 20\%$ 预计值,或肺气肿病变均匀分布。对这类患者进行手术的病死率高(术后 30 天病死率 16%),运动能力和肺功能改善小,生活质量无变化,是肺减容手术的高危患者,为手术禁忌证。

NEET 的以上结果对当前肺减容手术的临床应用产生了巨大影响,进一步规范和修正了前期临床探索的适应证(表 7-8),改变了筛选手术患者的流程。

表 7-8　肺减容手术适应证和禁忌证

参数	适应证	禁忌证
临床参数	1. 年龄<75 岁 2. 弥漫性肺气肿 3. 内科治疗后仍重度呼吸困难 4. 临床稳定>1 个月 5. 戒烟>6 个月	1. 年龄>75 岁 2. 严重肥胖或恶病质 3. 肺动脉高压(收缩压>45mmHg;舒张压>45mmHg) 4. 严重哮喘、支气管扩张或慢性支气管炎伴大量脓痰 5. 胸外科手术禁忌,如胸膜固定、严重胸廓畸形 6. 严重伴发疾病
肺功能参数	1. 吸入 β_2 受体激动剂后 $FEV_1 < 45\%$ 预计值 2. 肺过度充气,RV>150%预计值,TLC>100%预计值 3. $PaO_2 > 6kPa$(45mmHg);$PaCO_2 < 8kPa$(60mmHg) 4. 功率自行车:康复训练后男性运动负荷<40 周,女性<25 周	1. $FEV_1 \leqslant 20\%$ 预计值 2. $DLco \leqslant 20\%$ 预计值

（续表）

参数	适应证	禁忌证
影像学 参数	高分辨率 CT 证实肺气肿病变不均匀， 以上叶为主	肺气肿病变均匀、非上叶为主

3. 术前筛选和术前检查　肺减容手术术前准备和术前筛查往往是同步进行的。对准备进行手术治疗的重度肺气肿患者，术前常常需要进行 6~8 周的正规呼吸康复训练，到各项指标能满足手术指征后，才能接受手术。呼吸康复训练对肺减容术术后呼吸功能改善和生活质量的提高起着至关重要的作用，也是重要的术前准备，通过康复训练可使患者在身体和心理上对术后的快速恢复做好充分准备。肺减容术相关的呼吸康复训练主要包含以下内容：①戒烟；②对患者和家属的相关知识宣教；③药物治疗；④氧疗；⑤心理咨询；⑥排痰训练；⑦呼吸训练和体能锻炼。

在进行呼吸康复的过程中，应定时进行相关的术前检查以筛选合适的手术患者。术前检查除进行详细的病史询问和体格检查以外，常规的实验室检查中为排除 α_1-抗胰蛋白酶缺乏症，常需查 α_1-抗胰蛋白酶水平，因为有些资料显示肺减容术对此病的治疗效果不佳。影像学检查包括常规的胸部 X 线和高分辨 CT，以明确肺气肿的分布。肺通气灌注显像是肺减容术必须进行的检查项目，该检查是提供各部分肺组织生理功能的直观手段，可为手术中切除靶区的选择提供最有价值的信息。生理功能的测试主要包括肺功能检查、血气检查、运动能力测试和心功能测试等内容，运动能力测试主要采用 6-MMD 和踏车试验。另外，研究和随访方面还常采用一些调查量表进行生活质量和某些主观症状（如呼吸困难）的量化测定。以上检查项目在呼吸康复过程中多反复检测，术前通过筛选流程最终确定手术对象。

4. 麻醉及监测　肺减容手术采用双腔插管、全身麻醉，为减少术中、术后麻醉性镇痛药物的用量及其对呼吸循环功能的影响，术前常硬膜外置管，予以硬膜外持续止痛。术中采用单肺通气，对双侧手术，已完成手术的一侧行单肺通气时，强调通气压力要小，满足潮气量即可，防止压力过大引起切缘及术中损伤的肺组织破裂漏气。术中监测项目同一般的肺手术，主要包括心电图、血氧饱和度、呼气末 $PaCO_2$、动脉有创及无创血压。有条件的地方还应进行心输出量和肺动脉压的监测。

5. 手术方法　肺减容术主要包括常规开胸和胸腔镜肺减容手术，根据切除的范围又分为单侧和双侧肺减容手术。由于 NETT 的结果表明以上叶病变为主的患者是肺减容理想的适应证，近来各大医疗中心多只开展肺减容手术。在切除病肺组织时，右侧手术一般从前侧接近水平的位置开始，左侧则自舌段开始，切除经肺尖向后外侧延伸，终止于斜裂上端，整个切缘呈倒"U"形，切除量为上叶的 1/2~2/3。关于手术径路，国外多采用正中开胸或胸腔镜手术，现有的资料表明，这两种径路在手术效果和并发症方面无明显差异，但胸腔镜手术创伤小，术后疼痛小，恢复快，对一些病情相对比较重的患者可能更适合。当因为手术条件和经济原因不能采用胸腔镜手术时，现多主张采用腋下小切口等微创手段进行手术。关于手术范围,已有的资料都表明双侧手术的治疗效果要优于单侧手术,至于选择同期双侧手术还是分期双侧手术,要根据患者的实际情况具体决定。

6.肺减容术的术后并发症及其防治　由于肺减容术的患者都是肺组织质量很差的终末期肺气肿患者,手术后发生并发症的发生率相对较高。并发症的发生种类与一般的肺手术相似,而肺漏气是主要的并发症,约有90%的患者会出现术后漏气,其中延迟性肺漏气(>7天)的发生率较高,约50%以上。其他并发症主要有肺部感染;因出血和漏气需再次开胸;呼吸衰竭;消化道并发症;膈神经麻痹等。有资料表明,肺减容术后的病死率约为0~16%,而引起患者死亡的原因主要与延迟性肺漏气所引起的呼吸衰竭有关。因此,在手术过程中外科医生采用了多种技术以预防和控制肺漏气的发生。在切除肺时,为防止切缘漏气,常使用牛心包等垫片以加固切割缝合器。切缘的形状与胸廓的形状尽量保持一致,切除范围不宜过大,以免空腔形成,造成术后漏气。还有使用激光切除、应用生物胶、胸膜"帐篷术"等多种防漏气措施。最近,NETT的一项统计分析发现,引起术后延迟性肺漏气的危险因素主要有位置较低的弥漫性病变、胸膜粘连、曾经吸入过激素类药物和低 FFV_1 等,而术后漏气与手术的切口、术中所使用的切割缝合器的种类和垫片的种类等手术方式无明显关系。由此看来,目前通过手术手段避免和减低肺减容术后漏气的手段并不一定理想,比较现实的办法是尽量避免手术患者术前吸入激素类药物,以减低激素在肺组织局部沉积所引起的愈合不良和漏气。

7.肺减容术与肺移植联合治疗肺气肿　采用肺减容术与肺移植术联合治疗肺气肿在临床上比较少见,二者联合可有多种组合方式,如肺减容作为肺移植的桥梁和过渡;同时行单肺移植和对侧肺减容以预防肺移植术后对侧肺的过度膨胀;单肺移植术后行肺减容术以治疗对侧肺的急性或慢性膨胀。其中,将肺减容作为肺移植的桥梁和过渡应用的最多见。已有一些临床实践发现,对一些临界于肺减容和肺移植适应证之间的患者,先期行肺减容手术可明显改善患者的症状,延迟需要肺移植的时间,避免了患者在漫长的等待供体肺过程中病情的进一步恶化,保证了随后肺移植的良好疗效;更有一些患者在行肺减容术后症状及肺功能等方面的改善恢复到了不再需要移植的程度。然而,对一些年龄比较大的患者,如果先行肺减容术,等到手术效果衰退到需要肺移植时可能年龄和全身状况等已经不能够再承受肺移植的打击。2006年,瑞士的一组研究结果表明,对58例最初确定需肺移植的患者先行肺减容手术后,可明显改善症状、肺功能和生活质量,术后5年生存率达53%,其中有8例患者在肺减容术后平均经过44个月后由于功能衰退又接受了肺移植手术,结果发现这8例患者肺移植术后的生存情况与直接进行肺移植者相似,研究认为肺减容不会影响随后进行的肺移植的效果。因此,对于某些"临界"患者,在进行肺移植或肺减容的术式选择时,外科医生应全面评价,权衡利弊,并根据患者的意愿进行决策。

8.新出现的肺减容技术　由于肺减容术作为有创的姑息性治疗手段,有其特定的适应证,并不能被应用于所有的终末期肺气肿患者,再加上该手术有一定的手术死亡和并发症发生率,因此近年来一些无创或微创肺减容技术开始在临床开展或已进行动物实验。这些技术的共同特点是在对患者损伤小的基础上,不切除肺组织,通过特定技术使病变肺组织萎陷,从而达到肺减容和减少术后漏气等并发症的目的。总的来说,分为直视手术和经纤支镜两种手段。有学者曾在胸腔镜下进行病变肺组织表面的折叠缝合,结果发现肺减容效果良好,肺延迟漏气的发生也明显减少。最近还有学者报道了利用真空泵吸引肺减容的动物实验,即在暴露肺气肿病变后用橡胶真空泵做负压吸引,将严重的肺气肿肺组织吸入真空的容器中,使该部分肺组织压缩减容,取得了很好的研究结果。经纤支镜肺减容术发展比较成熟,已进入临床应用阶段,主要有经纤支镜病变段支气管封堵法和植入单向活瓣法。通过封堵使病变肺局部萎陷,通过植入单向活瓣使病变肺组织内气体只可呼出而无法吸入,从而达到肺减容的目的。目前影响该技术应用的主要问题是靶支气管的定位和术后气胸、肺炎发生率比较高。还有一种通过连接较大气道与肺气肿组织的气道旁路或开窗术目前正在进行动物实验和临床探索,该手术通过连通大气道与肺气肿组织而使气肿内残留的气体排出体外,改善了呼气气流和呼吸机制,能有效改善肺气肿的呼吸功能。有关这些肺减容新技术的开展,目前大部分为小样本的经验总结或动物实验,缺乏大样本的随机对照研究,因此其确切疗效尚有待大规模的临床试验回答。

五、结语

肺大疱切除、肺移植和肺减容术是目前被公认效果确切而被临床广泛接受的治疗肺气肿的手术术式。严格掌握手术适应证是保证手术疗效、减少手术死亡和并发症发生的关键。对有明确巨大肺大疱的肺气肿,应行肺大疱切除术;对病变不均匀、主要位于上叶而活动能力又较差的患者则要优先选择肺减容手术;对病变广泛、$FEV_1 < 20\%$ 预测值、高碳酸血症和伴有肺动脉高压的患者,应进行肺移植手术。也许这几种术式的有机联合会为某些患者带来好处,但如何进行术式的组合需要医生根据患者的具体情况进行慎重地抉择。相信通过大规模的临床实践和新技术的不断涌现,肺气肿外科治疗的效果会在不远的将来得到突破。

第八章　支气管哮喘

支气管哮喘(简称哮喘)是一种常见病、多发病。近年来其发病率有增加趋势,我国支气管哮喘的患病率为 0.5%~6%。该病严重危害人类的健康,给社会造成了巨大的经济负担,是全世界共同面临的主要公共卫生问题之一。

随着对哮喘发病机制认识的不断深入,目前认为哮喘是由多种细胞(如嗜酸性粒细胞、肥大细胞、T 淋巴细胞、嗜中性粒细胞、气道上皮细胞等)和细胞组分参与的气道慢性炎症性疾患。这种慢性炎症导致气道反应性的增加,通常出现广泛多变的可逆性气流受限,并引起反复发作性的喘息、气急、胸闷或咳嗽等症状,常在夜间和(或)清晨发作、加剧,多数患者可自行缓解或经治疗缓解。治疗不当,也可产生气流不可逆性受限,因此,合理的防治至关重要。

第一节　病因与发病机制

一、病因

哮喘的病因还不十分清楚,大多认为是与多基因遗传有关的疾病,同时受遗传因素和环境因素的双重影响。

许多调查资料表明,哮喘患者的亲属患病率高于群体患病率,并且亲缘关系越近,患病率越高。哮喘患儿双亲大多存在不同程度气道反应性增高。目前,哮喘的相关基因尚未完全明确,但有研究表明,与气道高反应性、IgE 调节和特应性反应相关的基因,在哮喘的发病中起着重要的作用。

环境因素中主要包括某些激发因素:①吸入物:如尘螨、花粉、真菌、动物毛屑、二氧化硫、氨气等各种特异和非特异性吸入物;②感染:如细菌、病毒、原虫、寄生虫等;③食物:如鱼、虾、蟹、蛋类、牛奶等;④药物:如普萘洛尔、阿司匹林等;⑤气候变化、运动、妊娠等都可能是哮喘的激发因素。

二、发病机制

哮喘的发病机制尚不完全清楚。多数人认为哮喘与变态反应、气道炎症、气道反应性增高及神经机制等因素相互作用有关。

1. 变态反应　当变应原进入具有特应性体质的机体后,可刺激机体通过 T 淋巴细胞的传递,由 B 淋巴细胞合成特异性 IgE,并结合于肥大细胞和嗜碱性粒细胞表面的高亲和性的 IgE 受体($Fc_\varepsilon Rl$);IgE 也能结合于某些 B 细胞、巨噬细胞、单核细胞、嗜酸性粒细胞、NK 细胞及血小板表面的低亲和性 Fca 受体($Fc_\varepsilon R2$),但是 $Fc_\varepsilon R2$ 与 IgE 的亲和力比 $Fc_\varepsilon R1$ 低 10~100 倍。若变应原再次进入体内,可与结合在 $Fc_\varepsilon R$ 上的 IgE 交联,使该细胞合成并释放多种活性介质导致平滑肌收缩、黏液分泌增加、血管通透性增高和炎症细胞浸润等。炎症细胞在介质的作用下又可分泌多种介质,使气道病变加重,炎症反应增加,产生哮喘的临床症状。

根据变应原吸入后哮喘发生的时间,可分为速发型哮喘反应(IAR)、迟发型哮喘反应(LAR)和双相型哮喘反应(OAR)。IAR 几乎在吸入变应原的同时立即发生反应,15 ~ 30 分钟达高峰,2 小时后逐渐恢复正常。LAR 在 6 小时左右发病,持续时间长,可达数天。而且临床症状重,常呈持续性哮喘表现,肺功能损害严重而持久。LAR 的发病机制较复杂,不仅与 IgE 介导的肥大细胞脱颗粒有关,而且主要是气道炎症所致。现在认为哮喘是一种涉及多种炎症细胞和结构细胞相互作用,许多介质和细胞因子参与的一种慢性炎症疾病。LAR 是慢性炎症反应的结果。

2.气道炎症　气道慢性炎症被认为是哮喘的本质。表现为多种炎症细胞特别是肥大细胞、嗜酸性粒细胞和 T 淋巴细胞等多种炎症细胞在气道的浸润和聚集。这些细胞相互作用可以分泌出多种炎症介质和细胞因子,这些介质、细胞因子与炎症细胞和结构细胞相互作用构成复杂的网络,使气道反应性增高,气道收缩,黏液分泌增加,血管渗出增多。已知肥大细胞、嗜酸性粒细胞、中性粒细胞、上皮细胞、巨噬细胞和内皮细胞都可产生炎症介质。

3.气道高反应性(AHR)　表现为气道对各种刺激因子出现过强或过早的收缩反应,是哮喘患者发生和发展的另外一个重要因素。目前普遍认为气道炎症是导致气道高反应性的重要机制之一,当气道受到变应原或其他刺激后,由于多种炎症细胞、炎症介质和细胞因子的参与,气道上皮和上皮内神经的损害等而导致气道高反应性。AHR 常有家族倾向,受遗传因素的影响,AHR 为支气管哮喘患者的共同病理生理特征,然而出现 AHR 者并非都是支气管哮喘,如长期吸烟、接触臭氧、病毒性上呼吸道感染、COPD 等也可出现 AHR。

4.神经机制　神经因素也被认为是哮喘发病的重要环节。支气管受复杂的自主神经支配。除胆碱能神经、肾上腺素能神经外,还有非肾上腺素能非胆碱能(NANC)神经系统。支气管哮喘与 β-肾上腺素受体功能低下和迷走神经张力亢进有关,并可能存在有 α-肾上腺素神经的反应性增加。NANC 能释放舒张支气管平滑肌的神经介质如血管活性肠肽(VIP)、一氧化氮(NO),及收缩支气管平滑肌的介质如 P 物质、神经激肽,两者平衡失调,则可引起支气管平滑肌收缩。

三、病理

显微镜下可见纤毛上皮剥离、气道上皮下有肥大细胞、嗜酸性粒细胞、淋巴细胞与中性粒细胞浸润。气道黏膜下组织水肿,微血管通透性增加,杯状细胞增殖及支气管分泌物增加,支气管平滑肌痉挛等病理改变。若哮喘长期反复发作,表现为支气管平滑肌肌层肥厚,气道上皮细胞下纤维化、黏液腺增生和新生血管形成等,导致气道重构。

第二节　临床表现

几乎所有的支气管哮喘患者都有长期和反复发作的特点,哮喘的发作与季节、周围环境、饮食、职业、精神心理因素、运动和服用某种药物有密切关系。

一、主要临床表现

1. 前驱症状　在变应原引起的急性哮喘发作前往往有打喷嚏、流鼻涕、眼痒、流泪、干咳或胸闷等前驱症状。

2. 喘息和呼吸困难　是哮喘的典型症状,喘息的发作往往较突然。呼吸困难呈呼气性,表现为吸气时间短,呼气时间长,患者感到呼气费力,但有些患者感到呼气和吸气都费力。

当呼吸肌收缩克服气道狭窄产生的过高支气管阻力负荷时,患者即可感到呼吸困难。一般来说,呼吸困难的严重程度和气道阻力增高的程度呈正比。但有15%的患者在FEV_1下降到正常值的50%时仍然察觉不到气流受限,表明这部分患者产生了颈动脉窦的适应,即对持续的刺激反应性降低。这说明单纯依靠症状的严重程度来评估病情有低估的危险,需要结合其他的客观检查手段来正确评价哮喘病情的严重程度。

3. 咳嗽、咳痰　咳嗽是哮喘的常见症状,由气道的炎症和支气管痉挛引起。干咳常是哮喘的前兆,哮喘发作时,咳嗽、咳痰症状反而减轻,以喘息为主。哮喘发作接近尾声时,支气管痉挛和气道狭窄减轻,大量气道分泌物需要排出时,咳嗽、咳痰可能加重,咳出大量的白色泡沫痰。有一部分哮喘患者,以刺激性干咳为主要表现,无明显的喘息症状,这部分哮喘称为咳嗽变异性哮喘。

4. 胸闷和胸痛　哮喘发作时,患者可有胸闷和胸部发紧的感觉。如果哮喘发作较重,可能与呼吸肌过度疲劳和拉伤有关。突发的胸痛要考虑自发性气胸的可能。

5. 体征　哮喘的体征与哮喘的发作有密切关系,在哮喘缓解期可无任何阳性体征。在哮喘发作期,根据病情严重程度的不同可有不同的体征。哮喘发作时支气管和细支气管进行性的气流受限可引起肺部动力学、气体交换和心血管系统一系列的变化。为了维持气道的正常功能,肺出现膨胀,伴有残气容积和肺总量的明显增加。由于肺的过度膨胀使肺内压力增加,产生胸腔内负压所需要的呼吸肌收缩力也明显增加。呼吸肌负荷增加的体征是呼吸困难、呼吸加快和辅助呼吸肌运动。在呼气时,肺弹性回缩压降低和气道炎症可引起显著的气道狭窄,在临床上可观察到喘息、呼气延长和呼气流速减慢。这些临床表现一般和FEV_1、PEF的降低相关。由于哮喘患者气流受限并不均匀,通气的分布也不均匀,可引起肺通气/血流比值的失调,发生低氧血症,出现发绀等缺氧表现。在吸气期间肺过度膨胀和胸腔负压的增加对心血管系统有很大的影响。右心室受胸腔负压的牵拉使静脉回流增加,可引起肺动脉高压和室间隔的偏移。在这种情况下,受压的左心室需要将血液从负压明显增高的胸腔射到体循环,产生吸气期间的收缩压下降,称为奇脉。

（1）一般体征：哮喘患者在发作时,精神一般比较紧张,呼吸加快、端坐呼吸,严重时可出现口唇和指（趾）发绀。

（2）呼气延长和双肺哮鸣音：在胸部听诊时可听到呼气时间延长而吸气时间缩短,伴有双肺如笛声的高音调,称为哮鸣音。这是小气道梗阻的特征。两肺满布的哮鸣音在呼气时较明显,称呼气性哮鸣音。很多哮喘患者在吸气和呼气都可闻及哮鸣音。单侧哮鸣音突然消失要考虑发生自发性气胸的可能。在哮喘严重发作,支气管发生极度狭窄,出现呼吸肌疲劳时,喘鸣音反而消失,称为寂静肺,是病情危重的表现。

（3）肺过度膨胀体征：即肺气肿体征。表现为胸腔的前后径扩大,肋间隙增宽,叩诊呈过清音,肺肝浊音界下降,心浊音界缩小。长期哮喘的患者可有桶状胸,儿童可有鸡胸。

（4）奇脉：重症哮喘患者发生奇脉是吸气期间收缩压下降幅度（一般不超过1.33kPa,即10mmHg）增大的结果。这种吸气期收缩压下降的程度和气流受限的程度相关,它反映呼吸肌对胸腔压波动的影响的程度明显增加。呼吸肌疲劳的患者不再产生较大的胸腔压波动,奇脉消失。严重的奇脉（≥3.33kPa,即25mmHg）是重症哮喘的可靠指征。

（5）呼吸肌疲劳的表现：表现为呼吸肌的动用,肋间肌和胸锁乳突肌的收缩,还表现为反常呼吸,即吸气时下胸壁和腹壁向内收。

（6）重症哮喘的体征：随着气流受限的加重,患者变得更窘迫,说话不连贯,皮肤潮湿,呼吸和心率增加。并出现奇脉和呼吸肌疲劳表现。呼吸频率≥25次/分,心率≥110次/分,奇脉≥25mmHg是重症哮喘的指征。患者垂危状态时可出现寂静肺或呼吸乏力、发绀、心动过缓、意识恍惚或昏迷等表现。

二、重症哮喘的表现

1.哮喘持续状态　指哮喘严重发作并持续24小时以上,通常被称为"哮喘持续状态"。这是针对发作的情况而言,并不代表该患者的基本病情,往往发生于重症哮喘患者,而且与预后有关,是哮喘本身的最常见的一种急症。许多危重哮喘患者的病情常常在一段时间内逐渐加剧,所有重症哮喘患者在某种因素的激发下都有随时发生严重致命性急性发作的可能,而无特定的时间因素。其中一部分患者可能在哮喘急性发作过程中,虽经一段时间的治疗,但病情仍然逐渐加重。

2.哮喘猝死　有一部分哮喘患者在经过一段相对缓解的时期后,突然出现严重急性发作,如果救治不及时,可在数分钟到数小时内死亡,称为哮喘猝死。哮喘猝死的定义为:哮喘突然急性严重发作,患者在2小时内死亡。哮喘猝死的原因可能与哮喘突然发作或加重,引起严重气流受限或其他心肺并发症导致心搏和呼吸骤停有关。

3.潜在性致死性哮喘　包括以下几种情况:①长期口服糖皮质激素类药物治疗;②以往曾因严重哮喘发作住院抢救治疗;③曾因哮喘严重发作而行气管切开、机械通气治疗;④既往曾有气胸或纵隔气肿病史;⑤本次发病过程中需不断超常规剂量使用支气管扩张药,但效果不明显。在哮喘发作过程中,还有一些征象值得高度警惕,如喘息症状频发,持续甚至迅速加重,气促（呼吸频率>30次/分）,心率超过140次/分,体力活动和言语受限,夜间呼吸困难显著,取前倾位,极度焦虑、烦躁、大汗淋漓,甚至出现嗜睡和意识障碍,口唇、指甲发绀等。患者的肺部一般可以听到广泛哮鸣音,但若哮鸣音减弱,甚至消失,而全身情况不见好转,呼吸浅快,甚至神志淡漠和嗜睡,则意味着病情危重,随时可能发生心搏和呼吸骤停。此时的血气分析对病情和预后判断有重要参考价值。若动脉血氧分压(PaO_2)<8.0kPa(60mmHg)和(或)动脉二氧化碳分压($PaCO_2$)>6.0kPa(45mmHg),动脉血氧饱和度(SaO_2)<90%,pH<7.35,则意味患者处于危险状态,应加强监护和治疗。

4.脆性哮喘(brittle asthma,BA) 正常人的支气管舒缩状态呈现轻度生理性波动,FEV_1、PEF在晨间降至最低(波谷),午后达最大值(波峰)。哮喘患者这种变化尤其明显。有一类哮喘患者FEV_1和PEF在治疗前后或一段时间内大幅度地波动,称为"脆性哮喘"。Ayres在综合各种观点的基础上提出BA的定义和分型如下。

(1)Ⅰ型BA:尽管采取了正规、有力的治疗措施,包括吸入糖皮质激素(如吸入二丙酸倍氯米松1500μg/d以上),或口服相当剂量糖皮质激素,同时联合吸入支气管舒张药,连续观察至少150天,半数以上观察日的PEF变异率>40%。

(2)Ⅱ型BA:在基础肺功能正常或良好控制的背景下,无明显诱因突然急性发作的支气管痉挛,3小时内哮喘严重发作伴高碳酸血症,可危及生命,常需机械通气治疗。月经期前发作的哮喘往往属于此类。

三、特殊类型的哮喘

1.运动诱发性哮喘 也称为运动性哮喘,是指达到一定的运动量后,出现支气管痉挛而产生的哮喘。其发作大多是急性的、短暂的,而且大多能自行缓解。运动性哮喘并非说明运动即可引起哮喘,实际上短暂的运动可兴奋呼吸,使支气管有短暂的舒张,其后随着运动时间的延长,强度增加,支气管发生收缩。运动性哮喘特点为:①发病均发生在运动后;②有明显的自限性,发作后经一定时间的休息后即可逐渐恢复正常;③一般无过敏性因素参与,特异性变应原皮试阴性,血清IgE水平不高。

但有些学者认为,运动性哮喘常与过敏性哮喘共存,说明两者之间存在一些联系。临床上可进行运动诱发性试验来判断是否存在运动性哮喘。如果运动后FEV_1下降20%~40%,即可诊断为轻度运动性哮喘;FEV_1下降40%~65%,即可诊断为中度运动性哮喘;FEV_1下降65%以上可诊断为重度运动性哮喘。有严重心肺或其他影响运动疾病的患者不宜进行运动诱发性试验。

2.药物性哮喘 由于使用某种药物导致的哮喘发作。常见的可能引起哮喘发作的药物有阿司匹林、β受体阻滞药、血管紧张素转换酶抑制剂(ACEI)、局部麻醉药、添加剂(如酒石黄)、医用气雾剂中的杀菌复合物等。个别患者吸入支气管舒张药时,偶尔也可引起支气管收缩,可能与其中的氟利昂或表面活性剂有关。免疫血清、含碘造影剂也可引起哮喘发作。这些药物通常是以抗原、半抗原或佐剂的形式参与机体的变态反应过程,但并非所有的药物性哮喘都是机体直接对药物产生过敏反应引起。例如β受体阻滞剂,它是通过阻断β受体,使$β_2$受体激动剂不能在支气管平滑肌的效应器上起作用,从而导致支气管痉挛。

阿司匹林是诱发药物性哮喘最常见的药物,某些患者可在服用阿司匹林或其他非甾体抗炎药数分钟或数小时内发生剧烈支气管痉挛。此类哮喘多发生于中年人,在临床上可分为药物作用相和非药物作用相。药物作用相指服用阿司匹林等解热镇痛药后引起哮喘持续发作的一段时间,潜伏期可为 5 分钟至 2 小时,患者的症状一般很重,常见明显的呼吸困难和发绀,甚至意识丧失,血压下降,休克等。药物作用相的持续时间不等,从 2~3 小时至 1~2 天。非药物作用相阿司匹林性哮喘指药物作用时间之外的时间,患者可因各种不同的原因发作哮喘。阿司匹林性哮喘的发病可能与其抑制呼吸道花生四烯酸的环氧酶途径,使花生四烯酸的脂氧酶代谢途径增强,产生过多的白三烯有关。白三烯具有很强的支气管平滑肌收缩能力。近年来研制的白三烯受体拮抗剂,如扎鲁斯特和孟鲁斯特可以很好地抑制口服阿司匹林导致的哮喘发作。

3.职业性哮喘　　从广义上讲,凡是由职业性致喘物引起的哮喘统称为"职业性哮喘"。但从职业病学的角度,职业性哮喘应该有严格的定义和范围。我国在 20 世纪 80 年代末制定了职业性哮喘诊断标准,致喘物规定为异氰酸酯类、苯酐类、多胺类固化剂、铂复合盐、剑麻和青霉素。职业性哮喘的发生率往往与工业的发展水平有关,发达的工业国家,职业性哮喘的发病率较高,美国的职业性哮喘的发病率估计为 15%。职业性哮喘的病史有如下特点:①有明确的职业史,本病只限于与致喘物直接接触的劳动者;②既往(从事该职业前)无哮喘史;③自开始从事该职业至哮喘首次发作的"潜伏期"最少半年以上;④哮喘发作与致喘物的接触关系非常密切,接触则发病,脱离则缓解。

还有一些患者在吸入氯气、二氧化硫等刺激性气体时,出现急性刺激性干咳症状、咳黏痰、气急等症状,称为反应性气道功能不全综合征,可持续 3 个月以上。

第三节　实验室和其他检查

一、胸部 X 线检查

哮喘患者常常需要进行胸部 X 线检查,特别是初诊时。除一般的胸部 X 线检查以外,有时还需要进行胸部 CT 检查,这些检查对哮喘的诊断、鉴别诊断和估计哮喘病情的严重度有帮助。

哮喘患者的胸部 X 线表现并没有更多的特异性,常见为肺纹理增多、紊乱和肺气肿(或肺通气过度)征,有些患者可见肺大泡,有时可见气胸、纵隔气肿或肺动脉高压等并发症。但胸部 X 线检查在哮喘的鉴别诊断方面应为基本,而且重要。胸部 X 线检查也是长期皮质激素治疗安全性的重要保障之一,特别是对患有肺结核的患者,因此皮质激素治疗前和治疗过程的定期胸部 X 线检查极为重要。

二、肺功能检查

哮喘患者的气道处于不稳定状态,气道平滑肌的收缩性增加,黏膜和黏膜下层增厚,管腔分泌液增多都可能使气道的功能状态恶化,引起气流阻塞。支气管有效通气管径的缩小可使患者出现喘鸣和呼吸困难,而反映在肺功能上的改变就是通气功能的损害。因此哮喘患者的肺功能检查对于哮喘的诊断和治疗都很重要:①气道激发试验和(或)支气管扩张试验(气道可逆试验)有助于确立哮喘的诊断并与单纯慢性支气管炎鉴别;②支气管扩张试验还有助于估计 β_2 受体激动剂的可能疗效,为药物选择提供参考;③以 FEV_1 和最大呼气流速(PEF,也称呼气峰流速)为主要指标结合肺总量和残气量,以及临床症状,特别是夜间哮喘的发作情况等估计哮喘患者病情的严重程度,结合血气分析的结果,尤其是 PaO_2、SaO_2、$PaCO_2$ 等参数,估计哮喘急性发作期病情的严重程度;④客观评价药物的临床疗效。

哮喘患者的肺功能测定通常包括通气功能、肺动力学和血液气体分析。

1.通气功能的测定

(1)哮喘患者呼气流速、气道阻力和静态肺容量测定:喘息症状发作时累及大、小气道,但最主要的病变部位在小支气管,而且是弥漫性的。小支气管的横截面积又远远大于大气道,再加上吸气过程是主动的,呼气过程是被动的,因此呼气阻力一般大于吸气阻力,FEV_1 最大呼气流速(PEF)、用力肺活量(FVC)均明显下降。最大呼气流速-容积曲线(F-V 环)测定是哮喘肺功能检查中极为常用也是最重要的部分,因为呼出的气量和相应的瞬间流量形成用力呼气流速-容积曲线,它能反映气流在气道里通过的情况和小气道功能状态。

正常人 FEV_1/FVC 应大于 75%,而哮喘患者在哮喘发作时一般小于 70%。这些参数的检测较为简易,无创伤性,如果操作正确,重复性也比较好,基本设备容易满足,因此在许多医院,包括基层医院都可以进行检查。通过这些检查可以帮助判断急性哮喘发作的严重程度,了解哮喘病情的"可逆性"(实际为处于收缩状态的支气管的可扩张性),以及平喘药物的治疗效果。采用袖珍的呼气流速仪,可在家庭和工作中进行连续多日的昼夜检查,记录最大呼气流速变异的动态变化,对于发现哮喘急性发作的早期征兆和及时治疗有很大的帮助。

哮喘发作时呼吸阻力明显增加,有过多的气体潴留在肺内,所以肺残气量和肺总量增加。闭合气量在哮喘发作时不易测量,但在缓解期仍高于正常。静态肺容量测定有助于鉴别阻塞性通气功能障碍抑或限制性通气功能障碍,而且可从肺功能的角度了解肺气肿的程度,因此它对中重度哮喘的肺功能评价尤其重要。

近年来又根据脉冲振荡原理进行研制、开发、生产出新一代肺功能机。脉冲振荡技术也称强迫振荡技术,其主要意义在于比较精确地测定气道阻力,与传统的肺功能机比较。脉冲振荡技术能够更全面、确实地反映呼吸力学的变化,更符合生理,而且不需患者的合作,可用于儿童、老年人和呼吸功能较差的患者。运动心肺功能测定也可有助于早期哮喘的诊断,而且可了解哮喘患者对运动的耐受性,指导患者的运动耐量训练,提高健康水平。

(2)肺动态顺应性测定:顺应性系弹性物体的共同属性,是一个物理学概念。肺顺应性就是肺组织顺应呼吸活动而变化的特性,即吸气时肺泡充气,体积增大,呼气时肺泡排气,肺体积出现适度的回缩,这种功能活动与肺组织的弹性关系非常密切,因此肺顺应性实际反映了肺的弹性。在吸气末高肺容积(肺总量位)时肺顺应性最低,而当呼气末肺容积接近残气量位时肺顺应性最高。肺顺应性即为单位压力改变时所引起的容积改变,通常包含肺顺应性、胸壁顺应性和总顺应性,例如:

$$顺应性(C) = \frac{容积改变(\Delta V)}{压力改变(\Delta P)} L/kPa$$

$$肺顺应性(CL) = \frac{肺容积改变(\Delta V)}{经肺压} L/kPa$$

肺顺应性可分为静态肺顺应性和动态肺顺应性两种。静态肺顺应性是指在呼吸周期中,气流暂时阻断(1~2秒)时所测得的肺顺应性,相当于肺组织的弹力(实际还包含肺泡表面张力)。动态肺顺应性系指在呼吸周期中气流未阻塞时所测得的肺顺应性,受肺组织弹力和气道阻力的双重影响。当哮喘患者作快速呼吸时,与已狭窄的各级支气管相连的肺泡不能及时充气,肺容积相对减少,故动态顺应性下降,而静态顺应性仍可正常。

(3)通气分布不均匀:哮喘发作时吸入的气体在肺部的分布极不均匀,存在着明显的呼气延缓和减低区。这种情况在哮喘缓解期和COPD患者中也同样存在。通气不均的现象对于吸入疗法的影响比较大,因为临床医师让患者进行吸入治疗时总是希望有比较多的药物能到达病变部位,结果适得其反,药物到达通气功能正常部位反而多于通气差的部位,通气越差,药物分布越少。

综上所述,哮喘患者肺功能检查时的常用指标是肺活量(VC,但实际临床上更多测量用力呼吸肺活量,以主 FEV_1、PEF。FEV_1 和 PEF 是用于观测用力呼气流量的两个最常用的参数。每天不同时间测定的 PEF 之间的变异率提供了一个评价哮喘稳定性和(或)严重度的合理指数,其测定设备简单、方便,患者可自行操作,而且与 FEV_1 有良好的相关性,测定结果的重复性也好,因此使用广泛。但评判气流阻塞严重度的最佳单一指标是 FEV_1。FEV_1/VC 的比值是一个观测早期气流阻塞的敏感指标,由于该比值能区别限制性和阻塞性气道疾病,因此更多用于诊断。

PEF 测定最好每天 2~3 次定时测定,其意义为:①根据最大呼气流速的绝对值评估气流阻塞的程度,其值越低,气流阻塞就越严重;②根据每天监测并计算出的最大呼气流速的变异率估计哮喘病情的稳定性,一般来说,变异率越小,病情越稳定;③根据使用某种药(如吸入药)前后最大呼气流速绝对值和变异率的变化,评估该药的疗效。因此实际测定时应计算最大呼气流速占预计值的百分率和最大呼气流速的变异率,其计算公式如下:

$$\frac{正常(预计)值 - 实测值}{正常(预计)值} \times 100,即为实测值相当于正常(预计)值的百分数$$

$$每天最大呼气流速变异率 = \frac{每天最高值 - 最低值}{最高值} \times 100,即为当天最大呼气流速变异率$$

2. 弥散功能 常用一氧化碳弥散量来表示。单纯哮喘,无并发症的患者的肺弥散功能一般是正常的,但严重哮喘患者可降低。

3. 动脉血气分析 哮喘发作后,通过动脉血气分析可对哮喘急性发作的严重程度进行判断。在轻度或中度发作时，动脉血二氧化碳分压接近正常或略有下降，甚至表现为呼吸性碱中毒，而氧分压则下降，是由于肺内通气/血流比例异常所致。当病情继续加重时，缺氧更严重，而且可出现动脉血二氧化碳分压升高，这时就需要采用急救措施以挽救生命。

4. 气道激发试验　气道激发试验是检验气道对某种外加刺激因素引起收缩反应的敏感性，并根据其敏感性间接判断是否存在气道高反应性。气道激发试验分特异性气道激发试验和非特异性气道激发试验两类，特异性气道激发试验时吸入的是不同浓度的变应原溶液，非特异性气道激发试验则吸入不同浓度的气道收缩剂。它们的共同特点都是在吸入前后，做肺通气功能检查或观察气道阻力的变化，以寻找或确定变应原，并评估气道（主要为支气管）对某种特异性变应原或非特异性刺激物的反应性（即敏感程度）。其中，主要观察指标仍然为表示肺通气功能状态的 FEV_1 或 PEF。

（1）特异性气道激发试验：可根据需要选择变应原，但变应原溶液必须新鲜配制。在临床上可采用鼻黏膜激发试验和气管内激发试验。鼻黏膜激发试验又称鼻吸入试验，即将抗原经由鼻内吸入以激发呼吸道过敏症状；鼻内抗原滴入法和抗原滤纸片鼻黏膜敷贴的激发试验，后者约有 60% 的阳性反应。气管内激发试验也分气管内抗原滴入及气管内抗原吸入两种。气管内滴入法目前已很少用，因为操作不便，且抗原分布不均匀。当今主要目前抗原气雾吸入法，即每次试验时让患者吸入定量抗原，然后定时检查肺哮鸣音出现，同时进行 FEV_1 测定，如激发后 FEV_1 下降15%以上，即可认为有阳性反应。目前常用的激发抗原有蒿属花粉、屋内尘土、尘螨等。大约有 70% 的哮喘患者有阳性反应，其中约有 2/3 与皮试结果相符，而且皮试反应愈强，则激发的阳性率愈高，症状也明显。痰中有时还可出现大量的嗜酸性粒细胞。

特异性气道激发试验可能引起较明显的哮喘发作，甚至严重发作，因此必须在严密监护下进行，对适应证必须严格限制，特异性气道激发试验目前只用于研究以前不认识的职业性哮喘，或用于确定工作环境中的变应原，即特定环境的过敏性疾病的病因物质，或作医学鉴定。一般认为吸入特异性变应原溶液后，患者的 FEV_1 或 PEF 下降20%以上，才能做出基本肯定的诊断，但阴性结果并不排除职业性哮喘的存在。此外，应该注意有些变应原在特定的工作环境中有致敏作用，而在实验室里却不一定能够引出相似的反应，因为特异性气道激发试验的结果可受吸入变应原的特异性、吸入浓度、吸入量、试验场所以及检测指标等的影响。此外还应指出，特异性气道激发试验可表现早期（速发）、晚期（迟发）和双相哮喘反应。因此试验时应严密观察比较长的时间，以免由于晚期（迟发）反应而引起严重哮喘的发作。

（2）非特异性气道激发试验：常用的气道收缩剂有组胺和醋甲胆碱，也有人用高张盐水、蒸馏水、普萘洛尔。运动激发试验或过度通气激发试验也属于非特异性气道激发试验。但目前临床上应用最多的非特异性气道激发试验仍然为吸入组胺或醋甲胆碱，试验时所用的吸入气道收缩剂浓度从低浓度开始，由低至高，倍倍递增，例如由每 1mL 含0.25mg、0.5mg、1mg 起逐渐增加。

目前国际上所用的药物吸入非特异性气道激发试验有两种不同的方法，一种为平静吸入经雾化器产生的雾化液,其浓度从最低起,逐步提高,以使 FEV_1 或 PEF 比试验前降低 20% 时为止,所用药液的累积量即表示气道对该刺激物的反应性。累积量越少,表明气道对该刺激物的敏感性越高,反应性越强。累积量越大,表示气道对该刺激物的刺激越不敏感,反应性越弱。试验时每次吸入某浓度的雾化液 2 分钟,若吸入后测定的 FEV_1 或 PEF 的减少不足试验前的 20%,则再吸入浓度大 1 倍的溶液,进行同样的试验,直至 FEV_1 或 PEF 降至基础值(试验前的测定值)的 20% 为止。另一种方法在日本及澳大利亚较广泛应用,即将不同浓度的气道收缩剂放入一种由电脑控制的容器里,该仪器能全自动地转换浓度并记录气道阻力。受检者含住接口器作平静呼吸,当气道阻力成角上升时即可终止,从记录曲线即可计算出气道反应性。这种方法患者操作较为方便和省力,但曲线稳定性稍差,仪器费用较贵。非特异性气道激发试验诱发哮喘发作的程度较轻,持续时间较短,但仍须严密监护。用日本气道高反应仪进行气道激发试验时,最后一管装有支气管扩张剂,在试验结束后,让患者吸入即可解除支气管痉挛状态。

组胺或醋甲胆碱吸入激发试验时的气道反应性阳性的判断指标是:当 FEV_1 或 PEF 降低 20% 时,组胺的累积量小于 7.8mol,醋甲胆碱累积量小于 12.8mol。

(3)运动激发试验:对于运动性哮喘的患者可采用运动激发试验,如登梯试验、原地跑步试验、蹲起试验、蹬自行车试验、仰卧起坐试验等。只要达到一定的运动量,患者即可有喘息。同时肺功能试验显示 FEV_1、最大呼气中期流速(MMEF)、PEF、气道阻力(Raw)、功能残气量(FRC)及用力肺活量(FVC)等均有一定的变化。

5. 支气管舒张试验　支气管舒张试验也称支气管扩张试验或气道阻塞可逆性试验,是哮喘的重要诊断手段之一,因此在临床上得到广泛的应用,但应该指出,支气管舒张试验阴性不能作为否定哮喘诊断的依据,特别是重症哮喘患者或哮喘合并慢性支气管炎的患者。另一方面,10% 的 COPD 患者的支气管舒张试验也可为阳性。由于支气管舒张试验所用的是 β_2 受体激动剂,因此从另一角度来说,支气管舒张试验也是检验收缩或痉挛的支气管对 β_2 受体激动剂的效应,如果吸入 β_2 受体激动剂以后 FEV_1 明显增加,这就表明患者的支气管平滑肌对 β_2 受体激动剂有着良好的效应,在治疗过程中可比较重用这类药物。

支气管舒张试验的适应证是 FEV_1 的基础值小于 70% 的预计值。试验时先测定基础的 FEV_1 或 PEF,然后用定量雾化吸入器(MDI)吸入 β_2 受体激动剂(如沙丁胺醇的制剂喘乐宁、喘宁碟)200~400g,吸入 15~20 分钟后,再次测定 FEV_1 或 PEF(北京协和医院呼吸科通常以吸入喘宁碟 400g,20 分钟后再测定 FEV_1),其后按下列公式计算 FEV_1 或 PEF 的改善率:

$$FEV_1(\text{或 PEF})\ \text{改善率}(\%) = \frac{\text{吸药后}FEV_1(\text{或 PEF}) - \text{吸药前}FEV_1(\text{或 PEF})}{\text{吸药前}FEV_1(\text{或 PEF})} \times 100\%$$

如果改善率 ≥15%,则为试验阳性,即表明原来处于收缩状态的支气管可能重新舒张。

对于 FEV_1 的基础值大于预计值 70% 者,一般先进行支气管激发试验,阳性者再进行支气管舒张试验,如果均为阳性,则表明气道处于高反应状态。

对于支气管舒张试验阴性者,有时为了进一步确定气道阻塞是否真的不可逆,可进一步进行口服泼尼松试验,即每天口服泼尼松 20～30mg,连服 1 周,其后复查 FEV_1 或 PEF,如 1 周后它们的改善率为 15%,仍可认为支气管舒张试验阳性。对于基础 FEV_1 过低者,吸入 β_2 受体激动剂后,除计算其改善率外,还应考虑 FEV_1 改善的绝对值,当改善率为 15%,FEV_1 的绝对值增加超过 200mL 时,支气管舒张试验才是真正的阳性,如果只有改善率达到 15%,而增加的绝对值不足 200mL,这时的支气管舒张试验可能为假阳性,因为肺通气功能差的患者,只要 FEV_1 稍微有所增加,其改善率就可达到 15%。这时 FEV_1 的这一点点增加对通气功能的改善并无太大的帮助。

6. 动脉血气分析　哮喘急性发作,特别是严重发作时应当进行动脉血气分析包括,血液中的酸碱度和 PaO_2、$PaCO_2$ 和 HCO_3^- 以及机体氧合状态(即了解机体有没有缺氧)。这对了解哮喘患者的通气功能状态是极为重要的,而且可指导危重患者的抢救。

三、变应原检查

1. 特异性变应原的体内诊断　鉴于大部分支气管哮喘是抗原抗体作用的结果,而过敏性抗体 IgE 对于皮肤及黏膜下组织的肥大细胞有极强的亲和力,故可利用患者的皮肤或黏膜进行特异性变应原的检查以明确病因。

皮肤试验包括斑贴试验、抓伤试验、点刺或挑刺试验、皮内试验等。目前在国外多用点刺试验,其优点为疼痛比皮内试验轻,方法较简便,容易得到儿童的合作,结果也相当可靠,但所用抗原的浓度要比皮内试验者高出 100 倍。各种试验均应用 0.9%氯化钠溶液或抗原的溶媒作阴性对照,同时用 0.1mg/mL 的磷酸组胺作阳性对照。但部分患者仍然可以出现假阴性或假阳性。

2. 阿司匹林耐受性试验　对高度怀疑但一时不能确诊的阿司匹林不耐受性哮喘的患者,可以在备好必要的急救条件的情况下进行口服激发试验:即口服阿司匹林从 15mg 开始,依次逐渐增加口服剂量,如:37.5mg、75mg、150mg、225mg 等,各剂量间隔 3 小时。如果肺功能检查 FEV_1 下降 20%～25%,其结果即可判定为试验阳性,对阿司匹林性哮喘的诊断有价值。一般敏感者常在口服阿司匹林 30mg 以下即表现为阳性。

3. 食物激发试验　由食物过敏引起哮喘者较少,但部分患者可出现食物诱因与吸入性诱因同时并存。在致敏食物中容易引起哮喘的有牛奶、葱、蒜、香菜、韭菜、酒、醋、鱼、虾、螃蟹、蛤蚌、牛肉、羊肉、辣椒、胡椒等。此类食物往往带有一定的异味,故它的致敏可能兼有食入和吸入双重性质。由于食物抗原的皮肤试验灵敏度较差,必要时也可进行食物激发试验。即令患者空腹 4 小时以上,而且在试前 48 小时停用一切可疑致敏的食物及各种平喘药、激素、抗组胺药物等。激发前先为患者测量脉搏、呼吸、肺部听诊及肺功能测定,然后令患者食用激发性食物,例如生蒜 2～3 瓣,或饮酒 20～30mL。然后定时观测患者呼吸、脉搏、肺部体征及肺功能,对比激发前后的变化以做出判断。一般食物激发的阳性症状出现较慢,维持时间则较长。

4. 职业性激发试验　适用于职业性哮喘患者,根据患者工作中可疑的致敏诱因,采用不同的职业性变应原,让患者模拟职业性操作,进行试验。常用的职业性致敏原有甲苯二异氰酸酯、特弗隆、粮食粉尘、鱼粉、脱粒机粉尘、洗涤剂粉尘、油漆涂料等。也可令患者进入工作现场,操作一段时间然后观察患者的临床表现及肺功能变化。

5. 特异性变应原的体外诊断　由于特异性变应原的体内诊断受许多因素的影响,故近年来趋于将体内试验改为体外试验,通过一次采血即可完成多种微量的特异性体外试验。既能节省患者时间,又可减少患者痛苦及危险性,也不受抗原品种的限制。现有的特异性体外诊断方法有:①特异性免疫沉淀反应——琼脂单相或双相扩散试验;②肥大细胞脱颗粒试验;③特异性荧光免疫反应;④特异性酶标免疫吸附试验;⑤特异性体外白细胞组胺释放试验;⑥特异性淋巴细胞转化试验;⑦特异性放射变应原吸附试验等。上述诸法需要有特殊的仪器设备和技术,且其灵敏度、特异性、重复性未必完善,而我科近年引进了瑞典 Pharmacia Diagnostics 的变态反应体外诊断仪器,即用酶标荧光免疫方法检测总 IgE,Phadiatop(可用于常见变应原的筛选),嗜酸性粒细胞阳离子蛋白(ECP)和用于各种特异性 IgE。经 400 多例的检测,我们认为确有较好的灵敏度与特异性,器械的自动化性能也较高。

第四节　诊断与鉴别诊断

一、诊断标准

(1)反复发作喘息、气急、胸闷或咳嗽,多与接触变应原、冷空气、物理、化学性刺激以及病毒性上呼吸道感染、运动等有关。

(2)发作时在双肺可闻及散在或弥漫性、以呼气相为主的哮鸣音,呼气相延长。

(3)上述症状和体征可经治疗缓解或自行缓解。

(4)除外其他疾病所引起的喘息、气急、胸闷和咳嗽。

(5)临床表现不典型者(如无明显喘息或体征),应至少具备以下 1 项试验阳性:①支气管激发试验或运动激发试验阳性;②支气管舒张试验阳性,FEV_1 增加$\geqslant 12\%$,且 FEV_1 增加绝对值$\geqslant 200mL$;③呼气流量峰值(PEF)日内(或 2 周)变异率$\geqslant 20\%$。

符合 1~4 条或 4、5 条者,可以诊断为哮喘。

二、分期

根据临床表现,支气管哮喘可分为急性发作期、慢性持续期和临床缓解期。慢性持续期是指每周均不同频度和(或)不同程度地出现症状(喘息、气急、胸闷、咳嗽等);临床缓解期系指经过治疗或未经治疗症状、体征消失,肺功能恢复到急性发作前水平,并维持 3 个月以上。

三、病情严重程度分级

1. 病情严重程度的分级　主要用于治疗前或初始治疗时严重程度的判断,在临床研究中更有其应用价值(表 8-1)。

表 8-1　哮喘病情严重程度的分级

分级	临床特点
间歇状态 (第1级)	症状<每周1次 短暂出现 夜间哮喘症状≤每个月2次 FEV_1占预计值%≥80%或PEF≥80%个人最佳值,PEF或FEV_1变异率<20%
轻度持续 (第2级)	症状≥每周1次,但<每天1次 可能影响活动和睡眠 夜间哮喘症状>每个月2次,但<每周1次 FEV_1占预计值%≥80%或PEF≥80%个人最佳值,PEF或FEV_1变异率在20%～30%
中度持续 (第3级)	每天有症状 影响活动和睡眠 夜间哮喘症状≥每周1次 FEV_1占预计值%为60%～79%或PEF60%～79%个人最佳值,PEF或FEV_1变异率>30%
重度持续 (第4级)	每天有症状 频繁出现 经常出现夜间哮喘症状 体力活动受限 FEV_1占预计值%<60%或PEF<60%个人最佳值,PEF或FEV_1变异率>30%

2.控制水平的分级　这种分级方法更容易被临床医师掌握,有助于指导临床治疗,以取得更好的哮喘控制(表8-2)。

表 8-2　哮喘控制水平分级

	完全控制 (满足以下所有条件)	部分控制(在任何1周内 出现以下1~2项特征)	未控制 (在任何1周内)
白天症状	无(或≤2次/周)	>2次/周	
活动受限	无	有	
夜间症状/憋醒	无	有	出现≥3项部分控制 特征
需要使用缓解 药的次数	无(或≤2次/周)	>2次/周	

（续表）

	完全控制 （满足以下所有条件）	部分控制（在任何 1 周内 出现以下 1~2 项特征）	未控制 （在任何 1 周内）
肺功能（PEF 或 FEV$_1$）	正常或 ≥ 正常预计值/本人最佳值的 80%	<正常预计值（或本人最佳值）的 80%	
急性发作	无	≥每年 1 次	在任何 1 周内出现 1 次

3.哮喘急性发作时的分级　哮喘急性发作是指喘息、气促、咳嗽、胸闷等症状突然发生，或原有症状急剧加重，常有呼吸困难，以呼气流量降低为其特征，常因接触变应原、刺激物或呼吸道感染诱发。其程度轻重不一，病情加重，可在数小时或数天内出现，偶尔可在数分钟内即危及生命，故应对病情做出正确评估，以便给予及时有效的紧急治疗。哮喘急性发作时病情严重程度的分级，见表 8-3。

表 8-3　哮喘急性发作时病情严重程度的分级

临床特点	轻度	中度	重度	危重
气短	步行、上楼时	稍事活动	休息时	—
体位	可平卧	喜坐位	端坐呼吸	—
讲话方式	连续成句	单词	单字	不能讲话
精神状态	可有焦虑，尚安静	时有焦虑或烦躁	常有焦虑、烦躁	嗜睡或意识模糊
出汗	无	有	大汗淋漓	—
呼吸频率	轻度增加	增加	常>30 次/分	—
辅助呼吸肌活动及三凹征	常无	可有	常有	胸腹矛盾运动
哮鸣音	散在，呼吸末期	响亮、弥漫	响亮、弥漫	减弱，乃至无
脉率（次/分）	<100	100~120	>120	脉率变慢或不规则
奇脉	无，<10mmHg	可有，10~25mmHg	常有，25mmHg（成人）<60% 或 100L/min	无，提示呼吸肌疲劳

（续表）

临床特点	轻度	中度	重度	危重
最初支气管扩张药治疗后 PEF 占预计值或个人最佳值%	>80%	60%~80%	或作用持续时间<2h	—
PaO_2（吸空气，mmHg）	正常	≥60	<60	<60
$PaCO_2$（mmHg）		<45	≤45	>45
SaO_2（吸空气,%）	>95	91~95	≤90	≤90
pH				降低

注:只要符合某一严重程度的某些指标,而不需满足全部指标,即可提示为该级别的急性发作。

四、鉴别诊断

1. 心源性哮喘 心源性哮喘常见于左心衰竭,发作时的症状与哮喘相似,但心源性哮喘多有高血压、冠状动脉粥样硬化性心脏病、风湿性心脏病和二尖瓣狭窄等病史和体征。阵发性咳嗽,常咳出粉红色泡沫痰,两肺可闻及广泛的湿啰音和哮鸣音,左心界扩大,心率增快,心尖部可闻及奔马律。病情许可行胸部 X 线检查时,可见心脏增大、肺淤血征,有助于鉴别。若一时难以鉴别,可雾化吸入 β_2 肾上腺素受体激动剂或静脉注射氨茶碱缓解症状后,进一步检查,忌用肾上腺素或咖啡,以免造成危险。

2. 喘息型慢性支气管炎 实际上为慢性支气管炎合并哮喘,多见于中老年人,有慢性咳嗽史,喘息常年存在,有加重期。有肺气肿体征,两肺可闻及湿啰音。

3. 支气管肺癌 中央型肺癌由于肿瘤压迫导致支气管狭窄或伴发感染时,可出现喘鸣音或类似哮喘样呼吸困难,肺部可闻及哮鸣音。但肺癌的呼吸困难及喘鸣症状进行性加重,常无诱因,咳嗽可有血痰,痰中可找到癌细胞,胸部 X 线、CT 或 MRI 检查或支气管镜检查常可明确诊断。

4. 肺嗜酸性粒细胞浸润症 见于热带性嗜酸细胞增多症、肺嗜酸性粒细胞增多性浸润、外源性变态反应性肺泡炎等。致病原为寄生虫、花粉、化学药品、职业粉尘等,多有接触史,症状较轻,患者常有发热,胸部 X 线检查可见多发性、此起彼伏的淡薄斑片浸润阴影,可自行消失或再发。肺组织活检也有助于鉴别。

5. 变态反应性支气管肺曲菌病 本病是一种由烟曲菌等致病真菌在具有特应性个体中引起的一种变态反应性疾病。其与哮喘的鉴别要点如下:①典型者咳出棕褐色痰块,内含多量嗜酸性粒细胞;②胸部 X 线呈现游走性或固定性浸润病灶;③支气管造影可以显示出近端支气管呈囊状或柱状扩张;④痰镜检或培养发现烟曲菌;⑤曲菌抗原皮试呈速发反应阳性;⑥曲菌抗原特异性沉淀抗体(IgG)测定阳性;⑦烟曲菌抗原皮试出现Arthus 现象;⑧烟曲菌特异性 IgE 水平增高。

6. 气管、支气管软化及复发性多软骨炎　由于气管支气管软骨软化,气道不能维持原来正常状态,患者呼气或咳嗽时胸膜腔内压升高,可引起气道狭窄,甚至闭塞,临床表现为呼气性喘息,其特点:①剧烈持续性,甚至犬吠样咳嗽;②气道断层摄影或 CT 显示气管、大气管狭窄;③支气管镜检查时可见气道呈扁平状,呼气或咳嗽时气道狭窄。

7. 变应性肉芽肿性血管炎(又称 Churg-Strauss 综合征)　本病主要侵犯小动脉和小静脉,常侵犯细小动脉,主要累及多器官和脏器,以肺部浸润和周围血管嗜酸性粒细胞浸润增多为特征,本病患者绝大多数可出现喘息症状,其与哮喘的鉴别要点如下:①除喘息症状外,常伴有副鼻窦炎(88%)、变应性鼻炎(69%)、多发性神经炎(66%～98%);②病理检查特征有嗜酸性粒细胞浸润、肉芽肿病变、坏死性血管炎。

第五节　治疗

一、脱离变应原

部分患者能找到引起哮喘发作的变应原或其他非特异刺激因素,应立即使患者脱离变应原的接触。

二、药物治疗

治疗哮喘的药物可以分为控制药物和缓解药物。①控制药物:是指需要长期每天使用的药物。这些药物主要通过抗炎作用使哮喘维持临床控制,其中包括吸入糖皮质激素(简称:激素)、全身用激素、白三烯调节药、长效 β_2 受体激动剂(LABA,须与吸入激素联合应用)、缓释茶碱、色甘酸钠、抗 IgE 抗体及其他有助于减少全身激素剂量的药物等;②缓解药物:是指按需使用的药物。这些药物通过迅速解除支气管痉挛从而缓解哮喘症状,其中包括速效吸入 β_2 受体激动剂、全身用激素、吸入性抗胆碱能药物、短效茶碱及短效口服 β_2 受体激动剂等。

1. 激素　激素是最有效的控制气道炎症的药物。给药途径包括吸入、口服和静脉应用等,吸入为首选途径。

(1)吸入给药:吸入激素的局部抗炎作用强;通过吸气过程给药,药物直接作用于呼吸道,所需剂量较小。通过消化道和呼吸道进入血液的药物大部分被肝灭活,因此全身性不良反应较少。研究结果证明,吸入激素可以有效减轻哮喘症状,提高生存质量、改善肺功能,降低气道高反应性,控制气道炎症,减少哮喘发作的频率和减轻发作的严重程度,降低病死率。当使用不同的吸入装置时,可能产生不同的治疗效果。多数成人哮喘患者吸入小剂量激素即可较好地控制哮喘。过多增加吸入激素剂量对控制哮喘的获益较小而不良反应增加。由于吸烟可以降低激素的效果,故吸烟患者须戒烟并给予较高剂量的吸入激素。吸入激素的剂量与预防哮喘严重急性发作的作用之间有非常明确的关系,所以,严重哮喘患者长期大剂量吸入激素是有益的。

吸入激素在口咽部的局部不良反应包括声音嘶哑、咽部不适和念珠菌感染。吸药后及时用清水含漱口咽部,选用干粉吸入剂或加用储雾器可减少上述不良反应。吸入激素的全身不良反应的大小与药物剂量、药物的生物利用度、在肠道的吸收、肝首关代谢率及全身吸收药物的半衰期等因素有关。已上市的吸入激素中丙酸氟替卡松和布地奈德的全身不良反应较少。目前有证据表明,成人哮喘患者每天吸入低至中剂量激素,不会出现明显的全身不良反应。长期高剂量吸入激素后可能出现的全身不良反应包括皮肤淤斑、肾上腺功能抑制和骨密度降低等。已有研究证据表明吸入激素可能与白内障和青光眼的发生有关,但前瞻性研究没有证据表明与后囊下白内障的发生有明确关系。目前没有证据表明吸入激素可以增加肺部感染(包括肺结核)的发生率,因此伴有活动性肺结核的哮喘患者可以在抗结核治疗的同时给予吸入激素治疗。

1)气雾剂给药:临床上常用的吸入激素有4种。包括二丙酸倍氯米松、布地奈德、丙酸氟替卡松等。一般而言,使用干粉吸入装置比普通定量气雾剂方便,吸入下呼吸道的药物量较多。

2)溶液给药:布地奈德溶液经以压缩空气为动力的射流装置雾化吸入,对患者吸气配合的要求不高,起效较快,适用于轻中度哮喘急性发作时的治疗。

吸入激素是长期治疗哮喘的首选药物。国际上推荐的每天吸入激素剂量见表8-4。我国哮喘患者所需吸入激素剂量比该表中推荐的剂量要小一些。

表 8-4　常用吸入型糖皮质激素的剂量与互换关系

药物	低剂量($\mu g/d$)	中剂量($\mu g/d$)	高剂量($\mu g/d$)
二丙酸倍氯米松	$200\sim500$	$500\sim1000$	$1000\sim2000$
布地奈德	$200\sim400$	$400\sim800$	$800\sim1600$
丙酸氟替卡松	$100\sim250$	$250\sim500$	$500\sim1000$
环索奈德	$80\sim160$	$160\sim320$	$320\sim1280$

(2)口服给药:适用于中度哮喘发作、慢性持续哮喘吸入大剂量激素联合治疗无效的患者和作为静脉应用激素治疗后的序贯治疗。一般使用半衰期较短的激素(如泼尼松、泼尼松龙或甲泼尼龙等)。对于激素依赖型哮喘,可采用每天或隔天清晨顿服给药的方式,以减少外源性激素对下丘脑-垂体-肾上腺轴的抑制作用。泼尼松的维持剂量最好每天≤10mg。

长期口服激素可以引起骨质疏松症、高血压、糖尿病、下丘脑-垂体-肾上腺轴的抑制、肥胖症、白内障、青光眼、皮肤菲薄导致皮纹和淤斑、肌无力。对于伴有结核病、寄生虫感染、骨质疏松、青光眼、糖尿病、严重忧郁或消化性溃疡的哮喘患者,全身给予激素治疗时应慎重并应密切随访。长期甚至短期全身使用激素的哮喘患者可感染致命的疱疹病毒应引起重视,尽量避免这些患者暴露于疱疹病毒是必要的。尽管全身使用激素不是一种经常使用的缓解哮喘症状的方法,但是对于严重的急性哮喘是需要的,因为它可以预防哮喘的恶化、减少因哮喘而急诊或住院的机会、预防早期复发、降低病死率。推荐剂量:泼尼松龙 30~50mg/d,5~10 天。具体使用要根据病情的严重程度,当症状缓解或其肺功能已经达到个人最佳值,可以考虑停药或减量。地塞米松因对垂体-肾上腺的抑制作用大,不推荐长期使用。

(3)静脉给药:严重急性哮喘发作时,应经静脉及时给予琥珀酸氢化可的松(400~1000mg/d)或甲泼尼龙(80~160mg/d)。无激素依赖倾向者,可在短期(3~5 天)内停药;有激素依赖倾向者应延长给药时间,控制哮喘症状后改为口服给药,并逐步减少激素用量。

2. β₂ 受体激动剂　通过对气道平滑肌和肥大细胞等细胞膜表面的 β₂ 受体的作用,舒张气道平滑肌,减少肥大细胞和嗜碱性粒细胞脱颗粒和介质的释放,降低微血管的通透性,增加气道上皮纤毛的摆动等,缓解哮喘症状。此类药物较多,可分为短效(作用维持 4~6 小时)和长效(维持 12 小时)β₂ 受体激动剂。后者又可分为速效(数分钟起效)和缓慢起效(30 分钟起效)两种。

(1)短效 β₂ 受体激动剂(简称 SABA):常用的药物如沙丁胺醇和特布他林等。

1)吸入给药:可供吸入的短效 β₂ 受体激动剂包括气雾剂、干粉剂和溶液等。这类药物松弛气道平滑肌作用强,通常在数分钟内起效,疗效可维持数小时,是缓解轻至中度急性哮喘症状的首选药物,也可用于运动性哮喘。如每次吸入 100~200μg 沙丁胺醇或 250~500μg 特布他林,必要时每 20 分钟重复 1 次。1 小时后疗效不满意者应向医生咨询或去急诊。这类药物应按需间歇使用,不宜长期、单一使用,也不宜过量应用,否则可引起骨骼肌震颤、低血钾、心律失常等不良反应。压力型定量手控气雾剂(pMDI)和干粉吸入装置吸入短效 β₂ 受体激动剂不适用于重度哮喘发作;其溶液(如沙丁胺醇、特布他林、非诺特罗及其复方制剂)经雾化泵吸入适用于轻至重度哮喘发作。

2)口服给药:如沙丁胺醇、特布他林、丙卡特罗片等,通常在服药后 15~30 分钟起效,疗效维持 4~6 小时。如沙丁胺醇 2~4mg,特布他林 1.25~2.5mg,每天 3 次;丙卡特罗 25~50μg,每天 2 次。使用虽较方便,但心悸、骨骼肌震颤等不良反应比吸入给药时明显。缓释剂型和控释剂型的平喘作用维持时间可达 8~12 小时,特布他林的前体药班布特罗的作用可维持 24 小时,可减少用药次数,适用于夜间哮喘患者的预防和治疗。长期、单一应用 β₂ 受体激动剂可造成细胞膜 β₂ 受体的向下调节,表现为临床耐药现象,故应予避免。

3)注射给药:虽然平喘作用较为迅速,但因全身不良反应的发生率较高,国内较少使用。

4)贴剂给药:为透皮吸收剂型。现有产品有妥洛特罗,分为 0.5mg、1mg、2mg 三种剂量。由于采用结晶储存系统来控制药物的释放,药物经过皮肤吸收,因此可以减轻全身不良反应,每天只需贴敷 1 次,效果可维持 24 小时。对预防晨降有效,使用方法简单。

(2)长效 β₂ 受体激动剂(简称 LABA):这类 β₂ 受体激动剂的分子结构中具有较长的侧链,舒张支气管平滑肌的作用可维持 12 小时以上。目前在我国临床使用的吸入型 LABA 有 2 种。沙美特罗:经气雾剂或碟剂装置给药,给药后 30 分钟起效,平喘作用维持 12 小时以上。推荐剂量 50μg,每天 2 次吸入。福莫特罗:经吸入装置给药,给药后 3~5 分钟起效,平喘作用维持 8~12 小时以上。平喘作用具有一定的剂量依赖性,推荐剂量 4.5~9μg,每天 2 次吸入。吸入 LABA 适用于哮喘(尤其是夜间哮喘和运动诱发哮喘)的预防和治疗。福莫特罗因起效相对较快,也可按需用于哮喘急性发作时的治疗。

近年来推荐联合吸入激素和 LABA 治疗哮喘。这两者具有协同的抗炎和平喘作用,可获得相当于(或优于)应用加倍剂量吸入激素时的疗效,并可增加患者的依从性,减少较大剂量吸入激素引起的不良反应,尤其适合于中至重度持续哮喘患者的长期治疗。不推荐长期单独使用 LABA,应该在医生指导下与吸入激素联合使用。

3. 白三烯调节药　包括半胱氨酰白三烯受体拮抗剂和 5-脂氧化酶抑制药。除吸入激素外,是唯一可单独应用的长效控制药,可作为轻度哮喘的替代治疗药物和中重度哮喘的联合治疗用药。目前在国内应用主要是半胱氨酰白三烯受体拮抗剂,通过对气道平滑肌和其他细胞表面白三烯受体的拮抗抑制肥大细胞和嗜酸粒细胞释放出的半胱氨酰白三烯的致喘和致炎作用,产生轻度支气管舒张和减轻变应原、运动和 SO_2 诱发的支气管痉挛等作用,并具有一定程度的抗炎作用。本品可减轻哮喘症状、改善肺功能、减少哮喘的恶化。但其作用不如吸入激素,也不能取代激素。作为联合治疗中的一种药物,本品可减少中至重度哮喘患者每天吸入激素的剂量,并可提高吸入激素治疗的临床疗效,联用本品与吸入激素的疗效比联用吸入 LABA 与吸入激素的疗效稍差,但本品服用方便。尤适用于阿司匹林哮喘、运动性哮喘和伴有过敏性鼻炎哮喘患者的治疗。本品使用较为安全。虽然有文献报道接受这类药物治疗的患者可出现 Churg-Strauss 综合征,但其与白三烯调节剂的因果关系尚未肯定,可能与减少全身应用激素的剂量有关。5-脂氧化酶抑制药齐留通可能引起肝损害,需监测肝功能。通常口服给药。白三烯受体拮抗剂扎鲁司特 20mg,每天 2 次;孟鲁司特 10mg,每天 1 次;异丁司特 10mg,每天 2 次。

4. 茶碱　具有舒张支气管平滑肌作用,并具有强心、利尿、扩张冠状动脉、兴奋呼吸中枢和呼吸肌等作用。有研究资料显示,低浓度茶碱具有抗炎和免疫调节作用。作为症状缓解药,尽管现在临床上在治疗重症哮喘时仍然静脉使用茶碱,但短效茶碱治疗哮喘发作或恶化还存在争议,因为它在舒张支气管,与足量使用的快速 β_2 受体激动剂对比,没有任何优势,但是它可能改善呼吸驱动力。不推荐已经长期服用缓释型茶碱的患者使用短效茶碱,除非该患者的血清中茶碱浓度较低或者可以进行血清茶碱浓度监测时。

(1)口服给药:包括氨茶碱和控(缓)释型茶碱。用于轻至中度哮喘发作和维持治疗。一般剂量为每天 6~10mg/kg。口服控(缓)释型茶碱后昼夜血药浓度平稳,平喘作用可维持 12~24 小时,尤其适用于夜间哮喘症状的控制。联合应用茶碱、激素和抗胆碱药物具有协同作用。但本品与 β_2 受体激动剂联合应用时易出现心率增快和心律失常,应慎用并适当减少剂量。

(2)静脉给药:氨茶碱加入葡萄糖溶液中,缓慢静脉注射[注射速度不宜超过 0.25mg/(kg·min)]或静脉滴注,适用于哮喘急性发作且近 24 小时内未用过茶碱类药物的患者。负荷剂量为 4~6mg/kg,维持剂量为 0.6~0.8mg/(kg·h)。由于茶碱的“治疗窗”窄,以及茶碱代谢存在较大的个体差异,可引起心律失常、血压下降,甚至死亡,在有条件的情况下应监测其血药浓度,及时调整浓度和滴速。茶碱有效、安全的血药浓度范围应在 6~15mg/L。影响茶碱代谢的因素较多,如发热性疾病、妊娠、抗结核治疗可以降低茶碱的血药浓度;而肝脏疾患、充血性心力衰竭以及合用西咪替丁或喹诺酮类、大环内酯类等药物均可影响茶碱代谢而使其排泄减慢,增加茶碱的毒性作用,应引起临床医师的重视,并酌情调整剂量。多索茶碱的作用与氨茶碱相同,但不良反应较轻。双羟丙茶碱的作用较弱,不良反应也较少。

5. 抗胆碱药物　吸入抗胆碱药物如溴化异丙托品、溴化氧托品和溴化泰乌托品等,可阻断节后迷走神经传出支,通过降低迷走神经张力而舒张支气管。其舒张支气管的作用比 β_2 受体激动剂弱,起效也较慢,但长期应用不易产生耐药,对老年人的疗效不低于年轻人。

本品有气雾剂和雾化溶液两种剂型。经 pMDI 吸入溴化异丙托品气雾剂,常用剂量为 $20 \sim 40 \mu g$,每天 3~4 次;经雾化泵吸入溴化异丙托品溶液的常用剂量为 $50 \sim 125 \mu g$,每天 3~4 次。溴化泰乌托品系新近上市的长效抗胆碱药物,对 M1 和 M3 受体具有选择性抑制作用,仅需每天 1 次吸入给药。本品与 β_2 受体激动剂联合应用具有协同、互补作用。本品对有吸烟史的老年哮喘患者较为适宜,但对妊娠早期妇女和患有青光眼或前列腺肥大的患者应慎用。尽管溴化异丙托品被用在一些因不能耐受 β_2 受体激动剂的哮喘患者上,但是到目前为止尚没有证据表明它对哮喘长期管理方面有显著效果。

6. 抗 IgE 治疗　抗 IgE 单克隆抗体可应用于血清 IgE 水平增高的哮喘患者。目前它主要用于经过吸入糖皮质激素和 LABA 联合治疗后症状仍未控制的严重哮喘患者。目前在 11~50 岁的哮喘患者的治疗研究中尚没有发现抗 IgE 治疗有明显不良反应,但因该药临床使用的时间尚短,其远期疗效与安全性有待进一步观察。价格昂贵也使其临床应用受到限制。

7. 变应原特异性免疫疗法(SIT)　通过皮下给予常见吸入变应原提取液(如尘螨、猫毛、豚草等),可减轻哮喘症状和降低气道高反应性,适用于变应原明确但难以避免的哮喘患者。其远期疗效和安全性尚待进一步研究与评价。变应原制备的标准化也有待加强。哮喘患者应用此疗法应严格在医师指导下进行。目前已试用舌下给药的变应原免疫疗法。SIT 应该是在严格的环境隔离和药物干预无效(包括吸入激素)情况下考虑的治疗方法。现在没有研究比较其和药物干预的疗效差异。现在还没有证据支持使用复合变应原进行免疫治疗的价值。

8. 其他治疗哮喘的药物

(1)抗组胺药物:口服第二代抗组胺药物(H_1 受体拮抗剂)如酮替芬、氯雷他定、阿司咪唑、氮䓬司汀、特非那丁等具有抗变态反应作用,在哮喘治疗中的作用较弱。可用于伴有变应性鼻炎哮喘患者的治疗。这类药物的不良反应主要是嗜睡。阿司咪唑和特非那丁可引起严重的心血管不良反应,应谨慎使用。

(2)其他口服抗变态反应药物:如曲尼司特、瑞吡司特等可应用于轻至中度哮喘的治疗。其主要不良反应是嗜睡。

(3)可能减少口服糖皮质激素剂量的药物:包括口服免疫调节药(甲氨蝶呤、环孢素、金制剂等)、某些大环内酯类抗生素和静脉应用免疫球蛋白等。其疗效尚待进一步研究。

(4)中医中药:采用辨证施治,有助于慢性缓解期哮喘的治疗。有必要对临床疗效较为确切的中(成)药或方剂开展多中心随机双盲的临床研究。

三、急性发作期的治疗

哮喘急性发作的治疗取决于发作的严重程度及对治疗的反应。治疗的目的在于尽快缓解症状、解除气流受限和低氧血症,同时还需要制订长期治疗方案以预防再次急性发作。

对于具有哮喘相关死亡高危因素的患者,需要给予高度重视,这些患者应当尽早到医疗机构就诊。高危患者包括:①曾经有过气管插管和机械通气的濒于致死性哮喘的病史;②在过去1年中因为哮喘而住院或看急诊;③正在使用或最近刚刚停用口服激素;④目前未使用吸入激素;⑤过分依赖速效 β_2 受体激动剂,特别是每月使用沙丁胺醇(或等效药物)超过1支的患者;⑥有心理疾病或社会心理问题,包括使用镇静药;⑦有对哮喘治疗计划不依从的历史。

轻度和部分中度急性发作可以在家庭中或社区中治疗。家庭或社区中的治疗措施主要为重复吸入速效 β_2 受体激动剂,在第1小时每20分钟吸入2~4喷。随后根据治疗反应,轻度急性发作可调整为每3~4小时2~4喷,中度急性发作每1~2小时6~10喷。如果对吸入性 β_2 受体激动剂反应良好(呼吸困难显著缓解,PEF占预计值>80%或个人最佳值,且疗效维持3~4小时),通常不需要使用其他的药物。如果治疗反应不完全,尤其是在控制性治疗的基础上发生的急性发作,应尽早口服激素(泼尼松龙 0.5~1mg/kg或等效剂量的其他激素),必要时到医院就诊。

部分中度和所有重度急性发作均应到急诊室或医院治疗。除氧疗外,应重复使用速效 β_2 受体激动剂,可通过压力定量气雾剂的储雾器给药,也可通过射流雾化装置给药、推荐在初始治疗时连续雾化给药,随后根据需要间断给药(每4小时1次)。目前尚无证据支持常规静脉使用 β_2 受体激动剂。联合使用 β_2 受体激动剂和抗胆碱能制剂(如异丙托溴铵)能够取得更好的支气管舒张作用。茶碱的支气管舒张作用弱于SABA,不良反应较大应谨慎使用。对规则服用茶碱缓释制剂的患者,静脉使用茶碱应尽可能监测茶碱血药浓度。中重度哮喘急性发作应尽早使用全身激素,特别是对速效 β_2 受体激动剂初始治疗反应不完全或疗效不能维持,以及在口服激素基础上仍然出现急性发作的患者。口服激素与静脉给药疗效相当,不良反应小。

推荐用法:泼尼松龙30~50mg或等效的其他激素,每天单次给药。严重的急性发作或口服激素不能耐受时,可采用静脉注射或滴注,如甲基泼尼松龙80~160mg,或氢化可的松400~1000mg,分次给药。地塞米松因半衰期较长,对肾上腺皮质功能抑制作用较强,一般不推荐使用。静脉给药和口服给药的序贯疗法有可能减少激素用量和不良反应,如静脉使用激素2~3天,继之以口服激素3~5天。不推荐常规使用镁制剂,可用于重度急性发作(FEV_1 25%~30%)或对初始治疗反应不良者。

重度和危重哮喘急性发作经过上述药物治疗,临床症状和肺功能无改善甚至继续恶化者,应及时给予机械通气治疗,其指征主要包括:意识改变、呼吸肌疲劳、$PaCO_2 \geqslant$ 45mmHg等。可先采用经鼻(面)罩无创机械通气,若无效应及早行气管插管机械通气。

哮喘急性发作机械通气需要较高的吸气压,可使用适当水平的呼气末正压(PEEP)治疗。如果需要过高的气道峰压和平台压才能维持正常通气容积,可试用允许性高碳酸血症通气策略以减少呼吸机相关肺损伤。

初始治疗症状显著改善,PEF 或 FEV_1 占预计值的百分比恢复到或个人最佳值 60% 者以上可回家继续治疗,PEF 或 FEV_1 为 40%~60% 者应在监护下回到家庭或社区继续治疗,治疗前 PEF 或 FEV_1<25% 或治疗后<40% 者应入院治疗。在出院时或近期的随访时,应当为患者制订一个详细的行动计划,审核患者是否正确使用药物、吸入装置和峰流速仪,找到急性发作的诱因并制订避免接触的措施,调整控制性治疗方案。严重的哮喘急性发作意味着哮喘管理的失败,这些患者应当给予密切监护、长期随访,并进行长期哮喘教育。

大多数哮喘急性发作并非由细菌感染引起,应严格控制抗菌药物的使用指征,除非有细菌感染的证据,或属于重度或危重哮喘急性发作。

四、慢性持续期的治疗

哮喘的治疗应以患者的病情严重程度为基础,根据其控制水平类别选择适当的治疗方案。哮喘药物的选择既要考虑药物的疗效及其安全性,也要考虑患者的实际状况,如经济收入和当地的医疗资源等。要为每个初诊患者制订哮喘防治计划,定期随访、监测,改善患者的依从性,并根据患者病情变化及时修订治疗方案。哮喘患者长期治疗方案分为 5 级(表 8-5)。

表 8-5 根据哮喘病情控制分级制定治疗方案

| ← 降 级 | 治疗级别 | 升 级 → | | |

第 1 级	第 2 级	第 3 级	第 4 级	第 5 级
哮喘教育、环境控制 —	—	—	—	—
按需使用短效 β_2 受体激动剂		按需使用短效 β_2 受体激动剂		
控制性药物	选用 1 种 低剂量的 ICS	选用 1 种 低剂量的 ICS 加 LABA	加用 1 种或以上 中高剂量的 ICS 加 LABA	加用 1 种或 2 种 口服最小剂量的 糖皮质激素
	白三烯调节药	中高剂量的 ICS	白三烯调节药	抗 IgE 治疗
		低剂量的 ICS 加 白三烯调节药	缓释茶碱	
		低剂量的 ICS 加 缓释茶碱		

注:ICS. 吸入糖皮质激素。

117

如果使用该分级治疗方案不能够使哮喘得到控制,治疗方案应该升级直至达到哮喘控制为止。当哮喘控制并维持至少 3 个月后,治疗方案可考虑降级。建议减量方案:①单独使用中至高剂量吸入激素的患者,将吸入激素剂量减少 50%;②单独使用低剂量激素的患者,可改为每天 1 次用药;③联合吸入激素和 LABA 的患者,将吸入激素剂量减少约 50%,仍继续使用 LABA 联合治疗。当达到低剂量联合治疗时,可选择改为每天 1 次联合用药或停用 LABA,单用吸入激素治疗。若患者使用最低剂量控制药物达到哮喘控制 1 年,并且哮喘症状不再发作,可考虑停用药物治疗。上述减量方案尚待进一步验证。通常情况下,患者在初诊后 2~4 周回访,以后每 1~3 个月随访 1 次。出现哮喘发作时应及时就诊,哮喘发作后 2 周至 1 个月内进行回访。

对于我国贫困地区或低经济收入的哮喘患者,视其病情严重度不同,长期控制哮喘的药物推荐使用:①吸入低剂量激素;②口服缓释茶碱;③吸入激素联合口服缓释茶碱;④口服激素和缓释茶碱。这些治疗方案的疗效与安全性需要进一步临床研究,尤其要监测长期口服激素可能引起的全身不良反应。

对以往未经规范治疗的初诊哮喘患者可选择第 2 级治疗方案,哮喘患者症状明显,应直接选择第 3 级治疗方案。从第 2 级到第 5 级的治疗方案中都有不同的哮喘控制药物可供选择。而在每一级中都应按需使用缓解药物,以迅速缓解哮喘症状。如果使用含有福莫特罗和布地奈德单一吸入装置进行联合治疗时,可作为控制和缓解药物应用。

第九章 肺间质疾病

第一节 特发性间质性肺炎总论

弥漫性间质性肺疾病(interstitial lung disease,ILD)是以肺泡壁为主并包括肺泡周围组织及其相邻支撑结构病变的一组非肿瘤、非感染性疾病群。病变可波及细支气管和肺泡实质,因此也称弥漫性实质性肺疾病(diffuse parenchymal lung disease,DPLD)。不明原因的间质性肺炎即特发性间质性肺炎(idiopathic interstitial pneumonias,IIP)是 ILD 中的一组疾病。

一、病因和分类

引起 ILD 的病因很多,可达 180 种以上。由于其异质性,迄今分类方法尚不统一。目前多采用 2002 年 ATS/ERS 发表的专家公识所推荐的分类方法。现据此整理 ILD/DPLD 分类,见表 9-1。

表 9-1　ILD/DPLD 分类

分类	疾病
已知病因 ILD	职业性肺病(尘肺)
	药物性肺病
	结缔组织疾病相关性 ILD(CTD-ILD)等
特发性间质性肺炎	特发性肺纤维化(IPF)
	非特异性间质性肺炎(NSIP)
	隐源性机化性肺炎(COP)
	急性间质性肺炎(AIP)
	呼吸性细支气管炎伴间质性肺疾病(RBILD)
	脱屑性间质性肺炎(DIP)
	淋巴细胞性间质性肺炎(LIP)
肉芽肿性 ILD	结节病
	外源性过敏性肺泡炎
	韦格纳肉芽肿等

（续表）

分类	疾病
少见性 ILD	肺泡蛋白沉积症
	肺出血肾炎综合征
	肺淋巴管平滑肌瘤病
	朗格汉斯细胞组织细胞增生症
	特发性肺含铁血黄素沉着症
	慢性嗜酸细胞性肺炎等

由表 9-1 可见,特发性间质性肺炎仅为内容诸多的 ILD 中的一组疾病,其主要特点是原因不明。以往的特发性间质性肺炎分类均以组织病理学所见为基础,在某种程度上忽略了与临床的紧密联系,因此在临床工作中也存在着诸多问题,如 IPF 的组织病理学必须呈普通型间质性肺炎(UIP)所见,但 UIP 绝非仅见于 IPF;同样,组织病理学呈现的弥漫性肺泡损伤(DAD)也并非是 IIP 分类中 AIP 的同义语。必须将组织病理学的各自结果与临床相结合,在排除诸多特定疾病和已知致病因素后才能做出 IIP 分类中的独特性实体疾病的诊断。为此,ATS/ERS 于 2002 年联合发表的"特发性间质性肺炎分类"的多学科国际共识报告根据临床-影像学-病理学分类方法将 IIP 分成 7 个实体疾病(表 9-2)。

表 9-2　特发性间质性肺炎的组织病理学和临床分类

组织病理学分类	临床-影像学-病理学分类(CRP)
普通型间质性肺炎(UIP)	特发性肺纤维化(IPF)
非特异性间质性肺炎(NSIP)	非特异性间质性肺炎(NSIP)
机化性肺炎(OP)	隐源性机化性肺炎(COP)
弥漫性肺泡损伤(DAD)	急性间质性肺炎(AIP)
呼吸性细支气管炎(RB)	呼吸性细支气管炎伴间质性肺疾病(RB-ILD)
脱屑性间质性肺炎(DIP)	脱屑性间质性肺炎(DIP)
淋巴细胞性间质性肺炎(UP)	淋巴细胞性间质性肺炎(LIP)

该分类提出,将 NSIP 作为暂时性诊断,有待于今后再对其进行评估;出于鉴别诊断考虑,将 LIP 暂时保留在 IIP 的分类中;隐源性机化性肺炎(cryptogenic organizing pneumonia,COP)与特发性闭塞性细支气管炎伴机化性肺炎(idiopathic,iBOOP)为同义语。该分类不同于以往的单纯病理学分类,而是以组织病理分型为基础,将临床-影像学-病理学各自表现的特征进行整合,建立了 IIP 诊断体系。7 个实体疾病具有临床-影像学-组织病理学各自的界定和表述,因此较单纯病理学概念更具内涵。

二、病理

IIP 的组织病理学所见较为复杂,各亚组间存在一定程度的重叠。现将 UIP、DIP/RBILD、AIP 和 NSIP 的主要病理特征总结于表 9-3。

表 9-3　UIP、DIP/RBILD、AIP 和 NSIP 的病理特征

病理特点	UIP	DIP/RBILD	AIP	NSIP
时相分布	多变	一致	一致	一致
间质炎症	少	少	少	突出
胶原沉积	有,灶状	多变,弥漫(DIP) 灶状,轻微(RBILD)	无	多变,弥漫性
成纤维细胞增殖灶	明显	无	弥漫性	偶见
镜下蜂窝样改变	有	无	无	罕见
肺泡腔内 AM 聚集	偶见 灶状	有,弥漫性(DIP) 细支气管周围	无	偶见 灶状
透明膜	无	无	偶见、灶状	无

三、肺功能检查

肺功能检查是间质性肺疾病的常规检查项目。ILD 的肺功能检查特征为限制型通气障碍、通气血流比例失调、气体交换(弥散)功能障碍。但是,肺功能检查正常或有阻塞性通气功能障碍的结果均不能作为排除间质性肺疾病的依据。在疾病的早期,肺功能测验可能无异常;而对于吸烟的患者,肺容积有可能一直保持正常,是同时合并的肺气肿所致,通过 HRCT 检查可以发现肺气肿病变。伴气道阻塞表现的间质性肺疾病主要有结节病、朗格汉斯细胞组织细胞增多症以及淋巴管平滑肌瘤病。

1. 限制性通气障碍　表现为肺活量减少,肺总量明显降低,功能残气量和残气量也减少。限制性通气功能障碍主要是肺间质的纤维化导致肺组织的弹性变小,肺僵硬不易膨胀,故肺活量减少;另外肺泡间隔增厚和肺泡腔被炎症组织填充也导致肺容量的降低。

此外,肺间质纤维化时,由于气管因受周围纤维瘢痕组织的牵引扩张,使气流速度相对于肺容积有可能保持高于正常的水平,表现为 FEV_1/FVC 正常或偏高。流速容量曲线:(MEFV)的最大峰值,V_{50}、V_{25} 均增加。

2. 弥散功能降低　一氧化碳(CO)弥散量可降至正常值的 $1/5 \sim 1/2$,气体交换障碍是肺泡毛细血管的破坏导致气体交换面积减少,肺内 V/Q 比例失调,肺泡-毛细血管膜和肺泡间隔增厚使弥散距离增加,以及毛细血管床的减少所致。气体交换障碍的常用指

标为一氧化碳弥散率（DLco）的降低。

3. 动脉血氧分压降低　　PaO_2一般为$66\sim96mmHg$。肺泡动脉氧分压差几乎都增大。肺内分流增加,可达$15\%\sim30\%$。生理无效腔也增大。

4. 过度通气和呼吸性碱中毒和酸中毒　　早期病例可有过度通气和呼吸性碱中毒,晚期有呼吸衰竭时,可有呼吸性酸中毒。

5. 运动肺功能　　运动肺功能试验能部分弥补常规肺功能检查的不足。当呼吸困难患者经影像学和常规肺功能检查均不能诊断肺间质病时,可通过运动肺功能试验测定运动前后肺泡-动脉血氧分压之差$[P_{(A-a)}O_2]$的变化来发现或排除间质性肺疾病。通常氧气从肺泡腔弥散到肺泡毛细血管的时间为红细胞通过肺泡毛细血管所需时间的$1/3$。在肺泡间隔增厚的情况下,弥散距离延长,但静息状态下氧气的弥散过程仍然能在大部分红细胞离开肺泡毛细血管之前完成;此时如果通过运动使血流加快,则势必使更多的红细胞来不及接受来自肺泡腔的氧气就已离开了气体交换场所,从而使动脉血氧分压与肺泡腔内氧分压的差距进一步拉大,$P_{(A-a)}O_2$显著增加。

肺功能检查可大致评估疾病的严重程度,并能反映疾病的变化。这仍以肺活量和DLco最常用。至于运动试验能否提供更多价值仍有争议。有学者认为通过运动试验测定运动前后PaO_2或$P_{(A-a)}O_2$的变化能更好地反映疾病的总体程度,但也有相反的结果。

四、诊断思路

1. 确定ILD　　主要通过询问病史、体格检查、胸部影像学、肺功能（包括动脉血气分析）检查来确定。

病史中最重要的症状是进行性呼吸困难,干咳和乏力也较常见。多数ILD患者体格检查可在双侧肺底部闻及Velcro啰音,偶可闻及喘鸣和湿啰音。晚期低氧严重患者可见发绀。

胸部X线对ILD的诊断有重要作用,某些征象可提示特异性诊断。疾病早期可见磨玻璃样改变,更典型的改变是小结节影、线状（网状）影,或两者混合的网状结节状阴影。肺泡充填性疾病表现为弥漫性边界不清的肺泡性小结节影,有时可见含气支气管征。随病情进展,浸润改变逐渐变粗糙,肺容积丧失,晚期可出现囊性变（蜂窝样改变）。

肺功能检查主要表现为限制性通气功能障碍、弥散功能减低,动脉血气分析依病情可出现不同程度的低氧血症,CO_2潴留罕见。

对符合上述临床特点的患者应考虑为弥漫性间质性肺疾病。

2. 除外非IIP的ILD　　能够引起弥漫性ILD的病因近180余种,在确定ILD后,应该搞清楚属于哪一类ILD,即除外非IIP。

详细询问环境接触史、职业史、用药史和家族史等对于诊断职业/环境相关性ILD、药物相关性ILD至关重要。此外,结合病史和必要的实验室检查明确是否属于结缔组织疾病相关性ILD。HRCT影像特点可提供某些非IIP线索,如朗格汉斯细胞组织细胞增生症（PLCH）、肺淋巴管平滑肌瘤病（PLAM）、肺泡微结石症等。支气管肺泡灌洗液（BALF）检查不仅可提供体肺泡蛋白沉积症、肺含铁血黄素沉着症和嗜酸粒细胞性肺炎等非IIP

疾病的诊断依据,而且还能鉴别 X 线影像学表现为 ILD 的特殊病原体引起的肺炎、癌性淋巴管炎等的非间质性肺疾病。

3. 面对可能的 IIP　如经上述详细询问病史、对实验室和 BALF 检查结果以及胸部影像学的分析仍不能明确病因,就应考虑 IIP。具有典型肺 HRCT 表现者,可临床诊断 IPF;否则,需要进行外科性肺活检。虽然 AIP、COP 等有其一定的临床特点,但 IIP 中 IPF 之外的其他亚组疾病和年龄<50 岁或肺 HRCT 无特征性所见者的 IPF 确诊需要外科肺活检取材的组织病理学资料。

4. 治疗　根据 IIP 不同亚组疾病,其各自的治疗方案也有差异,糖皮质激素联合或不联合免疫抑制剂是本病最常用的治疗方法。现将 IIP 总体治疗效果和预后总结于表 9-4,具体治疗方案见疾病各论。

表 9-4　特发性间质性肺炎治疗效果和预后

病名	组织病理名	临床过程	治疗效果	预后
IPF	UIP	慢性	差	不佳
NSIP	NSIP	亚急性,慢性	细胞型较好,纤维化型不佳	细胞型较好,纤维化型不佳
COPOP	亚急性	好	佳	
AIP	DAD	急性	不佳	差
DIP/RB - ILD	DIP/RB	慢性	较好	较好
LIP	LIP	慢性	较好/差	较好/差

第二节　特发性肺纤维化

特发性肺纤维化(IPF)是原因不明的慢性间质性肺疾病中较为常见的代表性疾病,归属特发性间质性肺炎(IIP)的分类中,病理表现为 UIP。本病多见于老年人,临床上多表现为进行性呼吸困难伴有刺激性干咳,双肺可闻及 Velcro 啰音,常有杵状指(趾);胸部 X 线主要表现为双肺底和周边分布的弥漫性网格状、蜂窝状阴影,伴或不伴牵拉性支气管扩张;肺功能为限制性通气障碍;病情一般进行性发展,最终因呼吸衰竭导致死亡。

2011 年,美国胸科学会/欧洲呼吸学会/日本呼吸学会/拉丁美洲胸科协会(ATS/ERS/JRS/ALAT)联合发表的报告对本病的定义如下:IPF 是病因未明的慢性进展性致纤维化性间质性肺炎的一种特殊类型,主要在老年发病,病变局限于肺部,组织病理学和(或)影像学所见具有 UIP 特征。诊断 IPF 需排除其他各种间质性肺疾病,包括其他类型的特发性间质性肺炎和与环境暴露、药物或系统性疾病相关的间质性肺疾病。

一、流行病学

不同国家和地区关于 IPF 的流行病学数据有一定差距。美国的患病率为 $(14 \sim 42.7)/10^5$，发病率为 $(6.8 \sim 16.3)/10^5$；东欧国家波兰和捷克联合对所属两个地区居民的调查结果显示，患病率和发病率分别为 $(6.5 \sim 12.1)/10^5$ 和 $(0.74 \sim 1.28)/10^5$。而北欧国家芬兰和挪威的患病率为 $(16 \sim 24)/10^5$，挪威的发病率为 $4.3/10^5$。英国的一项研究报道显示，虽然 1991—2003 年的总体年发病率仅为 $4.3/10^5$，但其每年 11% 的增长幅度引人关注。亚洲国家尚无 IPF 患病率和发病率的报道。

IPF 患病率和发病率的男女比例分别为 1.4∶1 和 1.3∶1。50 岁以下者很少患此病，患病率和发病率与年龄呈明显正相关，诊断时平均年龄 67 岁。

二、病因

尽管 IPF 被冠以"特发性"，即病因不明，但诸多证据表明本病的发生与一些危险因素有关。

1. 遗传因素　以下事实提示遗传因素或先天性易感因子可能与本病的发病有关：①家族性肺纤维化的病例在国内外均有报道，且数量不断增加，这种病例多见于嫡亲和单卵双胞胎；②某些已知遗传疾病患者的肺纤维化发病率很高；③同样暴露于已知可引起肺纤维化环境中的人群中仅有少数发病；④动物实验发现，特定的鼠系对发生肺纤维化有遗传易感性。

2. 吸烟　虽然约 1/3 的 IPF 发生在终生不吸烟者，但多数的临床研究证实吸烟增加 IPF 发生的危险性，其暴露程度与 IPF 的发生率呈正相关，尤其是吸烟大于 20 包/年者。有资料显示，吸烟增加 IPF 发生的相对危险比（OR）是 1.6 ~ 2.3，曾经吸烟者即使在停止吸烟后仍然是一个高危因素。

3. 环境暴露　暴露于某些金属粉尘（如黄铜、铅及钢铁）和木质粉尘（松木）者的患病风险显著增加。其他粉尘暴露，如理发业、鸟类饲养、石材切割和抛光等也可能与 IPF 的发生有关。关于不同职业与 IPF 患病风险的研究表明，金属粉尘的 OR 为 2.0 ~ 10.97、养鸟为 4.7、理发业为 4.4、石材切割和抛光为 3.9、牧畜业为 2.7，暴露持续时间 >5 年时的 OR 明显增加。IPF 患者尸体解剖发现肺部淋巴结内可见无机物颗粒，也支持 IPF 环境学病因。由于环境危险因素的流行病学研究存在一些偏倚和限制因素，因此这些观察结果尚需谨慎解释。

4. 病毒感染　某些病毒在 IPF 发生中是否发挥重要作用一直受到学者们的关注。目前支持病毒感染与 IPF 发病机制之间存在联系的主要证据是流行病学研究结果。有资料表明，高达 97% 的 IPF 患者肺中可以检测到 EB 病毒、巨细胞病毒、丙型肝炎病毒和人疱疹病毒中的一种或多种。因此推测，慢性病毒感染作为一种免疫刺激剂，引起慢性增殖性或炎性环境，导致肺纤维化的发生。但也有不支持这一观点的流行病学资料。有学者发现，IPF 患者活检标本中腺病毒 DNA 的检出与糖皮质激素治疗相关，因此认为病毒感染也许是继发疾病而不是 IPF 的病因。关于病毒感染的病因假说仍存不少争议。

5. 胃食管反流　动物实验和临床研究均发现长期反复的胃内容物吸入可导致肺纤

维化的发生,因此胃食管反流(GER)与IPF的关系受到重视。一项对65例IPF患者的前瞻性研究显示,异常胃酸反流的发生率为87%,但仅有47%的IPF患者有典型的GER症状。GER与IPF的关系尚不明确。普通人群GER的发生率为9%~42%,但伴有GER者很少发展为IPF。也有人认为,IPF患者减低的肺顺应性导致胸膜腔压力在吸气时较正常人更低,导致食管和食管下段括约肌功能不全,故而发生了GER,即其可能是IPF的结果,而非病因。

三、发病机制

目前认为肺泡损伤修复中抗纤维化和致纤维化之间的平衡紊乱是IPF的主要发病机制。主要依据是:①IPF的病理改变多源于肺泡上皮细胞受损和修复异常;②损伤修复的主要部位常可见到大量的成纤维细胞灶;③肺泡上皮损伤可使成纤维细胞增殖并向肌成纤维细胞转化等。肺泡损伤修复障碍机制十分复杂,现归纳其主要机制并简述如下:①在不明病因作用下肺泡上皮细胞受损;②氧化-抗氧化、Th1/Th2、凝血与抗凝、纤维细胞和炎症细胞等途径被激活;③由此引起抗纤维化介质和致纤维化介质的失衡;④导致肺泡上皮细胞向基质转化和分化、血管内皮细胞和成纤维细胞增殖及细胞外基质的产生;⑤终因过多的细胞外基质沉积而出现纤维化。

四、病理

1. 大体病理　肺容积缩小,质地偏韧硬,脏层胸膜可见局限性瘢痕。切面观,弥漫性实变区和相对正常的肺结构相间存在,依疾病轻重不同其比例各异,严重受累处可见蜂窝肺。

2. 组织病理学表现　表现为UIP,成纤维细胞灶是其重要的特征性所见。

(1)典型UIP需满足以下4个条件:①明显的结构破坏和纤维化伴或不伴胸膜下蜂窝肺;②肺实质可见斑片状纤维化;③成纤维细胞灶;④无不符合UIP诊断的特征。

(2)很可能UIP需满足以下3个条件:①明显的结构破坏和纤维化伴或不伴胸膜下蜂窝肺;②仅有斑片状纤维化和成纤维细胞灶所见之一者;③无不符合UIP诊断的特征。

(3)可能UIP需满足以下3个条件:①斑片或弥漫的肺实质纤维化,伴或不伴肺间质炎症;②缺乏UIP其他诊断条件;③无不符合UIP诊断的特征。

(4)不符合UIP诊断的组织病理学所见:①透明膜形成;②机化性肺炎;③多见肉芽肿病变;④远离蜂窝区明显的炎性细胞浸润;⑤病变以气道为中心分布为主;⑥其他提示另一种诊断的特征。

部分活检标本表现为不符合上述UIP诊断标准的纤维化类型。这些标本可称为"不可分类的纤维化"。

五、临床表现

男性患病率略高于女性。本病好发于50岁以后,年龄>60岁者占2/3。起病隐袭,进行性呼吸困难是最突出的症状,尤其是活动后呼吸困难更为常见。部分患者有不同程度的咳嗽,主要为干咳或有少许白色黏液痰。可出现食欲减退、体重减轻、消瘦、无力等症状。疾病早期可能查不到肺部体征。随着病情进展可出现呼吸浅快,吸气时双肺中下野可闻及 Velcro 啰音。杵状指(趾)多见。疾病晚期可出现发绀,部分患者发展为肺心病,可见相应的临床表现。

本病病程多呈慢性,少数患者可出现急性加重。

六、辅助检查

1. 实验室检查 IPF 患者的血液检查结果缺乏特异性。部分患者可见红细胞沉降率增快,丙种球蛋白、乳酸脱氢酶(LDH)水平升高。还可出现某些抗体阳性或滴度增高,如抗核抗体(ANA)和类风湿因子(RF)等可呈弱阳性反应。

2. 肺功能检查 表现为限制性通气功能障碍。肺活量、肺总量减少,弥散功能降低,$P_{(A-a)}O_2$ 增大。动脉血气分析为低氧血症,常伴有二氧化碳分压降低,后者由低氧引起的肺泡过度通气所致。

3. 胸部 X 线影像学 仔细观察 IPF 患者的胸部 X 线影像,绝大多数可发现异常。最常见的影像学异常是双侧弥漫分布、相对对称的网状或网状结节影,多位于基底部、周边部或胸膜下区,多伴肺容积缩小。随疾病进展,可出现直径 3~15mm 大小的多发性囊状透光影(蜂窝肺)。HRCT 呈 UIP 所见(图 9-1),是诊断 IPF 的重要依据。

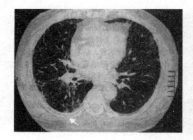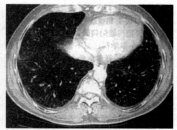

图 9-1 特发性肺纤维化的 FIRCT 表现

左图示线状影和牵拉性支气管扩张,右图示双下肺周边分布的网格和蜂窝状影

(1)典型 UIP 型符合 4 项条件:①病变主要位于胸膜下和肺基底部;②异常的网格状阴影;③蜂窝样改变,伴或不伴牵张性支气管扩张;④无不符合 UIP 型的任何一项。

(2)可能 UIP 型符合 3 项条件:①病变主要位于胸膜下和肺基底部;②异常的网格状阴影;③无不符合 UIP 型的任何一项。

(3)不符合 UIP 型的所见有 7 项(符合其中任何 1 项):①病变主要分布于上、中肺野;②病变主要沿支气管血管束分布;③广泛磨玻璃样影(范围超过网格样影);④大量微结节(双侧,上肺野分布为主);⑤散在囊状病变(多发,双侧,远离蜂窝肺区域);⑥弥漫性马赛克征/气体陷闭(双侧、三叶或多叶受累);⑦支气管肺段/肺叶实变影。

4. 纤维支气管镜检查 纤支镜检查主要目的在于排除其他疾病,如结节病、结核病、新生物等。纤支镜直接观察多无异常发现。支气管肺泡灌洗液中细胞成分因病期不同可有差异。疾病早期也可能出现淋巴细胞轻度增多,随疾病进展则表现为中性粒细胞增多。

5. 肺组织活检 采用外科性肺活检或电视胸腔镜肺活检(video assisted thoracoscopic

lung biopsy,VATS)获取组织标本进行组织病理学分析,对于肺 HRCT 不表现为典型 UIP 型患者的最终诊断具有重要意义。由于这是一种创伤性检查,会给患者带来不同程度的痛苦,因此对于年老体弱、呼吸功能很差而不适合或拒绝做活检者,以及 HRCT 呈典型 UIP 所见者不推荐此项检查。

七、诊断

通过有丰富间质性肺疾病诊断经验的呼吸内科医生、放射影像科医生和病理科医生之间多学科的讨论,仔细排除其他可能的病因,是获得准确诊断最为重要的环节。在多学科讨论不可行的情况下,建议将患者推荐给对间质性肺疾病有丰富经验的临床专家咨询。

诊断 IPF 需要符合以下条件:①排除其他已知的 ILD 病因(如家庭和职业环境暴露、结缔组织病和药物性肺损伤等);②未行外科肺活检的患者,HRCT 呈现典型 UIP 型所见;③进行外科肺活检的患者,HRCT 和肺活检组织病理类型符合特定的组合(表 9-5)。

表 9-5　HRCT 和组织病理学相结合的 IPF 诊断标准

HRCT 类型	外科肺活检组织病理类型	判断是否 IPF
典型 UIP	典型 UIP	是
	很可能 UIP	是
	可能 UIP	是
	不可分类的纤维化	是
	不符合 UIP	否
可能 UIP	典型 UIP	是
	很可能 UIP	很可能
	可能 UIP	很可能
	不可分类的纤维化	很可能
	不符合 UIP	否
不符合 UIP	典型 UIP	可能
	很可能 UIP	否
	可能 UIP	否
	不可分类的纤维化	否
	不符合 UIP	否

IPF 急性加重是指疾病过程中出现急性、不明原因的明显病情恶化,其诊断标准如下:IPF 患者在 1 个月内出现:①呼吸困难加重;②HRCT 胸部影像学在典型 IPF 表现基础上新出现磨玻璃影、浸润影;③气体交换恶化致低氧血症的证据。满足上述全部条件并除外感染、心力衰竭、肺栓塞等原因引起的病情加重后即可做出诊断。

八、鉴别诊断

详细询问病史和仔细进行体格检查是鉴别诊断的基础,要特别注意基础疾病、用药情况、环境暴露和家族史等情况的调查。由于慢性过敏性肺炎的表现有时与 IPF 相似,需要彻底评估患者是否可能患有慢性过敏性肺炎。临床中即使通过彻底的筛查,仍有部分患者的变应原无法确定,若支气管肺泡灌洗液(BALF)显示淋巴细胞增多(达 40% 或更多)则提示该病的存在,应支持进一步调查环境暴露因素,并可能需要外科肺活检。应注意目前尚无临床或血清学特征性表现的年轻患者,尤其是年轻女性,可能在以后逐渐表现出结缔组织病的临床特征。因此,对于较年轻(<50 岁)的患者,不能排除结缔组织病的可能。

1. 尘肺 包括无机尘肺和有机尘肺。应详细询问患者的职业史,这是鉴别诊断的前提。明确接尘时间、接尘浓度、粉尘性质以及同工种其他从业人员的健康情况等重要问题,在此基础上结合胸部 X 线影像学特点可做出鉴别诊断。

2. CTD-ILD 类风湿关节炎、皮肌炎、干燥综合征等引起肺损伤的组织病理学所见可为 UIP,其 X 线表现有时与 IPF 类似,因此需与 IPF 进行鉴别。鉴别诊断的要点在于详细了解有无风湿病的临床表现和分析血清学实验室检查结果等,尤其对女性且 HRCT 未表现为典型 IPF 所见者应格外注意。

3. 其他 IIP 确切的鉴别诊断需要外科性肺活检的组织病理学资料,相关临床资料可供参考。

(1)NSIP 可发生于任何年龄。肺 HRCT 表现为双侧任何部位的间质性浸润影和斑片磨玻璃阴影是本病特征性所见。BALF 主要表现为淋巴细胞增高。

(2)COP 发病年龄以 50 岁左右多见,发病时常有"感冒样"症状。胸部 X 线影像学多表现为:①双侧、弥漫性肺泡性影像,肺容积正常;②多见以周边分布为主的肺泡病变,与慢性嗜酸细胞性肺炎类似,偶尔可呈单侧分布;③异常影像的复发和游走是本病的重要特点;④不规则线状或结节状间质浸润影或蜂窝肺少见。BALF 主要表现为淋巴细胞增多。

(3)AIP 起病急剧,临床表现为咳嗽,严重呼吸困难,继之很快进入呼吸衰竭。多数病例发病前有"感冒样"症状,半数以上患者有发热。肺部 X 线影像学表现为双侧弥漫性磨玻璃样阴影、实变影和牵拉性支气管扩张等,可很快融合、进展为大片实变影。本病治疗效果欠佳、预后不良,需与 IPF 急性加重相鉴别。

(4)RB-ILD/DIP 男性多发,绝大多数为吸烟者。起病隐匿,干咳,进行性呼吸困难。RB-ILD 肺 HRCT 主要表现为网状—小结节影,DIP 早期出现双肺磨玻璃样改变,后期可出现线状、网状和结节影,一般不出现蜂窝肺。

九、治疗

目前,IPF 治疗除肺移植外尚缺乏令人满意的方法。药物治疗虽以抗纤维化为目的,但目前尚无任何一个治疗方案能改变或逆转 IPF 的纤维化性病变。因此,所有对 IPF 药物治疗的临床意义有限。

1. 药物治疗

（1）以下药物或方案对 IPF 治疗无效：①糖皮质激素单药治疗；②秋水仙碱；③环孢素 A；④糖皮质激素联合免疫抑制剂治疗；⑤干扰素 γ-1β；⑥波生坦；⑦益赛普。

（2）根据患者具体病情和意愿，可以采用的药物和方案：①乙酰半胱氨酸、硫唑嘌呤和泼尼松联合治疗；②乙酰半胱氨酸单药治疗；③抗凝治疗；④吡非尼酮治疗。

N-乙酰半胱氨酸（N-Acetyl Cysteine，NAC）是谷胱甘肽的前体，后者为氧自由基清除剂。循证医学资料表明，长期服用大剂量 NAC（600mg，每天 3 次）可延缓 FVC 和 DLco 的下降，目前在临床上该药已用于 IPF 的治疗。

吡非尼酮主要通过拮抗 TGF-β_1 来抑制胶原纤维的形成。临床资料表明，每天服用 1800mg 的吡非尼酮可降低 IPF 患者肺功能下降的速度并减少急性加重事件的发生。目前日本厚生省和我国药监局已批准该药上市用于 IPF 的治疗。

对于达不到确诊标准的疑诊 IPF 患者，视情况可考虑先给以 3~6 个月糖皮质激素联合或不联合免疫抑制剂的治疗，观察疗效后再确定下一步的治疗方案。这样的策略在于避免可能对上述方案有良好反应的其他间质性肺疾病失去有效治疗的机会。

（3）IPF 急性加重时可用糖皮质激素治疗：现普遍应用甲泼尼龙，起始剂量为 500~1000mg/d，静脉滴注；连续 3 天后改为每天 1~2mg/kg，通常为每天 120mg/kg，分次静脉注射，以后改为每天泼尼松 40~60mg/kg 或甲泼尼龙 32~48mg/kg，口服，4~8 周后逐渐减至维持量。具体量以及调整的速度应根据患者的病情及疗效而定。对于不同 HRCT 影像学分型的 IPF 急性加重，糖皮质激素的治疗效果有差异。按新出现磨玻璃/浸润影范围大小及分布区域分型，周边型治疗效果较好，而对多灶型或弥漫型治疗效果差。

环孢素 A 或环磷酰胺/硫唑嘌呤等免疫抑制剂治疗 IPF 急性加重的效果尚不肯定，但在糖皮质激素治疗无效的情况下可考虑试用。

（4）并发症的治疗：一般认为，对 IPF 患者合并的无症状胃食管反流进行治疗可能有益于 IPF 病情的稳定，因此多推荐治疗；已有的资料表明，多数 IPF 相关性肺高血压患者并未从针对肺高血压的治疗中明显获益，所以总体不推荐 IPF 患者的此项治疗。

2. 非药物治疗　非药物治疗的原则：①对临床出现明显静息性低氧血症的 IPF 患者应给予长期氧疗；②对因病情持续进展而致呼吸衰竭的 IPF 患者一般不建议使用机械通气；③多数 IPF 患者应进行肺康复治疗；④肺移植是目前治疗 IPF 最有效的手段。在充分评估患者预期寿命的基础上，对有条件者应积极推荐本项治疗方法。

十、预后

IPF 没有自然缓解倾向，诊断后平均存活时间 3~5 年。IPF 最常见的死因是呼吸衰竭，其他还包括心力衰竭、缺血性心脏病、感染和肺栓塞等。

第三节　非特异性间质性肺炎

非特异性间质性肺炎（NSIP）是 20 世纪 90 年代从 IPF 中分离出来的对糖皮质激素

治疗反应较好的一种原发性间质性肺炎。IIP 中代表性疾病是 IPF,其病理所见为 UIP。临床发现,本来对糖皮质激素治疗效果欠佳的 IPF 却有一部分呈现出较好的疗效,这些患者的支气管肺泡灌洗液中可表现为淋巴细胞增加,组织病理学也见到明显的肺泡隔炎。针对这一现象,1994 年,Katzenstein 提出了非特异性间质性肺炎(NSIP)的概念,即将过去认为是 UIP,但实际上又与其存在若干区别,如:①病变分布弥漫;②时相一致;③无结构重塑等。符合 NSIP 的病例多数对糖皮质激素治疗反应良好,预后较佳。NSIP 这一名词的本身并非新创,在此之前已有艾滋病、胶原血管病和药物性肺病等关于 NSIP 的描述,与前者不同的是 Katzenstein 为其注入了新的内涵。NSIP 在临床、组织病理学、X 线影像学等方面有其特点,是否属于实体疾病目前尚有争议,但 2008 年发表的 ATS 专家工作报告认为,NSIP 是一个独立疾病实体。

一、病理

NSIP 在组织病理学上分为细胞型(Ⅰ型)、纤维化型(Ⅲ型)和混合型(Ⅱ型)。根据 2008 年发表的 ATS 专家工作报告,将 NSIP 主要组织病理学特征整理如下。

1. 主要特征

(1)细胞型:①轻度到中度慢性间质性炎症;②炎症部位的 Ⅱ 型上皮细胞增生。

(2)纤维化型:①时相相同,致密或疏松的肺间质纤维化;②肺结构基本正常;③轻度到中度慢性间质性炎症;④有或无炎症部位的 Ⅱ 型上皮细胞增生。

2. 否定性所见

(1)细胞型:①致密的间质纤维化;②机化性肺炎是主要病理表现,其范围大于活检标本的 20%;③严重的肺泡隔炎症。

(2)纤维化型:①时相不均一;②明显的蜂窝肺。

(3)细胞型和纤维化型:①急性肺损伤所见,特别是透明膜形成;②嗜酸粒细胞增多明显;③肉芽肿;④见到病毒包涵体或特殊染色病原体;⑤以气道病变为主,如细支气管周围化生。NSIP 的组织病理学见图 9-2。

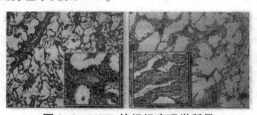

图 9-2　NSIP 的组织病理学所见

注:左图为细胞型 NSIP,主要表现为轻至中度的慢性间质性炎症;右图为纤维化型 NSIP,可见肺间质纤维化,其病变时相相同,肺结构基本正常。

二、临床表现

目前尚无 NSIP 患病率和发病率的确切流行病学报道。有学者根据相关资料推测,其患病率可能为 $(1\sim9)/10^5$。患病中位年龄低于 IPF,为 40~50 岁,性别差异不明显。起病通常为慢性,少数患者呈亚急性。干咳和逐渐加重的呼吸困难是常见的症状。一些患者可有乏力、体重减轻、发热等临床表现。两肺可闻及 Velcro 啰音,少数患者可见杵状指。

三、辅助检查

1.BALF 检查　与 IPF 不同,NSIP 多表现为淋巴细胞增多;T 淋巴细胞亚群分析,$CD4^+/CD8^+$ 降低。有些患者中性粒细胞和(或)嗜酸性粒细胞也可增加。

2.肺功能检查　与 IPF 大致相同,主要表现为限制性通气功能障碍。肺活量、肺总量减少,弥散功能降低,$P_{(A-a)}O_2$ 增大。动脉血气分析在疾病早期可正常,病情进展出现低氧血症,二氧化碳分压正常或降低。

3.X 线影像学

(1)胸部 X 线:主要表现为以两下肺分布为主的磨玻璃影或斑片影,也可见部分网格状影。

(2)胸部 CT 和 HRCT:支持 NSIP 诊断的表现:①双下肺对称性病变分布;②磨玻璃影;③网状阴影;④牵拉性支气管扩张;⑤下肺体积缩小等。细胞型 NSIP 主要为磨玻璃影所见,而纤维化型则表现为磨玻璃影与其他所见混存。以上表现中,双下肺对称性分布的磨玻璃影最重要。

不支持 NSIP 诊断的表现:①弥漫性小结节影;②囊性病变;③局灶性低密度影或马赛克样改变等(图 9-3)。

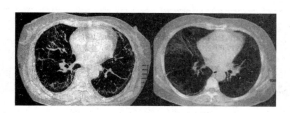

图 9-3　NSIP 的肺 HRCT 表现

注:左图为两下肺野弥漫分布的小斑片状磨玻璃影和网格影,胸膜下更多见;右图示沿支气管血管束和肺外周分布的磨玻璃影。

四、诊断与鉴别诊断

NSIP 的诊断应综合临床、放射影像学、病理等多学科的资料才能做出。具体诊断依据如下。

(1)除外已知病因引起的 ILD,特别是 CTD-ILD、慢性过敏性肺泡炎等,即符合 IIP。

(2)慢性或亚急性起病,可发生于任何年龄。

(3)临床主要表现为咳嗽、呼吸困难,部分患者可有乏力、发热。

(4)肺 HRCT 表现为双肺下野的磨玻璃影和网状影,伴牵拉性支气管扩张,病变常沿支气管血管束分布。

(5)组织病理学表现为时相一致、不同程度的炎症和纤维化,无 UIP、DIP 或 AJP 的特征性所见。

上述依据中,缺乏组织病理学资料不能确诊 NSIP。需要注意的是,NSIP 是胶原血管病肺损伤最常见的组织学所见,如首先累及肺脏,而其他脏器受累不明显且实验室检查不能提供有力的风湿性疾病证据时可能暂时被诊断为特发性 NSIP,随着疾病的进展才能得到确诊。

纤维化型 NSIP 应与 IPF 相鉴别,鉴别要点见表 9-6。

表 9-6　IPF/UIP 与纤维化型 NSIP 的鉴别要点

鉴别要点	IPF/UIP	NSIP
发病年龄	老年者多	中、老年多
起病情况	隐匿,慢性	隐匿,亚急性或慢性
症状	干咳,呼吸困难,发热少见	咳嗽,呼吸困难,可伴发热
杵状指	50%~80%	10%~35%
肺 HRCT	网状影、蜂窝肺,双肺基底、胸膜下分布	片状磨玻璃影、蜂窝肺少,沿气管血管束分布
BALF	中性粒细胞增多	淋巴细胞增多
糖皮质激素	疗效差	疗效好于 IPF

五、治疗

虽然目前尚无公认的 NSIP 药物治疗方案,但临床应用最普遍的是糖皮质激素和免疫抑制剂,糖皮质激素单独应用为首选。

NSIP 的细胞型、混合型和纤维化型 3 种类型在对激素治疗反应上存在较大差异。HRCT 显示有大量磨玻璃影以及病理为细胞型的 NSIP 患者,对糖皮质激素治疗反应好;以网状为主的纤维化型患者对糖皮质激素治疗反应可能较差,有时与 IPF 相似;而混合型在两者之间。NSIP 的药物治疗应注意以下问题:①糖皮质激素作为治疗的首选,应强调个体化;②对于没有糖皮质激素禁忌证的患者,应尽早使用;③不推荐糖皮质激素长时间高剂量使用;④对于糖皮质激素反应不好或纤维化型的患者可以考虑联合使用免疫抑制剂,如环磷酰胺、硫唑嘌呤等。

推荐具体治疗方案:起始口服泼尼松 40~60mg/d 或 0.75~1.00mg/kg,根据治疗反应逐渐减量,一般 1~3 个月后减至 20~40mg/d,4~6 个月后减至维持量 10~15mg/d,总疗程 1 年。环磷酰胺或硫唑嘌呤的使用方案参考 IPF 治疗。

第十章　结节病

　　结节病发生于世界各国,发病率因地域、人种及环境不同,差异较大,欧洲发病率最高,非洲及亚洲则较低,波动于(1~50)/10万。黑种人多于白种人,美国白种人发病率10.9/10万,而美国的黑种人发病率高达35.5/10万。寒冷地区发病率高,如日本的寒、温、亚热带地区发病率之比是4∶2∶1。近年来日本和我国的患者数明显增多。自1982年《中华结核和呼吸杂志》编委会综合报道北京地区129例后,2001年文献报道累计超过3000例。结节病可发生于任何年龄,文献报道多见于青、中年,女性多于男性。在日本和斯堪的纳维亚的结节患者,≥50岁的女性是发病的第二高峰。

第一节　病因与发病机制

一、病因

　　结节病的病因迄今未明。目前认为遗传、感染、化学因素、环境及职业、自身免疫反应等均可能为本病的潜在病因,但缺乏确切证据说明它们与结节病发病有直接关系;其中遗传因素的客观证据较多;结节病的易感性及临床表现、自然病程、严重程度和预后,与人类白细胞组织相容性抗原(HLA)的不同等位基因具有相关性。如急性起病伴结节性红斑及关节炎者,HLAB8出现频率高,结节病性眼葡萄膜炎患者的HLAB27检出率较其他葡萄膜炎高。英国报道10%结节病患者有家族遗传史,62例患者中,含5对双胞胎(4对为单卵孪生)。北京医院诊治过6例有血缘关系的结节病患者(同胞兄妹及同胞姐妹各2例、母女2例)。该6例发病前5年内均分居两地,可排除环境职业因素。他们的HLA检测结果显示:仅姐妹两人均被检出HLAA11,余4例的HLA型分散无规律。结节病发病的种族差异和家族聚集现象均提示结节病的遗传倾向。但国内外有关报道差异较大,缺乏显著一致性。可能与HLA表型不同、易感基因呈多态性分布有关。总之,遗传因素在结节病发病中的作用,仍存在争议。

二、病理组织学改变

　　结节病的基本病理改变是由类上皮细胞、巨噬细胞、散在的多核巨细胞(朗格汉斯细胞及异物巨细胞)和淋巴细胞组成的境界清楚,无干酪样坏死的肉芽肿。有时巨细胞内可见两种包涵体(星形体和舒曼体)。早期病变,结节形态结构单一、大小一致且分布均匀。晚期病变可见结节互相融合,并见纤维化及玻璃样变性。病理诊断采用除外性诊断方法,需排除一切与结节病相似的肉芽肿性疾病,如结核、非结核性杆菌病,真菌感染,布氏杆菌病及铍病等疾病。结合临床特点,方能做出结节病诊断。病理标本应常规进行抗酸染色及免疫组化检查。

三、免疫学改变与发病机制

因结节病病因未明,很难用精辟简练的文字阐明该病的发病机制。多数学者认为,当未知抗原进入人体后,被肺泡巨噬细胞(AM)吞噬,由抗原递呈细胞的溶酶体在细胞膜递呈抗原并持续存在,使细胞内代谢增强,产生一系列活性介质,如白介素(IL)-1、IL-2、干扰素-γ(IFN-γ)、氧自由基及花生四烯酸代谢产物等,参与细胞的激活和趋化。活化的 T 淋巴细胞(TLC)释放细胞因子如单核细胞趋化因子(MCF)和单核细胞移动抑制因子(MIF)等,使周围血液中的 T 抑制细胞(T_s)相对占优势,而 T 辅助细胞(T_h)相对减少。在 BALF 中 T_h 增多,T_s 细胞相对减少,这代表病变部位的 T_h 细胞增多而 T_s 细胞减少。TLC、AM 和单核细胞等炎症细胞在肺内的聚集浸润,形成了结节病早期的肺泡炎阶段。T 细胞和巨噬细胞、肥大细胞和自然杀伤细胞等通过释放细胞因子、化学趋化、黏附分子和生长因子形成复杂的炎症反应。募集在炎症部位的单核细胞分泌多种细胞因子,如IL-1、IN-2、TNFα 及 IFNγ 等参与激活、趋化自身和 TLC 并转化为类上皮细胞、多核巨细胞和朗格汉斯巨细胞、构成无干酪坏死性肉芽肿。由上皮细胞、多核巨细胞和巨噬细胞产生的 ACE 抑制巨噬细胞移行,也促使肉芽肿形成。结节病患者的 AM 释放 IFNγ 和IL-1,产生纤维连接蛋白及分泌成纤维细胞生长因子。IFNγ 和 IL-1 及纤维母细胞生长因子促使成纤维细胞在肺部聚集和增殖;纤维连接蛋白吸收大量纤维母细胞并和细胞外基层黏附。与此同时,周围的炎症细胞和免疫效应细胞进一步减少以致消失;胶原蛋白和基质蛋白产生,最终纤维母细胞慢性收缩,破坏了肺的正常结构使肺泡变形。这种肺实质细胞的修复反应,导致纤维化及瘢痕组织形成。

第二节　临床表现

结节病的全身症状无特异性,15%~60%的患者无症状,常在胸部 X 线检查时偶被发现双侧肺门淋巴结肿大而就医。自觉症状和体征取决于病变累及的脏器和部位,临床表现多种多样。北欧的斯堪的纳维亚、瑞典、爱尔兰及波多黎各的女性常以急性发病,病程在 2 年以内者称亚急性,约半数以上患者属此型。病程 2 年以上者称慢性型,此型常伴不同程度的肺纤维化。我国的结节病以慢性及隐匿性起病为多,症状轻微者多见,急性起病者少见。

一、结节病对各脏器的受侵率

结节病是多系统肉芽肿性疾病,人体的任何器官、任何部位均可受累。由于受地区、人种不同、疾病自然发展过程的个体差异以及研究者搜集病例的专业、时间、调查方式和研究深度不同等因素的影响,文献对各器官受侵率的报道差异较大。如欧洲一组眼科医师报道眼结节病占结节病患者的 9%;另一组眼科医师将某医院各科住院患者进行眼科检查并结膜活检,确诊眼受侵率高达 54.1%。综合 1994—1999 年 WASOG 汇总的文献报道,受侵率最高的是肺门及纵隔淋巴结,依次是肺、眼、皮肤、肝、脾、表浅淋巴结、唾液腺、肾、神经系统、心脏、骨关节及骨骼肌、消化道、内分泌器官及生殖器。

二、胸内结节病

1.症状

（1）全身症状：Tanoue 等报道，患者就诊时主诉疲劳、体重减轻，各占 20%～30%，低热 15%～22%，盗汗 15%，眼症状 10%～20%，皮肤病变 10%～28%，关节症状 5%～17%，神经系统症状 2%～5%及心脏症状 1%～5%。北京医院曾见 2 例Ⅱ期肺结节病，主诉高热（39.2～39.4℃）住院。

（2）呼吸道症状：20%～40%患者有刺激性咳嗽或少量白痰、少数患者轻度胸痛、喘息及活动后呼吸困难。胸部影像改变显著而无症状或症状轻微者门诊屡见不鲜。国外一组报道 433 例肺结节病患者中，25 例咯血，占 6%；其中 19 例轻度咯血、4 例中度咯血、2 例大量咯血。咯血患者常合并曲霉菌感染、支气管扩张或肺囊肿。不足 5%患者单侧或双侧胸腔积液，包括胸膜增厚在内的胸膜受累占 3%～20%。国内报道 14 例胸腔积液均为渗出液。

（3）典型的 Lofgren 综合征：双侧对称性肺门淋巴结肿大，呈马铃薯状，常伴皮肤结节性红斑、发热及关节肿痛。可伴眼葡萄膜炎或虹膜炎，常为急性发病。此类患者 60%～80%在 2 年内自愈，预后良好。

（4）肺外脏器受累表现：常见者为眼部症状、皮肤结节性红斑、皮下结节、表浅淋巴结肿大、肝脾大等，肿大的纵隔淋巴结压迫食管时可出现吞咽困难。肺外结节病的临床表现与受累器官的关系详见表 10-1。

表 10-1　结节病临床表现与受累器官的关系

受累器官	临床表现
上呼吸道	呼吸困难、鼻黏膜充血及息肉致鼻塞不通气、喉肉芽肿、炎症致声音嘶哑
皮肤	丘疹、斑疹、皮下结节、狼疮样皮损
眼	畏光、视物模糊、眼痛、低视力、泪腺肿大（考虑裂隙灯显微镜检查）
关节及骨骼肌	结节病风湿病表现；多关节炎、单关节炎、肌病
神经系统	颅神经麻痹、常见面瘫、感觉异常、癫痫、脑病、颅内占位病灶（考虑做 MRI 检查）
心脏	晕厥、呼吸困难、传导阻滞、心力衰竭、心律不齐、心脏压塞、猝死（考虑做 EKG 及 UCG 检查）
消化系统	吞咽困难、腹痛、黄疸、肝脾大及肝功能异常
血液系统	淋巴结肿大、脾功能亢进（血小板减少、白细胞减少、贫血）
肾脏	肾功能异常、肾衰竭、肾结石
内分泌代谢	尿崩症、高钙血症、高尿钙症、附睾炎

2. 体征

（1）胸部阳性体征：多数患者无阳性发现。两肺弥漫性纤维化时可听到爆裂音，约占20%。胸内淋巴结显著肿大时可出现压迫肺血管的征象，如肺动脉及肺静脉高压、左无名静脉受压时可致左侧胸腔积液。如心脏受累，可出现心动过速、心律不齐、传导阻滞、心包积液、心力衰竭等。

（2）胸外阳性体征：约 1/4 患者体重减轻、结节性红斑占 16.3%。有些表现为皮肤丘疹、冻疮样皮损及皮下结节。表浅淋巴结肿大均为孤立不融合、活动无压痛。杵状指（趾）罕见。约 1/4 患者肝脾大。

第三节　实验室和其他检查

一、肺功能检查

肺功能检查在辅助结节病的诊断、病程的动态观察、使用皮质激素的适应证、疗效判断、剂量调整及预后评估等方面均有重要价值，是诊治结节病不可缺少的检查。早期患者因支气管、细支气管和血管周围肉芽肿对气道和肺泡的影响，可出现阻塞性通气障碍或小气道功能障碍。严重的肺泡炎可出现弥散量（DLco）下降。肺纤维化常出现以限制为主的混合性通气功能障碍。特征性改变是肺活量（VC）、肺总量（TLC）和 DLco 下降。低氧血症和肺泡-动脉氧压差增加仅见于严重的肺纤维化。

肺功能异常与 X 线影像的范围与严重程度常呈一定相关性，但并非完全一致，可结合临床相互弥补。若多次 DLco 下降且呈进行性恶化的肺外结节病，虽 X 线影像无异常，仍应警惕早期肺泡炎的可能性。

二、旧结核菌素（OT 1∶2000）及结核杆菌纯化蛋白（PPD5U）皮内试验

结节病活动期常为阴性或弱阳性。

三、BALF 细胞成分的改变

结节病患者的 BALF 中淋巴细胞显著增多（正常人 <10%）、巨噬细胞增多（正常人90%）、T 淋巴细胞增多（正常人占淋巴细胞的 47%）可高达 80%。CD4/CD8 比值增加（正常人与周围血常规相同，为 0.7~2.1）。

四、实验室检查

1. 血液学改变　周围血中淋巴细胞显著下降是活动期结节病的特征之一。约 50%患者血常规正常、CD8 增高、CD4/CD8 下降。Sweden 报道 181 例结节病患者血常规结果：淋巴细胞减少占 60%、白细胞总数下降占 40%、血红素降低占 30%，单核细胞增多占10%、血小板减少占 10%，骨髓活检上皮细胞肉芽肿占 0.3%~2.2%。

2. SACE 活性测定　活动期结节病患者的 SACE 活性增高，其特异性为 90.5%，敏感性为 57%~75%，因其他疾病（如粟粒结核、铍肺、淋巴瘤、戈谢病及甲状腺功能亢进等）也可表现 SACE 增高，故不能单凭 SACE 增高作为诊断结节病的指标。非活动期结节病

患者的 SACE 可在正常范围,故 SACE 不高,不能作为排除结节病的指标。北京医院曾测定 4 例结节病胸腔积液的 ACE 活性,2 例 SACE 和胸腔积液 ACE 均升高,而胸腔积液 ACE 明显高于同一日测定的 SACE。

3. 血钙和尿钙测定　钙代谢紊乱是肾结节病常见特征之一。主要表现为高钙血症、高尿钙症、泌尿系结石和高钙性肾病。文献报道结节病并高钙血症占 10%~20%。因血钙增高致肾小球滤液中钙浓度增加、甲状旁腺因高血钙的抑制使分泌减少,致肾小管对钙重吸收减少,尿钙排泄增加,故高尿钙症发生率为高钙血症的 3 倍。国内报道结节病并高钙血症占 2%~10%。北京医院对结节病患者 98 例,1 个月内测血钙 2 次,血钙增高者仅占 4%。

4. 其他实验室检查　①红细胞沉降率增快占 30%~40%,可能与贫血或血清球蛋白增高有关;②高球蛋白血症占 25%;③急性期 IgM 和 IgA 升高;④慢性期 IgG 升高。少数患者血清溶菌酶、β_2 微球蛋白及 C 反应蛋白增高、类风湿因子阳性。血浆总胆固醇及高密度脂蛋白降低,这类改变在诊断中无确定性意义。肝损害可出现肝功能异常、骨破坏者可出现碱性磷酸酶增高。

五、影像学改变及分期

1. 胸部 X 线　胸部 X 线异常是结节病的首要发现和就诊主要原因,主要表现如下。

(1)肺门及纵隔淋巴结肿大:两侧肺门淋巴结对称性肿大是该病主要特征。典型者呈马铃薯状,边缘清楚、密度均匀,占 75%~90%。单侧肺门淋巴结肿大仅占 1%~3%,常以此与结核和淋巴瘤鉴别。在 Kirks 报道的 150 例结节病患者中,两侧肺门淋巴结肿大(BHL)、BHL 伴一侧气管旁淋巴结肿大及 BHL 伴两侧气管旁淋巴结肿大各占 30%。后纵隔淋巴结肿大占 2%~20%。仅有气管旁或主动脉窗淋巴结肿大无 BHL 者少见。

(2)肺内病变

1)网结节型:多数结节伴有网影,称网结节影,占 75%~90%;结节 1~5mm;<2mm 结节聚合一起常呈磨玻璃影。结节大多两侧对称,可分布在各肺野,以上中野居多。结节沿支气管血管束分布,为该病的特征之一。

2)肺泡型(又称腺泡型):典型者两侧多发性,边缘模糊不规则致密影 1~10cm 大,以肺中野及周边部多见;2/3 患者以网结节及肺泡型共存,此型占 10%~20%。

3)大结节型:0.5~5cm 大,有融合倾向,结节内可见支气管空气征,占 2%~4%;结节可伴纵隔淋巴结肿大,少数结节可形成空洞。

4)肺部浸润阴影:呈小片状或融合成大片实变影占 25%~60%,由于肉芽肿聚集,也可致叶间裂胸膜增厚。

5)两肺间质纤维化:结节病晚期两肺纤维化、肺大疱、蜂窝肺、囊性支气管扩张并可伴一般细菌或真菌感染,最终导致肺心病。

(3)气道病变:结节病可侵犯气管、支气管和细支气管。肉芽肿阻塞支气管致阻塞性肺炎及肺不张,以中叶不张多见。大气道狭窄占 5%。纤维支气管镜发现气道内肉芽肿约占 60%。

（4）胸膜病变：国外一组 3146 例结节病资料中，胸腔积液发生率 2.4%，约 1/3 为双侧；多数是少量胸腔积液，右侧（49%）多于左侧（28%），多数在 6 个月内吸收。20%残留胸膜肥厚。自发气胸常因肺纤维化、肺大疱破裂所致，占 2%~3%。

（5）结节病性心脏病致心影增大者<5%。

2.胸部 CT 和高分辨薄层胸部 CT（HRCT）　CT 平扫，以淋巴结短径>1cm 为淋巴结肿大的标准。CT 可提高纵隔内淋巴结肿大的检出率，如主动脉旁（6 区）、隆嵴下（7 区）和食管旁（8 区）的肿大淋巴结在胸部 X 线未能检出者，CT 可以检出。CT 和胸部 X 线对肿大淋巴结的检出率各为 78.1%和 65.6%。胸部 HRCT 对肺磨玻璃影、微结节，特别是间质病变的检出率比胸部 X 线明显提高。对疾病动态观察、疗效估价有重要意义。

3.胸外影像学阳性改变　累及骨骼占 1%~13%，主要表现为：①伴有骨小梁吸收的弥漫性骨髓浸润，形成圆形或卵圆形骨质疏松区；②骨骼孔状病变；③骨皮质隧道状病变，形成囊肿状或骨折，多累及肋骨。

4.结节病分期　目前，ATS/ERS/WASOG 均采用如下分期方法，即以胸部 X 线为依据，将结节病分为五期。

0 期：胸部 X 线片正常。

Ⅰ期：双侧肺门、纵隔或气管旁淋巴结肿大，肺野无异常。

Ⅱ期：双侧肺门、纵隔或气管旁淋巴结肿大伴肺内病变。

Ⅲ期：仅有肺内病变，不伴胸内淋巴结肿大。

Ⅳ期：双肺纤维化。

我国 1993 年曾制定结节病分期为 0 期、Ⅰ期、ⅡA 期、ⅡB 期和Ⅲ期，其中ⅡA 期相当于上述Ⅱ期、ⅡB 期相当于上述Ⅲ期、Ⅲ期相当于上属Ⅳ期。

5.放射性核素 ^{67}Ga 显像　结节病患者肺门"入"影像征占 72%、腮腺和泪腺对 ^{67}Ga 对称性摄取增高时，其影像酷似"熊猫"头形，称"熊猫"征，占 79%。其特异性及敏感性均较低，不能单独依靠 ^{67}Ga 显像作为诊断结节病的主要手段。典型"入"征或"熊猫"征，可认为结节病活动表现。肉芽肿性血管炎引起的血管局部闭锁或破坏，可在核素扫描时表现为灌注缺损，但在胸部 X 线片常无阳性表现。

第四节　诊断与鉴别诊断

一、诊断

当临床及 X 线征象符合结节病，OT 1：2000 或 PPD 5U 皮试阴性或弱阳性、SACE 活性增高或 BALF 中 CD4/CD8≥3.5 时，结节病的可能性很大，应积极争取活组织检查；如组织学证实为非干酪坏死性肉芽肿病变或 Kveim 皮试阳性，可排除其他肉芽肿性疾病，结节病诊断可以确立。遇到不典型病例时，强调临床、X 线影像结合病理组织学综合判断；必要时需进行两个以上部位的组织活检确定。

1.活体组织学检查　是确诊结节病的必要手段。选择适宜的活检部位是获得阳性结果的关键。常采用的部位及其阳性率和注意事项参考表 10-2。

表 10-2 选择性活检部位及其阳性率

活检部位	阳性率(%)	注意事项
皮肤黏膜	30~90	高出皮表,不规则斑丘疹或皮下、黏膜结节阳性率高。结节性红斑常为脂膜炎改变,不宜选择
表浅淋巴结	65~81	
颈前斜角肌脂肪垫淋巴结	40~86	如标本仅有脂肪垫,不含淋巴结,则无意义
眼睑、结膜、泪腺	21~75	
唾液腺	40~58	"熊猫"征者阳性率高
经纤支镜内膜活检(FOB)	19~68	镜下见黏膜充血,有结节处阳性率高
经纤支镜肺活检(TBLB)	40~97	阳性率与活检块数成正比
胸腔镜	90 以上	切口小,并发症小于开胸活检
电视辅助下纵隔镜肺或淋巴结		
CT 引导下经皮肺活检	90 以上	
开胸肺或淋巴结活检	95 以上	
经皮肝穿刺	54~70	
经皮肾穿刺	15~40	

2. Kveim-Siltzbach 皮肤试验 以往对于找不到可供活检病损部位的疑似结节病患者,该试验可提供确诊结节病的重要措施。当前诊断手段有较大进展,如 FOB 和 TBLB 方便易行,并可将 BAL、FOB 及 TBLB 一次完成。鉴于很难获得制作 Kveim 抗原的标本,且皮试需 4~6 周时间方能完成,目前,很少采用 Kveim 皮试方法。

二、结节病活动性的判断指标

(1)症状加重,如发热、新近出现的肺外受累表现,如眼葡萄膜炎、结节性红斑、关节痛、肝脾大、心脏及神经系统受累表现等。

(2)SACE 增高或伴血沉及免疫球蛋白增高。

(3)BALF 中淋巴细胞 20% 以上或 CD4/CD8≥3.5。

(4)胸部影像病变增加或 ^{67}Ga 显示"入"征或"熊猫"征。

(5)高血/尿钙症。

(6)肺功能 TLC 及 DLco 进行性下降。

三、鉴别诊断

结节病需与多种疾病鉴别，Ⅰ期需与淋巴结核、淋巴瘤、中心型肺癌和肺门淋巴结转移癌鉴别。Ⅱ期应与肺结核、肺真菌感染及尘肺鉴别。Ⅲ期需与过敏性肺炎、感染性间质肺炎及嗜酸细胞肺浸润等鉴别。Ⅳ期需与其他原因致肺纤维化鉴别。

1. 肺门淋巴结核及肺结核　肺门淋巴结核常为单侧或不对称性两侧肺门淋巴结肿大。原发型肺结核儿童及青少年多见。67%的成年肺结核在胸部 X 线检查可见陈旧结核灶。Ⅱ期结节病如两肺密集小结节影，需与粟粒结核鉴别。活动性肺结核伴发热盗汗等中毒症状、血沉快、OT 或 PPD 皮试阳性。病理组织学可见新旧不一、形态多样的干酪样坏死性肉芽肿、抗酸染色可找到抗酸杆菌。胸部增强 CT 时，肿大淋巴结出现环形强化（CT 值 101~157HU）、中心密度减低（CT 值 40~50HU）时，提示淋巴结坏死液化，支持结核。反之，淋巴结均匀强化，则支持结节病诊断。由于增殖性结核与结节病的病理组织学极为相似，同一张病理切片在某医院病理诊断"结核"，而另一医院的病理诊断是结节病，此情况并非罕见。遇此现象时需临床、放射与病理多科室讨论，综合判断。

据文献报道，结节病合并结核占 2%~5%，日本 1983 年全国普查中发现，Ⅰ~Ⅲ期结节病并陈旧结核占 2%，Ⅳ期合并浸润型肺结核占 2.4%。中国作为结核病发病率较高的国家，应给予足够重视。

2. 淋巴瘤　常为两侧不对称性肺门淋巴结肿大呈波浪状，反复高热、全身淋巴结肿大及肝脾大。病程进展快、预后差。骨髓活检可见 Read-sten-berg 细胞，淋巴结活检可确诊。

3. 肺癌　中心型肺癌常见于 40 岁以上中老年人，单侧肺门影肿大呈肿块状，同侧肺野可见原发病灶，痰、纤支镜刷片或活检找到癌细胞可确诊。肺泡型结节病的影像学酷似肺泡癌，需依靠活检病理确诊。肺外癌瘤经淋巴管转移至肺门或纵隔的转移性肺癌，常为单侧或不对称性双侧肺门影增大伴有肺外肿瘤的相应表现，病情发展快，应寻找可疑病灶，争取活检病理确诊。

4. 肺真菌感染　以组织胞质菌病常见，胸部 X 线与Ⅱ期结节病相似，有鸟禽、畜类排泄物接触史，SACE 不增高、组织胞质菌抗原阳性或痰培养、组织活检找到真菌可确诊。

5. 尘肺　胸部 X 线片两肺小结节伴不对称肺门淋巴结肿大，与Ⅱ期结节病相似。前者有长期粉尘接触史、长期咳嗽咳痰、渐进性呼吸困难，后期肺门淋巴结呈蛋壳样钙化。

6. 铍肺　胸部 X 线影像两肺境界不清的结节影伴不对称性肺门淋巴结肿大、病理改变与结节病相似，但从铍接触职业史、铍皮肤贴布试验阳性可与结节病鉴别。

7. 肺组织细胞增多症　X 线影像改变与Ⅳ期结节病相似，呈蜂窝状及弥漫性结节，如以囊状改变为主，则更像前者。SACE 不高，组织活检可与结节病鉴别。

8. Wegener 肉芽肿　该病非两侧对称性肺门淋巴结肿大、病情发展快、病死率高，为多系统化脓性病变，抗中性粒细胞胞质抗体（ANCA）阳性，组织学改变为坏死性肉芽肿与多发性血管炎改变。

9. 淋巴瘤样肉芽肿　该病可侵犯肺、皮肤、中枢神经系统和肾，无肺门淋巴结肿大，病理特征为血管壁淋巴网织细胞和嗜酸细胞浸润,不是结节性肉芽肿。

10. 变应性血管炎性肉芽肿 主要为肺浸润,偶有非对称性肺门淋巴结肿大。临床特征为哮喘、过敏体质、周围血液及病变部位嗜酸细胞显著增多,组织学改变为肉芽肿性血管炎及广泛凝固性坏死。

11. 支气管中心性肉芽肿 该病的胸部 X 线片有肺内浸润及结节,无肺门淋巴结肿大。临床表现为发热、哮喘及较重的咳嗽咳痰、周围血液及病变部位嗜酸细胞增多,组织学改变除肉芽肿结节外,有广泛凝固性坏死。

12. 特发性肺间质纤维化 该病无肺门淋巴结肿大病史,突出表现为进行性呼吸困难及低氧血症。杵状指(趾)阳性、两肺可闻及爆裂音、SACE 不增高,应用排除诊断法,排除已知原因引起的肺纤维化,肺组织活检可确诊。

13. 结缔组织病致肺部纤维化 从临床病史及免疫学检查,如抗免疫球蛋白抗体滴度升高、类风湿因子阳性、抗 DNA 抗体阳性、抗双链 DNA 和抗 Sm 核抗原抗体增高或找到 LE 细胞等有助于鉴别诊断。

14. 莱姆病 该病和结节病均可出现结节性红斑、表浅淋巴结肿大、眼葡萄膜炎、多关节炎、脑及周围神经病变、束支传导阻滞及心包炎,且结节病患者血清抗布氏疏螺旋体抗体可呈阳性,需要鉴别。莱姆病无肺门淋巴结肿大及肺浸润,SACE 不高,根据流行病学及病原学不难鉴别。

第五节 治疗及预后

结节病的病因未明,缺乏根治性特效治疗方法。自 1952 年应用皮质激素治疗结节病已 50 余年,多数学者认为皮质激素仍是治疗结节病的首选药物,用药后可在短期内减轻症状、改善肺功能及 X 线影像病变;但迄今无确凿证据证明皮质激素一定能够改变结节病的自然病程并预防肺纤维化及提高患者生存时间。相反,英国胸科协会(BTS)报道,皮质激素治疗无症状的肺结节病患者 185 例 10 年追随结果:胸部 X 线持续异常者多于非皮质激素治疗组、停药后复发率高于非皮质激素治疗组。鉴于皮质激素的不良反应明显,故对结节病治疗适应证一直存在争议。近年来 BTS 及美国的多篇文献显示,对无症状的肺结节病(包括 II 期及 III 期),暂不给予皮质激素治疗而严密观察,其中不少患者病情可能自愈,避免了皮质激素的不良反应。

一、皮质激素

1. 适应证 胸内结节病。

(1) I 期(包括 Lofgren 综合征):无须皮质激素治疗,可给予非类固醇抗炎药及对症治疗。需观察症状、胸部 X 线、肺功能、SACE 及血/尿钙测定等。1~3 个月追随 1 次,至少观察 6 个月。

(2) 无症状的 II 期及 III 期:暂不给予治疗,先观察 2~4 周,如病情稳定,继续观察。

如出现症状并持续或胸部 X 线征象加重,或肺功能 VC 及 DLco 下降超过 15%,应开始皮质激素治疗。

（3）Ⅳ期伴活动性证据者,可试用皮质激素。

（4）肺结节病伴肺外脏器损害,属多脏器结节病,应给予皮质激素治疗。

2.皮质激素的剂量、用法及疗程　一般首选短效泼尼松。Gianfranco Rizzato 报道 702 例肺结节病泼尼松治疗并追随 16 年结果显示:开始剂量 40mg/d 足够,显著疗效出现在第 2～第 3 个月,如治疗 3 个月无效,提示该患者对皮质激素无反应;即使加大剂量或延长治疗时间也无作用。当出现显著疗效后,应逐渐递减剂量。递减至 10mg/d 时,维持 6 个月以上者,复发率明显减低。减药剂量过快、疗程不足 1 年者,复发率 36.6%。一般主张开始剂量 20～40mg/d[或 0.5mg/(kg·d)]持续 1 个月后评估疗效,如效果不明显,原剂量继续 2～3 个月。如疗效显著,逐渐递减剂量,开始每 2 周减 5mg/d,减至 15mg/d 时,持续 2～3 个月后每 2 周减 2.5mg/d,直至 10mg/d 时,维持 3～6 个月;也可采用隔日 1 次日平均剂量。为避免复发,建议总疗程 18 个月,不少于 1 年。停药后或减少剂量后复发病例,应加大剂量至少是开始时的每天剂量。待病情明显好转后再递减剂量,递减速度应更缓慢。严重的心或脑结节病,开始剂量宜增至 60～80mg/d。

3.皮质激素吸入治疗　丹麦学者 Nils Milman 选择Ⅰ～Ⅲ期患者,设安慰剂双盲随机对照,治疗组吸入布地奈德 1.2～2.0mg/d 连续 6～12 个月后评估疗效:结果两组的症状、胸部 X 线片、肺功能及生化指标均无显著性差异。但治疗组的肺容量明显增加。另一组的Ⅱ～Ⅲ期患者分成两组,试验组口服泼尼松 10mg/d 加吸入布地奈德 1.2～2.0mg/d 持续 6 个月;对照组单服泼尼松 10mg/d,结果两组无显著性差异。ERS/ARS/BTS 均认为吸入皮质激素不能作为结节病的常规治疗。可考虑在泼尼松维持最小剂量时,改用吸入治疗。也可考虑用于有呼吸道症状而不宜口服皮质激素治疗者。

4.皮质激素的不良反应　常见的是医源性肾上腺皮质功能亢进现象,如血压增高、水钠潴留、肥胖、低钾、血糖增高及骨质疏松等,应在治疗前开始监测体重、血压、电解质、血糖及骨密度等,直至治疗结束并做相应处理。

二、其他免疫抑制药

甲氨蝶呤、羟氯喹、硫唑嘌呤、苯丁酸氮芥、环磷酰胺、环孢素 A 及沙利度胺等均可用于结节病,但不作为首选药。国外文献报道,当皮质激素治疗有效,但因某种原因不能继续治疗时,可选用以上药物和小剂量皮质激素联合治疗或皮质激素无效时试用该类药物。对确诊 5 年内的结节病,治疗方案见图 10-1。对慢性结节病的治疗策略见图 10-2。

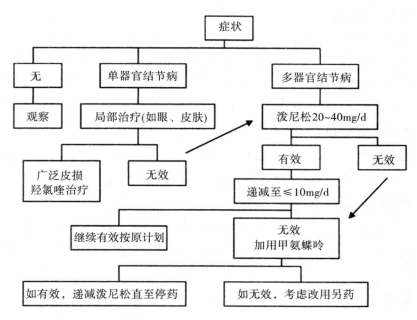

图 10-1 急性单器官(神经或心)及多器官结节病的治疗

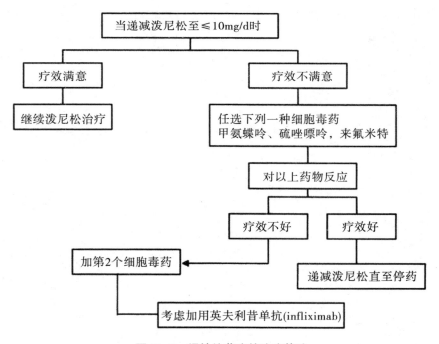

图 10-2 慢性结节病的治疗策略

三、高钙血症的治疗

血钙增高可用阿仑膦酸钠 10mg/d,早餐前半小时口服,并大量饮水。防止日晒,限制钙和维生素 D 摄入。禁服噻嗪类利尿药。血钙浓度超过 3.7mmol/L(15mg/dL)并伴高钙血症状时,可用帕米二膦酸钠 15mg 稀释于不含钙离子的 0.9%氯化钠溶液 125mL 中,2 小时内滴完,同时监测血钙,调整剂量。

四、结节病合并肺结核的治疗

确诊为活动性肺结核,应首先抗结核治疗。如为皮质激素治疗适应证的 Ⅱ～Ⅳ 期结节病,不能排除合并肺结核时,考虑皮质激素与抗结核药联合治疗。

五、肺移植及心肺移植

有报道Ⅳ期肺结节病行单肺、双肺及心肺移植后,患者症状缓解,心肺功能改善,排异现象同其他器官移植一样。移植后的肺约有 2/3 在 15 个月内出现复发性结节病,需皮质激素治疗。

六、预后

多数结节病预后良好,总的自然缓解率为 60%～70%。各期自然缓解率不同,Ⅰ期 60%～90%,Ⅱ期 40%～70%,Ⅲ期为 10%～20%;Ⅳ期不会自然缓解。病死率各家报道不一致,总的病死率 1%～6%,肺结节病中,死于呼吸衰竭者占 5%～10%,国内报道较少。

第十一章　肺癌

肺癌为原发于气管、支气管及肺的恶性肿瘤。因绝大多数均起源于各级支气管黏膜上皮,源于支气管腺体或肺泡上皮细胞者较少,因而肺癌实为支气管源性癌,包括鳞癌、腺癌、小细胞癌和大细胞癌几种主要类型。

第一节　流行病学

肺癌在 19 世纪还属于少见的肿瘤,常常作为个案在文献中报道。但现在已经是世界范围内常见的肿瘤,无论是男性还是女性,肺癌均已成为癌症死亡的主要原因。

2006 年报道,每年全世界新增肺癌病例达 150 万,每年死亡病例超过 120 万,病死率为 90%。2007 年美国肺癌的新发病例估计有 213 380 例(男性 114 760 例、女性 98 620 例),死亡 160 390 例(男性 89 510 例、女性 70 880 例)。我国 2005 年肺癌的新发病例估计约有 500 000 例(男性约 330 000 例、女性约 170 000 例)。肺癌的病死率在城市已居肿瘤死亡首位,达 60 万。尤其青年和女性人群发病率和病死率迅速增长。预计 2025 年肺癌每年死亡数将达 100 万。非小细胞肺癌(NSCLC)占全部肺癌的 80% ~ 85%,小细胞肺癌(SCLC)仅占 15% ~ 20%。多数患者确诊时已属晚期,因此化疗仍是肺癌的主要治疗方法。治疗后中位生存期仅 8 ~ 10 个月,5 年生存率仅 10% ~ 15%,以铂为基础的联合化疗失败后,再次治疗的中位生存期仅 5 ~ 7 个月。

第二节　病因与发病机制

一、病因

肺癌的病因复杂,研究表明其发生与下列因素有关。

1. 吸烟　肺癌患者中 3/4 有重度吸烟史。吸烟者比不吸烟者肺癌发病高 10 ~ 13 倍,且与开始吸烟年龄有关,19 岁以下青少年开始吸烟,死亡于肺癌的机会更大。1985 年美国报道男性肺癌中 86% 和女性肺癌中 79% 归因于吸烟。国内外研究一致表明吸烟与肺鳞癌、小细胞肺癌(SCLC)关系密切。纸烟中含有苯并芘、烟碱、亚硝胺及微量砷等 10 余种致癌物质。国外研究结果指出,家庭及办公室内有吸烟者,不吸烟者每天从空气中所吸入的有害物质并不小于吸烟者,而且不吸烟者对烟草中有害物质的刺激反应更大于吸烟者。美国的一项研究认为,有 20% 的肺癌归因于环境中的烟草烟雾,因此已将其列为 A 级致癌物。若烟龄为 25 年,每天吸烟 20 支,77% 人体内即可产生 GRP 蛋白质,即便戒烟,体内仍存在,其可促使支气管上皮细胞分裂,破坏组织,因此吸烟是导致癌症的重要原因。许多国家已发起了广泛的劝阻吸烟的运动,甚至制定了法律,禁止在公共场所吸烟。美国自 1984 年开展了戒烟运动后,肺癌发病率已无明显上升。目前估计全世界男性吸烟者占 47%~50%,女性吸烟者为 10%~12%。据研究报道女性吸烟与肺癌发病危险度更高于男性。我国目前已有 3 亿烟民,尤其令人担忧的是城市中 30%~40% 的中学生也吸烟,因此劝阻及控制吸烟的运动势在必行。

2. 职业因素　某些职业的劳动环境中可能有导致或促进肺癌发生、发展的致癌物质。已确认的致癌物质如下。

(1)氡气:氡气是镭的衰变产物,有放射性,是肺癌发病的第二大原因。这种同位素的衰变可以产生一些释放 α 粒子的物质,这些物质可破坏细胞,从而增加细胞恶变的可能。

(2)石棉:石棉是一种已知致癌的无机化合物,它可以分裂为空气传播的碎片。暴露于空气中的石棉纤维会增加人们尤其是吸烟人群罹患肺癌的危险。据估计有 3%~4% 的肺癌发病是由于暴露于石棉。可能是人类肺癌中最常见的职业因素。

(3)其他已确认的致癌物质:有铬、镍、铍、煤烟、煤焦油、芥子气、异丙油、二氯甲基醚及电离辐射和微波辐射等。这些因素可使肺癌发生危险性增加 3~30 倍。从接触致癌物到发生肺癌的时间与暴露程度有关,通常超过 10 年,平均 16~17 年。

3. 大气污染　大气污染与肺癌的病死率有关。城市空气中的致癌物质明显高于农村,因城市中工业燃料燃烧后及大量机动车排出的废气中具有 3,4-苯并芘、甲基胆蒽类环烃化合物、SO_2、NO_2 和飘尘等,这些物质均具有致癌的作用。在污染严重的大城市中,居民每天吸入空气中的苯并芘量可超过 20 支纸烟的含量,并可增加纸烟的致癌作用。

4. 室内微小环境的污染　女性肺癌的发病与室内空气污染有关,如厨房小环境内煤焦油、煤烟、烹调的油烟等污染;香烟物;室内氡气、氡子气等均可成为女性肺癌的危险因素。

5. 慢性肺部疾病　包括反复发作的肺部感染、肺结核继发瘢痕形成、慢性支气管炎等与肺癌的危险度有显著关系;结节病及间质性肺纤维化患者中,肺癌的相对危险度也较高。

6. 营养状况　维生素 E、维生素 B_2 的缺乏及不足在肺癌患者中较为突出。食物中长期缺乏维生素 A、维甲类、β 胡萝卜素和微量元素(锌、硒)等易发生肺癌。

7. 遗传因素　遗传因素与肺癌的关系已越来越受到重视。已报道在几代人中数十名家庭人员连续发生癌症。20 世纪 70 年代报道 3,4-苯并芘经人体内芳香烃羟化酶(AHH)作用,可转化为有致癌活性的物质,而 AHH 与遗传有密切关系,因此肺癌可能具有一定的潜在血缘遗传性。

二、病理和分类

1. 按解剖部位分类

(1)中央型肺癌:发生于生长在段支气管至主支气管的肺癌称为中央型,约占 3/4,以鳞状上皮癌和小细胞癌多见。

(2)周围型肺癌:发生于支气管以下的肺癌称为周围型,约占 1/4,以腺癌较为多见。

2. 组织学分类　目前将肺癌分两大类,即小细胞肺癌(SCLC,占 25%)和非小细胞肺癌(NSCLC,占 75%),后者包括鳞癌、腺癌、大细胞癌及腺鳞癌。

（1）SCLC：多见于男性，较年轻，多见于 40～50 岁，是肺癌中恶性度最高者。肿瘤细胞倍增时间最短（33 天），肿瘤生长迅速，早期即发生血行和淋巴转移。即使局部生长的肿瘤，也显示为浸润性。对放疗、化疗均敏感。近年来 SCLC 发病率有明显增高趋势，多数起源于大的支气管，为中心型，并在支气管黏膜下层内浸润性生长，引起管腔狭窄，一般不形成多发肿块。肿瘤早期侵犯肺门、纵隔淋巴结及血管，因此在初次确诊时 60%～88% 的患者已全身转移，最常见的胸外转移为：肝 22%～28%、骨髓 17%～30%、中枢神经系统 8%～15%、骨 40% 及后腹膜 11%。周边型 SCLC 少见。肿瘤质地软、灰白，有黏液样变性，出血和坏死多见。有多种细胞形态，如淋巴样、燕麦样、梭形等。典型燕麦细胞约 2 倍于淋巴细胞；胞质稀少；核深染；其可呈圆形或梭形，分裂象多见；染色质分散；核仁不易观察到。细胞呈弥散分布，也可排成索状、小梁及管状。有细胞排列在小血管周围，呈假玫瑰花结。在变性区域的血管周有嗜碱性粒细胞浸润。这可能是因坏死肿瘤细胞的 DNA 积聚引起。中间型及梭形细胞的胞质增多，染色质粗，核仁明显。变异的 SCLC 细胞是小淋巴细胞 4 倍大，细胞核较燕麦型的大，细胞质更多，染色质呈凝集状，也有呈分散状，核仁明显。

电镜下见癌细胞无基膜，桥粒少或无。胞质内有神经内分泌颗粒，直径 50～240nm，呈圆形，有界膜及亮晕，核心较致密。免疫组化及特殊的肿瘤标记认为 SCLC 是属神经内分泌源性肿瘤，起源于支气管上皮和黏液腺内的 Kultschitzky 细胞（K 细胞）。

（2）NSCLC：本组各型细胞分期、治疗相似，但不同类型的组织学，其临床表现不同。

1）鳞状细胞癌：占全部肺癌 30%，为肺癌最常见类型，男性多见，与吸烟密切相关。患者年龄多数在 50 岁以上。血行转移发生较晚。手术切除疗效较好。对放、化疗敏感性低于 SCLC。多数起源于段和亚段支气管黏膜，并在支气管内形成肿块，堵塞管腔，引起阻塞性肺炎。肿块易发生中心坏死和形成空洞。组织学特点是癌细胞呈多形性，胞质丰富，核畸形，染色深、呈癌巢，内可见角化现象，有细胞间桥。鳞癌细胞多数为中度分化及分化差。分化好者较少。分化好的癌细胞常有角化珠；分化差的无角化现象。变异型鳞癌细胞呈梭形，主间质分界清楚，均为分化差的鳞癌。

电镜见癌细胞之间有桥粒连接，张力微丝附着，胞质内有散在成束的张力微丝。分化差的鳞癌桥粒和张力微丝束数量少。少数癌细胞含有神经分泌颗粒。

2）腺癌：约占原发性肺癌 25%，多见于女性。主要来自小支气管的黏液腺体，3/4 以上发生于肺周边，生长较缓慢。早期即可侵犯血管和淋巴管，引起远处转移。多累及胸膜。癌细胞为立方形或柱状，细胞形态不规则，核大、染色深、核仁明显。腺癌可分腺泡性、乳头状、黏液性腺癌，实性黏液细胞癌，印戒细胞腺癌等。肺腺癌常需与转移性腺癌鉴别，如来自结肠、直肠、乳腺、甲状腺及肾等恶性肿瘤。肺腺癌常发生于原先肺有损伤的区域，因此癌组织内有明显纤维化、瘢痕及炭末沉着，故有时称瘢痕癌。电镜显示癌细胞有微腔，由复合体及指突状连接。胞质内高尔基器较发达，有分泌颗粒、黏液颗粒及板层小体存在。

细支气管肺泡癌是属肺腺癌的一个亚群，占全部肺癌的 2.8%～4%。均位于肺的周边。大体形态可分为单个结节型、多发结节型及弥漫型。单个结节型中部分病灶生长极缓慢。弥漫型可侵及多肺或双侧肺野。癌细胞为分化好的柱状细胞,衬在终末细支气管或肺泡壁表面蔓延,不侵犯或破坏肺的结构。也可在肺泡腔内形成大小不等的乳头状结构。肺泡腔内充满黏液物质,多见弥漫型。电镜观察细支气管肺泡癌主要发生于支气管的 Clara 细胞、Ⅱ型肺泡细胞及黏液细胞,因此它有可能是一种异源性肿瘤。

3)大细胞癌:为一高度恶性的上皮肿瘤,多发生于周边肺实质,在肺癌中占 15%。瘤细胞大,形态多样,核大,染色深,核仁显著,胞质丰富,有黏液形成。细胞呈双向分化或间变,约 80%腺样分化,10%鳞状分化,因此与鳞癌或腺癌难以区分。

4)腺鳞癌:具有明确的腺癌、鳞癌的组织结构,两种成分混杂在一起,或分别独立存在于同一瘤块内。电镜观察下,腺鳞癌高达 49%,多数鳞癌可能属于本型。

近年来组织学的研究证明,各类型的肺癌细胞均来自于呼吸道黏膜的干细胞。SCLC组织学常发现有混合的细胞类型,也支持各类型的肺癌细胞,或同一干细胞均可能分化成鳞癌、腺癌和 SCLC。肺癌超微结构的研究对肺癌的异质性有了更多的发现,35%～60%或更多肺癌并非为单一分化的细胞,往往由两种或三种不同分化细胞构成,其对临床治疗及预后评估具有重要意义。

第三节　临床表现

多数肺癌患者在就诊时已有症状,仅 5%无症状。肺癌患者的常见症状如下。

一、原发肿瘤引起的症状

1.咳嗽　为最常见的症状。早期常出现刺激性咳嗽,极易误认为呼吸道感染。中央气道内肿物引起气道狭窄,咳嗽为持续性,呈高音调的金属音。如气管内肿瘤增大,影响气道引流,可继发肺部感染,痰量增多,呈黏液脓性。肺泡癌患者常有的特点是大量黏液痰。

2.咯血　癌组织血管丰富,易发生组织坏死,因此 21%以上患者有咯血,多为痰中带血丝,或间断血痰,不易引起患者重视。如侵袭大血管,可引起大咯血。

3.其他　由于肿瘤造成较大气道的阻塞,患者可出现不同程度的阻塞症状如喘鸣、胸闷、气促、胸痛和发热等。

二、肿瘤胸内蔓延

如胸痛、呼吸困难、胸闷、声嘶哑、上腔静脉阻塞、膈肌麻痹及食管受压、心包胸腔积液症状等。肺尖部肺癌,也称 Pancoast 肿瘤,可以侵入纵隔和压迫位于胸廓上口的器官或组织,如第 1 肋骨、锁骨下动脉和静脉、臂丛神经、颈交感神经等,产生剧烈的胸肩痛、上肢静脉怒张、水肿、臂痛和上肢运动障碍,同侧上睑下垂、瞳孔缩小、眼球内陷、面部无汗等交感神经综合征。

三、远处转移

锁骨上、颈部等淋巴结肿大。中枢神经系统症状,如头痛、呕吐、眩晕、复视、共济失调、偏瘫、癫痫发作、往往是颅内转移的表现。肩背痛、下肢无力、膀胱或肠道功能失调,应高度怀疑脊髓束受压迫。肝转移时有肝大及疼痛。

四、非转移的症状

某些肺癌患者可出现一些少见症状或体征,这些表现不是肿瘤的直接作用或转移引起的,它可出现于肺癌发现之前或之后,也可同时发生。这类症状和体征表现于胸部以外的脏器,故称为肺癌的肺外表现。肺癌的常见肺外表现见表 11-1。

表 11-1　肺癌的肺外表现

内分泌异常	抗利尿激素分泌失常(SIADH)
	异位 ACTH 分泌(Cushing 综合征)
	异位甲状旁腺素及高钙血症
	黑色素细胞刺激素、绒毛膜促性腺激素
	生长激素、胰岛素原样物质
神经肌病	肌无力综合征(Eaton-Lambert 综合征)
	多发性肌炎、癌性神经肌病
神经病变	混合性感觉神经病变、感觉运动性神经病变
脑病	脊髓病、栓塞性脑梗死、痴呆、精神病
皮肤病变	色素沉着、瘙痒、掌趾皮肤过度角化症、多毛症、黑棘皮病、微黑环形红斑
血管	游走性血栓性静脉炎、无菌性心内膜炎、心内膜炎、动脉栓塞
血液	贫血、溶血性贫血、红细胞发育不全、血小板减少性紫癜、弥散性血管内凝血、纤维蛋白原低下血症、嗜酸性粒细胞增多症
结缔组织病	杵状指、肺性肥大性骨关节病、厚皮骨膜病
免疫性疾病	皮肌炎、系统性硬化、膜性肾小球肾炎、佝偻病、腹膜后纤维化、慢性甲状腺炎
蛋白病	低蛋白血症、高 γ 球蛋白症、淀粉样病
全身性症状	厌食、恶病质、发热、味觉功能丧失

第四节　诊断与鉴别诊断

一、诊断方法

临床医师若能熟悉本病各种临床表现,及时进行全面体检、X 线、痰细胞学及支气管镜检查,70%~95% 的肺癌患者可得到确诊。配合一些特殊的实验室检查,明确病理类型、原发肿瘤位置、侵犯范围、转移情况等。将有利于肺癌的分期、治疗方案选择及预后的估计。肺癌的早期诊断是提高治愈率的前提,但目前仍缺乏早期有效的特殊实验诊断方法。

1. 病史和体格检查 凡 40 岁以上,长期吸烟,患有慢性呼吸道疾病、具有肿瘤家族史及致癌职业接触史者的高危人群,有下述临床表现应除外:①如不明原因的刺激性咳嗽、隐约胸痛、血丝痰;②原有慢性肺疾病近期症状有加重,持续 2~3 周不愈;③肺结核患者经正规抗结核治疗无效,病灶有增大;④有非特异性全身性皮肤、神经、内分泌表现者;体检有单侧局限性哮鸣音或湿啰音。

2. 胸部 X 线检查 X 线检查是诊断肺癌最基本的方法。配合支气管体层像、左(右)后斜位体层像及病灶体层像可更明确病灶部位。

3. 胸部 CT 扫描及磁共振(MRI) 胸部 CT 具有更高的分辨率,可发现更小和特殊部位的病灶,了解病灶对周围脏器、组织侵犯程度。显示纵隔、肺门淋巴的肿大,有利肺癌的临床分期,但其精确度仅 50%。当不能分辨胸内淋巴结或血管阴影时,MRI 检查具有一定的分辨意义,但其肺内病灶分辨率不如 CT 扫描高。

螺旋 CT 连续性扫描速度快,对比介质容积小,可更好地进行图像三维重建,显示直径小于 5mm 的小结节,中央气管内病变及第 6~7 级支气管及小血管,明确病灶与周围气道、血管关系。并可根据肿瘤 CT 值判断肿瘤细胞治疗后灭活的情况。

低剂量螺旋 CT(low-dose spiral CT,LDCT)可在 20~30 秒通过一两次屏气扫描整个胸部,消除了呼吸相不一致的层面不连续,避免了漏诊和重复扫描,减少心脏及大血管搏动产生的伪影,能精确显示肺内小结节的细微结构和边缘特征。LDCT(采用 30~50mA 管电流)放射剂量小,仅仅是传统 CT 的 1/6,胸部 X 线的 1/10。目前,美国 ELCAP 正在进行临床实验评价螺旋 CT 对筛查周围型肺癌的作用,初步认为 LDCT 对肺的检出敏感性高于胸部 X 线及传统 CT,有利于发现早期肺癌。

上述高分辨显像设备和电视监测装置下,肺内或纵隔内病灶显像更清楚,定位正确,有利于细针进行肺、肺门和纵隔淋巴结穿刺,取得合适标本,进行病理检查。

4. 痰脱落细胞学检查 痰脱落细胞学检查阳性率可达 80%,中心型肺癌阳性率为 2/3,周边型肺癌为 1/3。为提高痰检阳性率,必须得到由气管深处咳出的痰,标本必须新鲜,送检应达 6 次以上。若配合免疫组织化学阳性率可进一步提高。已证明 703D4 抗体(hnRNPA2/B,单克隆抗体)检测痰标本,对肺癌的诊断敏感性达 74%,特异性为 70%~100%。且较临床诊断早 2 年。

5. 支气管镜检查 支气管镜检查是诊断中心型肺癌的主要方法,活检及刮片阳性率达 80%。经支气管镜也可行肺活检、肺泡灌洗等,故对周边型肺癌也有一定的诊断价值。1983 年 Wang 等开展了经支气管针吸活检,可通过纤维支气管镜对隆嵴、纵隔及肺门区淋巴结或肿物进行穿刺活检,有利于肺癌诊断及分期。

目前有肺成像荧光窥镜。原位癌和不典型增生的支气管黏膜对氦-镉激光(波长 442mm)所激发的荧光强度显著低于正常黏膜,这种差别可被多通道光学探头测出,利用肺成像荧光窥镜可以分辨出支气管黏膜内的原位癌和癌前期病变,以便进行病变部位活检,使原位癌的检出率较传统支镜提高了 50%,有利于发现多个原位癌灶,及肺癌浸润部位,更好地选择手术切除范围。

6.病理学检查　除经支气管镜直视下采取活检外,经皮肺活检、经支气管镜肺活检、经纵隔镜及电视胸腔镜活检、锁骨上肿大淋巴结和胸膜活检、超声引导下行肺病灶或转移灶针吸、活检等,均可取得病变部位组织,进行病理检查,对诊断有决定性意义。必要时,剖胸探查也有必要。

7.核素闪烁显像　骨 γ 闪烁显像(ECT)可以了解有无骨转移,其敏感性、特异性和准确性分别为91%、88%、89%。若用核素标记生长抑素类似物显像将更有利于 SCLC 的分期诊断。放射性核素标记的抗 CEA 抗体静脉注射后的显像,也可提高胸腔内淋巴结转移的检出率。

正电子发射断层显像(positron emission tomography,PET)可显示被核素标记的具有特殊功能的分子注入人体后,在体内的生理和生化分布,以及随时间的变化,可显示人体内部组织与器官的功能,因此 PET 是生化显像,生化的异常检测能更早期、更准确地反映肿瘤的代谢,且出现于形态学改变之前,利于肿瘤早期诊断、了解疾病的转移及复发、分期及准确的疗效评定。本检查符合生理的改变,可做定量分析,示踪核素为天然代谢物的主要元素,半衰期短,如 ^{18}F 标记的脱氧葡萄糖是目前最常用的放射性核素标记物。由于肺癌细胞的代谢及增殖快于正常细胞,对葡萄糖的摄取相对增多,FDG 在肿瘤细胞内迅速积聚,因此 FDG-PET 可作为肺癌的定性诊断,当 FDG 的标准摄入比值 SUR>2.5 即为恶性病变。PET 为无创、安全的显像技术,放射剂量小于常规 CT 检查,可一次性获得三维的全身图像。对肺部>1.0cm 的恶性肿瘤诊断敏感性为93.6%,特异性为80%,准确率为90%。对肺癌远处转移诊断的敏感性为93%,特异性为88%,假阴性为8%,假阳性为10%。PET 对手术、化疗及放疗后患者可进行监测,当 ^{18}FDG 显像范围缩小、SUV 值下降及肿瘤中央呈环状均有利于对疗效的判断。同时,也可作为肿瘤复发的信号。但一些慢性炎症性病变如结核、肉芽肿、炎症、曲菌病等可出现假阳性。如能采用衰减校正对阳性病变进行标准摄取值(SUV)半定量分析和进行双时相显像,有可能将假阳性控制在最低程度。而代谢相对较低的肿瘤,如类癌、肺泡细胞癌或直径<5mm 病灶易造成假阴性。约10%隐匿转移灶未能检出。

8.癌标记物的检测　迄今尚无一种可靠的血清癌标志物用于诊断或普查肺癌。目前已用于临床测定的如组织多肽抗原(TPA)、癌胚抗原(CEA)、鳞癌抗原(Scc-Ag)、CY-FRA21-1 等对 NSCLC 的诊断有一定意义。神经特异性烯醇化酶(NSE)、铃蟾肽(又称蛙皮素,BN)、肌酸磷酸同工酶 BB(CPK-BB)、胃泌肽(GRPC)等测定对 SCLC 诊断有利。如采用多个指标联合检测,有可能提高检出率,癌标记物的检测也可作为肿瘤复发的指标之一。

二、诊断标准

1.病理学诊断　无明显可认之肺外原发癌灶时,必须符合下列各项之一者,方能确立病理学诊断。

(1)肺手术标本经病理、组织学证实者。

(2)行开胸探查、细针穿刺或经纤支镜所得肺或支气管活检组织标本,经组织学诊断为原发性支气管肺癌者。

（3）锁骨上、颈和腋下淋巴结、胸壁或皮下结节等转移灶活检,组织学符合原发性支气管肺癌,且肺或支气管壁内疑有肺癌存在,临床上又能排除其他器官原发癌者。

（4）尸检发现肺有癌灶,组织学诊断符合原发性支气管肺癌者。

2. 细胞学诊断　痰液、纤支镜毛刷、抽吸、冲洗及刮匙等获得的细胞学标本,显微镜下所见符合肺癌细胞学标准,诊断即可确立。但需注意除外呼吸道及食管癌肿。

3. 临床诊断　符合下列各项之一者,可以确立临床诊断。

（1）胸部 X 线或 CT 见肺部有孤立性结节或肿块阴影,有周围型肺癌特征表现,如分叶、细毛刺状、胸膜牵拉和小空泡征,并在短期内(2~3 个月)逐渐增大,尤其经过短期的药物治疗,可排除非特异性炎性病变,临床上无结核病特征。

（2）段性肺炎在短期内(2~3 个月)发展为肺叶不张,或肺叶不张短期内发展为全肺不张者,或在其相应部位的肺根部出现肿块,特别是呈生长性肿块。

（3）上述肺部病灶伴远处转移、邻近器官受侵或压迫症状表现者,如邻近骨破坏、肺门和(或)纵隔淋巴结明显增大,短期内发展的腔静脉压迫症。同侧喉返神经麻痹(排除手术创伤后)、臂丛神经、膈神经侵犯等。

三、鉴别诊断

1. 中心型肺癌的鉴别　多数鳞癌和小细胞癌为中心型肺癌。发生于大支气管的病变也可有支气管内膜结核、支气管腺瘤、转移瘤、支气管内肉芽肿病、淋巴瘤、淀粉样变性、韦氏肉芽肿、复发性多软骨炎等,需加以鉴别。

（1）气管支气管内膜结核:由于支气管黏膜充血、水肿、溃疡、肉芽组织增生和瘢痕形成,可引起支气管狭窄和阻塞,导致远端炎症和肺不张,常规胸部 X 线对肺癌鉴别一般较困难。胸部 X 线改变包括肺不张、闭塞性空洞、播散性结核病灶。甚至当病变仅局限于大气管或支气管,可无 X 线改变,与肺癌鉴别有一定困难。CT 具有一定特征:①病变范围较广,多个支气管受累;②常见支气管狭窄和扩张相间;③支气管壁增厚主要由于黏膜病变造成,可见其内径狭窄和阻塞,外径不增大,局部无肿块;④由于结核伴有支气管播散,病变不局限于肺叶或肺段,并可伴发结节性病变和空洞形成。上述特点有可能区别于肺癌,痰涂片和支气管镜检查是诊断结核的主要方法。结合临床、痰涂片、痰结核菌培养,通过支气管镜进行细胞学、肺或支气管组织病理学检查,可以对二者进行鉴别。

（2）肺门纵隔淋巴结结核:肺门纵隔淋巴结结核是原发综合征的主要组成之一,多见于儿童及青少年,中年以上也可发生,多数患者有结核接触史、发热、乏力、盗汗等明显中毒症状,结核菌素试验阳性。胸部 X 线表现易与中央型肺癌相混淆。胸部 CT 可显示多组淋巴结受侵,并融合,肿大淋巴结周围常有浸润阴影,淋巴结可钙化或部分钙化。支气管镜及 TBNA 将有助诊断,如仍不能确诊,可行纵隔镜、胸腔镜检查或开胸肺组织检查以明确,必要时也可考虑试验性抗结核治疗。纵隔型肺癌多见于中年以后,有长期吸烟史,病情进展快,呼吸道症状明显,痰脱落细胞学检查和支气管镜检查有助于诊断。

（3）结节病:结节病是一个多系统受累的肉芽肿性疾病,其病因与发病机制尚不清楚。由于X线影像学表现为双侧肺门和纵隔淋巴结肿大,易误诊为中心型肺癌。其淋巴结呈土豆状,互不融合,不侵犯血管或支气管,极少出现肺不张,可自行消失或缩小。肺内病变分为肺泡结节型、肉芽肿结节及肺纤维化。PET在活动期结节病灶SUV明显高于非活动期无症状者,故PET不能区分结节病及肺癌。结节病明确诊断必须依赖于组织病理学,首选支气管镜检查,支气管镜下可见到较广泛的支气管黏膜下多发淡黄色小结节,或呈鹅卵石样改变,结节活检光镜下可见非坏死性肉芽肿存在。BALF中淋巴细胞百分数增高,辅助性T淋巴细胞(CD4)/抑制性T淋巴细胞(CD8)比值升高。经支气管镜毛刷和肺泡灌洗液可排除细菌、结核、瘤细胞或真菌等感染情况。支气管镜联合TBLB,可了解肺组织有无受累及。当采取上述方法仍不能确诊时,可考虑做纵隔镜、胸腔镜,开胸肺活组织检查等进一步检查。

(4)气管、支气管良性肿瘤:本组疾病早期常无症状,可存在假性哮喘性喘鸣音或伴有咳嗽、呼吸困难及咯血等。随病变增大,支气管部分或完全阻塞,可引起反复发作性肺炎、肺不张等,与中心型肺癌不易鉴别。若能仔细观察胸部X线片,往往有可能发现大气管内有瘤的存在,为进一步证实可行胸部CT扫描。支气管镜检查可显示肿瘤及病变的部位,其特点之一是肿瘤周围黏膜显示正常,肿瘤表面光滑或带蒂,活检有助于诊断。

(5)纵隔肿瘤及囊肿:一般上纵隔肿物常见胸腺肿瘤、主动脉瘤、胸骨后甲状腺。前纵隔为皮样囊肿。中纵隔为心包囊肿、支气管囊肿、恶性淋巴瘤。后纵隔为神经源性肿瘤、脂肪瘤、膈疝及食管病变。

CT扫描为确诊的重要方法,可了解病灶与纵隔、邻近器官的关系,也可显示肿瘤的密度,如肿瘤密度与水一致,可能为支气管囊肿。增强CT或血管造影可清楚显示主动脉瘤等,当肿瘤内有脂肪及钙化成分时应考虑畸胎瘤。

(6)纵隔淋巴瘤:纵隔淋巴源性肿瘤常为全身淋巴瘤的一部分,早期缺乏典型的临床表现,需与中央型肺癌鉴别。淋巴瘤常有明显发热、皮疹等全身症状,刺激性咳嗽不明显,病情进展快,恶性度高,影像学特点是对称性双侧肺门、纵隔淋巴结肿大,边缘不清晰,淋巴结相互融合,向周边组织侵犯。诊断主要依据淋巴结穿刺或活检,必要时行纵隔镜检查。

2.周围型肺癌的鉴别 周围型肺癌应注意与肺脓肿、肺结核球、球形干酪性肺炎、炎性假瘤、肺肉瘤、肺错构瘤、支气管囊肿、肺动静脉瘤、肺内纤维瘤、畸胎瘤等鉴别。以下影像学特点在鉴别方面有重要意义。①结节或肿块的形态:肺癌结节多数有分叶,良性肿物仅11.5%分叶,且分叶较浅。②边缘特征:肺癌结节多数边缘清楚而不规则,周边毛糙或呈毛刺。良性肿瘤及肉芽肿炎性病变仅11.5%有上述表现。③结节内部结构:<2cm肺癌结节密度偏低及不均匀。良性结节密度均匀一致,结节内出现弧形、环形、爆米花样、同心圆或普遍均匀的钙化。但并非所有钙化都是良性,特别是偏心性钙化也常见于肺癌;如结节中发现脂肪密度,错构瘤诊断无疑。④支气管及血管受累情况:结节邻近的支气管有截断、阻塞等狭窄,管壁局部增厚,血管受侵,恶性可能大。如结节相邻支气管扩张与狭窄相间出现,管壁局部无增厚,为良性。⑤淋巴结受累以恶性为主。⑥胸膜凹陷征提示为肺癌。⑦CT值:CT值在结节定性诊断中价值不一。目前,一般利用增强扫描

CT 值净增数,即 ACT 值来评估,恶性结节 ACT 值为 30.23HU,良性结节平均仅增强 (9.8±7.2)HU,故对良恶性有一定价值。有明显强化者,恶性可能大,无强化倾向者,一般为良性。

3.转移性肺癌的鉴别　常见发生肺转移的原发肿瘤为肾癌、甲状腺癌、前列腺癌、肺癌、肾上腺癌,其次为乳腺癌、食管癌、胰腺癌、胃癌、膀胱癌、结肠癌、绒毛膜上皮癌等。转移癌的 X 线影像学形态多样,有孤立大结节型、多发大结节型、多发小结节型、淋巴管炎型、肺门纵隔淋巴结转移型等。

多发小结节型双肺多数小结节,3~5mm,边界清,密度稍高。需与肺部真菌感染、淋巴瘤样肉芽肿病、韦格纳肉芽肿病及肺奴卡菌病等鉴别,特别需与肺泡癌鉴别。

转移性肺癌呈弥漫性肺部多发小结节或粟粒性病变,需与粟粒性肺结核、肺部真菌感染、韦格纳肉芽肿病、特发性肺含铁血黄素沉积症及肺奴卡菌病等相鉴别。必要时应做 TBNA 或经皮肺活检,行组织学、细胞学、病原菌涂片及培养等检查明确。

4.胸腔积液的鉴别　肺癌患者在首次诊断时,约15%已有恶性胸腔积液,随病情进展,约50%最终有恶性胸腔积液,其中肺腺癌最多见。需与以下疾病鉴别。

(1)其他脏器的转移性恶性胸腔积液:如乳腺癌(25%)、淋巴瘤(8%)、卵巢癌(4%)、胃癌(3%)等,均易发生胸腔转移,产生恶性胸腔积液。一般为血性时,诊断即可确立,但还需寻找原发癌。

(2)结核性渗出性胸膜炎:本病以青壮年发病居多,近年中老年发病有增加趋势。多数患者伴有结核中毒症状,如发热、盗汗、乏力等。胸腔积液为中等量,肺野内常有结核病灶,胸液为典型渗出液,多为草黄色、透明,少数为血性(1.5%~2%),老年人血性积液可达23.8%。胸液中腺苷酸脱氨酶(ADA)及溶菌酶升高有利于结核诊断,而恶性积液 ADA 活性降低。胸液涂片找结核菌是快速诊断的方法,胸液结核菌培养也是必需的,目前,在 1~3 周可获得培养结果。胸膜活检,阳性率可达 30.4%~80%。

肺癌合并胸膜转移颇为常见,但易被误诊为结核性渗出性胸膜炎,其胸液多为血性,生长迅速。若癌肿阻塞性肺炎引起的可呈草黄色,癌肿阻塞淋巴管引起者为漏出液。恶性胸液中抗酸菌涂片阴性,CEA 及 CYFRA21-1 可明显升高,胸液中瘤细胞阳性率可达 60%,胸膜活检阳性率 39%~75%,必要时行支气管镜、胸腔镜或开胸活组织检查明确。抽胸液后再行肺 CT 检查,可发现胸液掩盖的新生物及胸膜表面的软组织结节等,均有助于诊断。

(3)弥漫性恶性胸膜间皮瘤:恶性胸膜间皮瘤并胸腔积液有如下特点:常有石棉接触史,但需仔细询问病史,剧烈胸痛(88.9%)、咳嗽、进行性气短伴恶病质;胸部 X 线片显示患者胸廓呈大片状浓密阴影,纵隔向健侧移位不明显,肋间隙变窄,胸膜广泛不规则增厚和结节状突出的致密模糊阴影;胸部 CT 能清晰显示恶性间皮瘤的病变部位、形态、病变范围及胸膜表面有弥漫性或分叶样不规则肿块。病变沿肋膈角伸展,逐渐包围肺组织,也可伸入肺叶间裂扩散到纵隔及心包,甚至对侧胸腔。胸腔积液常为中到大量,单侧积液多,血性多见,较为黏稠,抽胸液困难。胸液抽出后又迅速出现明显的胸膜增厚,多次穿刺胸壁局部出现弹性结节。胸腔积液持续诊断不明或久治不愈。胸液的比重较高,

1.020～1.028,镜下可见大量增生型间皮细胞,有时可找到间皮瘤细胞,此时恶性间皮瘤即可诊断。由于胸液细胞学阳性率不高,需反复多次做胸膜活检明确,必要时需行胸腔镜或开胸探查胸膜活组织检验确诊。恶性间皮瘤往往与肺腺癌不易鉴别,需通过组织学、免疫组化及电镜鉴别。

第五节　肺癌分期

经病史、体检和完善一系列检查,应行初始治疗评估,确定患者分期。

一、分期类型

分期类型有:①临床诊断分期(CTNM):指经非手术或非组织学证实者;②外科评价分期(STNM):指外科开胸探查和(或)活检;③手术后病理分期(PTNM):指有完整的切除标本及病理检查结果;④再治疗分期(RTNM):治疗失败后再分期;⑤尸检分期(ATNM):分期依据来自尸检。

二、2002 年 AJCC/UICC NSCLC 肺癌第 6 版 TNM 分期

2002 年 AJCC/UICC NSCLC 肺癌第 6 版 TNM 分期见表 11-2、表 11-3。

表 11-2　2002 年 AJCC 修订的 TNM 定义

原发肿瘤(T)

T_x:原发肿瘤不能评价;或痰、支气管冲洗液找到癌细胞,但影像学或支气管镜无可视肿瘤

T_0:无原发肿瘤的证据

Tis:原位癌

T_1:肿瘤最大径≤3cm,周围为肺或脏层胸膜所包绕,支气管镜下肿瘤侵犯没有超出叶支气管[*]
(即未累及主支气管)

T_2:肿瘤大小或范围符合以下任何一项:

　　肿瘤最大径>3cm

　　累及脏层胸膜

　　扩展到肺门的肺不张或阻塞性肺炎,但不累及全肺

　　支气管镜下,肿瘤累及主支气管,但距隆嵴≥2cm

T_3:任何大小的肿瘤已直接侵犯了下述结构之一者:

　　胸壁(包括肺上沟瘤)、膈肌、纵隔胸膜、心包

　　肿瘤位于距隆嵴 2cm 以内的主支气管,但尚未累及隆嵴

　　全肺的肺不张或阻塞性炎症

T_4:任何大小的肿瘤已直接侵犯了下述结构之一者:

　　纵隔、心脏、大血管、气管、食管、椎体、隆嵴;或同一叶内出现多个病灶或恶性胸腔积液[**];原发肿瘤同一叶内出现单个或多个的卫星结节

（续表）

区域淋巴结（N）

N_x：区域淋巴结不能评价

N_0：没有区域淋巴结转移

N_1：转移至同侧支气管周围淋巴结和（或）同侧肺门淋巴结和肺内淋巴结包括原发肿瘤的直接侵犯

N_2：转移至同侧纵隔和（或）隆嵴下淋巴结

N_3：转移至对侧纵隔、对侧肺门淋巴结，同侧或对侧斜角肌或锁骨上淋巴结

远处转移（M）

M_x：远处转移不能评价

M_0：没有远处转移

M_1：有远处转移***

注：*任何大小的、非常见的表浅肿瘤，只要局限于支气管壁，即使累及主支气管，也定义为 T_1。**大多数肺癌患者的胸腔积液由肿瘤引起。但是有极少数患者的胸腔积液细胞学检查呈阴性。胸液为非血性，也非渗出液。这些患者应接受 VATS 和胸膜活检进一步评估。如综合考虑这些因素并结合临床确定积液与肿瘤无关时，积液将不作为分期依据，患者仍按 T_1、T_2 或 T_3 分期。***M1 包括同侧或对侧非原发性肿瘤所在叶的其他肺叶出现的转移性的癌性结节。

表 11-3　2002 年修订的肺癌国际分期标准（TNM）

分期	TNM
0 期	原位癌
ⅠA 期	T_1，N_0，M_0
ⅠB 期	T_2，N_0，M_0
ⅡA 期	T_1，N_1，M_0
	T_2，N_1，M_0
ⅡB 期	T_3，N_0，M_0
	$T_{1\sim3}$，N_2，M_0
ⅢA 期	T_3，N_1，M_0
	T_4，任何 N，M_0
ⅢB 期	任何 T，N_3，M_0
Ⅳ期	任何 T，任何 N，M_1

注：隐匿性癌 Tx，N0，M0 不涉及分期。

三、2007 年 UICC 第 7 版肺癌分期

根据预后[中位生存期（MST）及 5 年生存率]改版，目前尚未临床应用，由 AJCC 于

2009 年出版。

四、SCLC 的分期

采用美国退伍军人医院的 VALG 分期,分为局限期(LD)和广泛期(ED)。局限期(LD)病变局限于一侧胸腔,并可被单个可耐受的放射野包括在内;广泛期(ED)为超过局限期的病变范围。国内肺癌常用的局限期定义为病变局限于一侧胸腔、纵隔,前斜角肌及锁骨上淋巴结,但不能有明显上腔静脉压迫、声带麻痹和胸腔积液。NCCN 指南将同侧恶性胸腔积液及心包积液归属于广泛期。对局限期 SCLC 应进一步按 TNM 分期,以决定能否有手术指征。

第十二章　肺癌的治疗

第一节　肺癌的综合治疗

国内外的研究均表明,尽管进行了多年研究,肺癌患者的预后仍然较差,5 年生存率仅 14%。但推广早期诊断,及早发现和及早治疗,早期肺癌是可以治愈的。通过治疗,大多数患者可以延长生存时间、改善症状。

为便于治疗,临床上将肺癌分为非小细胞肺癌及小细胞肺癌两种类型。非小细胞肺癌由一些亚型组成,主要有腺癌、鳞状细胞癌以及大细胞癌。这些亚型的治疗方式大致相同。小细胞肺癌则是一种具有高度侵袭性的神经内分泌性恶性肿瘤,治疗上以化疗为主,适合者可使用放疗,偶尔手术。各个学科的医生常常以其掌握的不同专业知识采用熟悉的治疗方法,但是知识的有限性并不能为每例患者提供与时俱进的最佳治疗方案,因此,集各学科专家经验认真协调患者的治疗,并评估控制不良反应是十分必要的。

目前的研究已经表明,综合应用手术、放疗和化疗,并适当辅以免疫和中药治疗,可明显提高肺癌缓解率和延长患者生存期。但是每种治疗方法均可产生有益作用,也可合并不良反应。因此,在治疗前均应详细了解病史、体检,进行血液生化、心肺功能、影像学、超声、纤维运气管镜甚至纵隔镜检查,对疾病进行详细分期并全面评价心肺功能。根据疾病分期和患者全面状况,设计个体化综合治疗方案,辅以适当的支持治疗。同时密切监测治疗反应,及时修正治疗方案,才能更有效地提高患者生命质量和生存率。

一、常规治疗原则

1. 手术和预防复发转移

(1)手术:对于可手术切除的患者,首先考虑根治性手术。对于心肺功能不能耐受和不愿意接受手术者,可选择 SBRT 放疗,以达到根治以及预防复发和转移的目的。如果肺功能允许,应考虑切除病灶及其累及的肺叶,有利于预防复发和转移。术后通常不需要化疗或放疗。不能耐受手术或不愿意接受手术者,可应用±60Gy 剂量进行根治性放疗。放疗不能达到 CR 者,可再行化疗以预防复发和转移。

(2)防止复发和转移:目前尚无复发和转移的可靠早期预报者。为及早发现复发或转移,应至少每年复查一次血液生化(ALT、AST、ALP、GGT、LDH)指标,肿瘤标记[癌胚抗原(CEA)、神经元特异性烯醇化酶(NSE)、细胞角蛋白 19 片段(CYFRA21-1)、鳞癌细胞抗原(SCC-Ag)],对于诊断小细胞肺癌具有高灵敏性和高特异性的胃泌素释放肽前体(ProGRP),以及胸部、颅脑或腹部 CT、MRI、骨扫描、腹部 B 超。但是,肿瘤标志的敏感性和特异性均有限,需与其他检查结果综合分析。发现复发或转移后,应酌情考虑手术或放化疗。

2. 规范化疗原则　许多化疗药物对小细胞肺癌以及非小细胞肺癌均有显著的作用。其中最有效的是铂类:顺铂可以交叉连接 DNA,卡铂为顺铂的类似物。许多研究表明,卡铂与顺铂的效果相当,且毒性较小。但是,已发表的数据并不支持直接使用卡铂可以代替顺铂治愈患者。

联合化疗的原则是使用有效抗癌药物,使用不同药理的药物,使用不同药物毒性的药物,使用药物的最大有效剂量。治疗非小细胞肺癌的典型联合用药为一种铂类药物加一种非铂类药物。治疗小细胞肺癌常用药物为依托泊苷与顺铂、依托泊苷与卡铂、伊立替康与顺铂、环磷酰胺、多柔比星及长春新碱,或异环磷酰胺、卡铂及依托泊苷。化疗的不良反应十分严重,但是通常是可以控制和逆转的。主要的不良反应包括恶心、呕吐、脱发、骨髓抑制、肾毒性、神经病变、高音听力消失及电解质耗竭。依托泊苷、多西他赛、紫杉醇、吉西他滨、培美曲塞、长春瑞滨及伊立替康是常用的铂类联合药物。

3. 肺癌放疗原则　放疗通过直线加速器产生的外部光线传递。对于不能手术切除的,标准照射剂量约为 60Gy,分为 30 次于 6 周内照射完毕。当然也有使用较高剂量的,但未能显示对生存有益。对于正常器官,放疗的毒性作用主要包括肺炎、食管炎、皮肤剥脱、脊髓损伤以及心脏异常。可以通过三维 CT 引导,调整放疗的强度来避免累及正常组织,进而减少这些毒性反应。与此同时,化疗可以通过增加肿瘤对放射线的敏感性来增加治疗效果,但它同时也可以增加不良反应,尤其是食管炎。

4. 靶向治疗　也有作者研究对于有些暂时不适合手术治疗的肺癌患者,是否可在术前用靶向药物治疗,使肿瘤变小或淋巴结消失,然后通过手术达到根治的效果,称为靶向新辅助治疗。或者术后给予靶向治疗,期望将靶向治疗和手术结合起来,为患者提供更为有效、安全的治疗措施,起到相辅相成的作用。此外,也有研究者针对 Ⅳ 期非小细胞肺癌,进行姑息性放疗联合靶向治疗的研究,初步结果安全并有效,但是对生存时间的影响需要进一步观察。

二、非小细胞肺癌治疗

1. 手术治疗　外科手术是非小细胞肺癌患者的主要治疗方法,尤其对于那些早期患者。手术应该包括肺切除术或者肺叶切除术以及纵隔淋巴结定位。如果肿瘤是可以切除的并且已有纵隔淋巴结受累,应该进行彻底的淋巴结清扫。

2. 术后辅助治疗　辅助治疗是指在手术切除肿瘤治疗后,为了提高生存率所使用的放疗或者化疗。

(1)放疗:辅助性放疗被认为是一种杀灭原位肿瘤周围或者起源的残存肿瘤细胞的方法。然而,辅助性放疗的结果各不相同。一些试验表明这种方法是有益的,而更多的试验未显示出其益处。1998 年的一项 Meta 分析表明,手术后的放疗可以增加 21% 的死亡相关风险,尤其是对 Ⅰ 期患者的危害较大。然而,考虑到现代放疗与分期技术的使用,这一分析包含的数据已远远过时。此处有必要提到一个重要的特例,1986 年一项肺癌研究小组的试验证实辅助性放疗可以预防 N_2 期患者局部肿瘤的复发,但并不改善整体生存。这些有限的数据成为其他可耐受的患者使用术后放疗的理论依据,手术不完全切除,如切缘肿瘤残留、淋巴结结外侵犯、淋巴结阳性但不能切除者,需进行术后放疗。手术切除状态不确定如淋巴结清扫未达到上述要求、最高组纵隔淋巴结切除,但病理为阳性,多数情况下需要加术后放疗。

(2)化疗:考虑到早期非小细胞肺癌患者预后仍然较差,即使是充分手术切除,很多患者在诊断时仍有不能被检查出来的微小转移。理论上,具有细胞毒作用的化疗可以消除微小转移灶,改善生存。尽管这一概念极具吸引力,但是试验结果却形形色色。大多数评估化疗的试验将不同疾病分期(通常是Ⅱ期和Ⅲ期)的患者混合在一起。因为铂类是治疗非小细胞肺癌的主要药物,现代试验通常使用以铂类为基础的药物。大多数研究未发现辅助性化疗的益处,只有少数研究表明,在不完全切除肿瘤或者Ⅲ期肿瘤患者诊断后的几年,10%~15%的患者有生存优势。

1995年的一项大规模Meta分析评估1965—1991年所有辅助性化疗的试验数据。使用烷基化的辅助性治疗(主要是环磷酰胺和亚硝基脲)是有害的。虽然以顺铂为基础的治疗导致死亡风险的中度下降达13%,但是结果无统计学意义($P=0.08$)。联合使用化疗和放疗的试验结果与此相似。来自东部肿瘤协作组的研究同样也未发现多种术后辅助治疗(顺铂、依托泊苷和放疗)的益处。在《新英格兰医学》杂志发表的一项国际辅助肺癌试验的研究中,1867例患者被随机分为以铂类为基础的辅助性化疗与无辅助性治疗两组,辅助性化疗达到了5%的5年无病生存和4%的整体生存的绝对优势。作为目前的一种方法,辅助性化疗可能为某些患者提供一定生存获益,但是应用目前的技术来定义这群可获益的特殊患者范围是困难的。基于国际辅助肺癌试验以及上述Meta分析的结果,在Ⅰ期、Ⅱ期或者ⅢA期非小细胞肺癌患者中,应该考虑使用以铂类为基础的辅助性化疗。

3. 新辅助治疗　新辅助治疗是指在手术治疗为次选的初始治疗方法中,将非手术治疗(化疗或者放疗)作为初始治疗方法。理想的新辅助放疗可以导致肿瘤缩小,为以后完全性手术切除创造条件。此外,新辅助化疗既可以导致肿瘤的缩小,又可以根除全身的微小转移。

(1)不可切除的肿瘤:肺癌Ⅲ期或者侵犯重要结构时通常不能切除,或者仅部分切除。多年来,治疗这些肿瘤的主要方法为放疗(总剂量为60Gy)。局部复发的风险减少了,但是远期生存率仍然很低(5%)。一些Ⅱ期试验的研究结果为放疗加化疗提供了初步支持,并且Dillman等在1990年报道了这种联合治疗的一个具有里程碑意义的试验,试验证明提高了3年生存率(23% *vs.* 11%)以及长期生存率。随后的随机试验显示了联合治疗的各种优点,但是一些结果为阳性,而另一些结果并不是。两个大型的Meta分析支持联合化疗与放疗是有益的。Pritchard和Anthony的一项Meta分析显示,对于不可切除的病灶,联合治疗可以导致1年和3年内死亡相关风险的显著下降。同样,Marino等称以铂类为基础的化疗联合放疗可以减少1年死亡相关风险24%,2年死亡相关风险30%。

尽管同步治疗似乎优于序贯(隔离)疗法,但是联合治疗的最佳顺序也有待确定。Furuse等证实了使用同步化放疗,而不是序贯治疗可以改善生存率。Curran及其同事在一项研究中也获得了相似的结果,同步化放疗的生存率为25%,而序贯治疗的生存率为

4%（$P = 0.046$）。但同步化放疗可以增加不良反应，主要是食管炎。Curran 等的一项研究结果为 21% *vs.* 4%。考虑到同步化放疗的明显优势，通常认为如果可能，应该为所有患者使用同步化放疗。

其他的方法正在探索中。例如，在多中心、单中心以及 2 期试验中，卡铂、紫杉醇的联合用药，以及同步放疗可以改善生存率（中位数为 20.5 个月），并且其不良反应发生率在可接受范围内。然而，要想得到广泛认可，这一有前途的方法必须经过 3 期临床试验的证实。

（2）可切除的肿瘤：非小细胞肺癌患者中，可切除肿瘤的范围包括 Ⅰ～ⅢA 期。尽管手术是治疗这类肿瘤的主要方法，术后的生存率仍然不佳。对于累及胸壁、横膈以及胸膜的肿瘤（T_3），如没有纵隔受累，应该进行整块切除，包括肺上沟瘤（Pancoast′瘤）的 T_3 期肿瘤有侵犯胸腔入口结构的趋势，并且局部的复发率较高，这是因为不能达到切缘阴性。一些单一医学中心回顾性分析的研究表明，联合使用新辅助化疗和放疗可以改善生存，减少局部复发。联合应用新辅助化疗和放疗后再进行手术切除的研究已经证实，2 年生存率为 50%～70%，高于术后单独应用放疗方法的 20% 生存率。即使是那些脊柱受累的患者，通过积极的综合治疗也可以显著改善生存。因此，新辅助化放疗后彻底手术切除是治疗这些肿瘤的首选方法。

伴随同侧纵隔转移的肿瘤（N_2）或许可以手术切除，作为局部晚期肿瘤的一种（ⅢA 期）治疗方法，但这些患者的生存率很低。由于联合新辅助化疗与放疗治疗无法切除的肿瘤（N2）获得了成功，这一方法已被用于可切除的 N_2 期肿瘤患者中。理论上，新辅助治疗有益于微小转移的早期全身治疗，同时使肿瘤缩小，最后更有可能切除全部切除病灶。1989 年，Skarin 等报道了在可切除的 Ⅱ 期肺癌中，在以铂类为基础的新辅助化疗后进行手术以及放疗的研究，结果表明中位生存期为 32 个月，1 年生存率为 75%，两者均高于之前的报道。

1994 年报道了联合新辅助治疗对可切除的非小细胞肺癌疗效的两项随机对照试验。在 Roth 等进行的一项研究中，60 例患者被随机分为两组，一组为术前接受以铂类为基础的 6 个周期治疗，另一组为只接受手术治疗。接受新辅助化疗患者的中位生存时间为 64 个月，而只接受手术治疗患者的生存时间为 11 个月；3 年生存率分别为 56% 和 10%。在 Rosell 等进行的一项研究中，60 例患者随机分为两组，一组为仅接受手术治疗，另一组接受以铂类为基础的化疗后再行手术和放疗。在联合治疗组中，中位生存时间为 26 个月，而仅进行手术治疗组为 8 个月。这些研究的长期随访表明，这种联合治疗方法是有益的。

Roth、Rosell 等的研究也因为一些限制受到了质疑，例如样本量小（每个试验均 60 例患者）、组间不平衡以及在对照组中的结果较预期差。Depierre 及其同事进行了一项较大规模的研究，为 355 例早期非小细胞肺癌患者探索性使用新辅助化疗。这些患者随机分为两组，一组在手术前接受 2 个周期的化疗，另一组仅接受手术治疗。对化疗敏感的患者额外接受 2 个周期的术后化疗，以及为 T_3N_2 期患者或者未完全切除肿瘤的患者进行放疗。结果并未显示出联合治疗有显著的生存优势（$P = 0.15$）。对于亚组的分析显示，

联合治疗对于 N_2 期患者没有益处(死亡相关风险为 1.04)。进一步的分析证实,在化疗组中,远处复发的风险较低,提示化疗可以消除微小转移,然而局部复发的风险并没有降低。

目前评估各个阶段对非小细胞肺癌使用新辅助治疗的研究正在进行。Pisters 及其同事即双峰性肺癌团队(BLOT)报道了 Ⅱ 期试验研究的结果。试验中,为早期患者使用卡铂与紫杉醇新辅助化疗后进行手术治疗,显示出高成功率(1 年生存率为 85%)。另一个 Ⅱ 期研究,联合使用吉西他滨和顺铂也得到了相似的结果。2012 年,Scagliotti 等评估了 3 周期吉西他滨/顺铂新辅助化疗后手术治疗对照单纯手术治疗是否降低 ⅠB/ⅢA 期非小细胞肺癌患者的疾病进展风险,结果仍显示吉西他滨/顺铂新辅助化疗后手术治疗可显著延长 ⅡB/ⅢA 期非小细胞肺癌患者的生存。尽管这一方法仍有争议,我们认为可为局部晚期可耐受患者(N_2)考虑新辅助化疗。对于那些早期患者,还有待于进一步研究。也应对可进行手术的这种患者进一步研究,以判断术后辅助化疗对那些新辅助化疗有效的患者是否具有潜在益处。

(3)晚期疾病:尽管化疗是治疗转移疾病的中流砥柱,但是有效率较低、生存时间较短,几乎没有ⅢB 期或者Ⅳ 期的患者可以被治愈。过去,许多晚期非小细胞肺癌患者并不接受治疗,因为人们认为治疗的毒性反应超过了其益处。但是,目前已经清楚治疗是有益的。多项 Meta 分析表明与最好的姑息治疗相比,化疗可以带来部分生存获益。中位生存期增加 2~4 个月,而 1 年生存率增加 10%~20%。这些研究同样发现多项治疗终点,包括疾病进展时间和生存质量都有重要获益。治疗获益的评估往往受一些条件的影响,对脏器功能较好的健康状况良好的肺癌患者效果较好。

尽管许多药物具有治疗非小细胞肺癌的效果,但直到 1990 年铂类单药始终作为治疗的根本用药。1980 年Ⅲ期试验没有显示出增加 1 种或 2 种药物可以使治疗获益。随着低细胞毒性药物的研发,如吉西他滨、培美曲塞和多西他赛,联合治疗才被重新认识。多项随机研究评估了这些新一代化疗药物与顺铂联用和顺铂单药疗效的区别,发现联合用药具有更好的有效率和最小的毒性作用。

1990 年前,尽管对联合用药的疗效评价还没有足够客观数据比较,但多种两药联用方案已被广泛应用。2000 年,Bonomi 等第一次报道了现代联用方案——培美曲塞和顺铂。与以往的方案依托泊苷和顺铂相比,有效率更好。2002 年,Schiller 等比较了 4 种常用的第 3 代化疗药物两两联用方案在治疗晚期肺癌中的疗效。4 个治疗组均有着同样的生存率和不良反应,同时联合用药方案的有效率都比单药组高。其他试验也获得了同样的结果,提示除非有其他特殊原因,晚期肺癌患者都应该接受两药联合化疗方案的治疗。有些医生会根据患者年龄决定是否给予化疗,往往人为地以 70 岁为界限划分。然而,多项研究提示与年轻患者相比,很多老年人也有着同样的耐受能力和化疗效果,因此对年老患者制订的治疗方案应该与年轻患者一样。多项研究也检测了三药联合化疗方案的疗效。两个研究提示三药联合方案没有改善生存受益,反而增加了毒性和不良反应。因此,临床上不推荐应用。2008 年,Scagliotti 等比较了培美曲塞联合顺铂对比吉西他滨联合顺铂一线治疗晚期非小细胞肺癌患者,结果显示在非鳞癌患者中培美曲塞联合顺铂的疗效显著优于吉西他滨联合顺铂的疗效,而在鳞癌患者中吉西他滨联合顺铂的疗效显著优于培美曲塞联合顺铂的疗效。该研究首次验证不同化疗药物在不同组织学类型治疗中的疗效差异,提示培美曲塞在非鳞癌患者中的优效性。

长期以来,一线治疗的最佳周期备受争议。一项随机试验比较了以铂类为基础的3个周期与6个周期的治疗方案在治疗晚期肺癌患者之间的区别,结果提示增加化疗周期只是增加了化疗毒性,其他临床试验也得到了同样的结果。因此应该限定晚期患者仅使用3~4个周期两药联用方案进行治疗。

在现实中几乎所有的晚期患者在初期治疗一段时间后最终均会无效,所以二线治疗是十分必要的。由于大部分患者的一线治疗以铂类为基础,所以考虑肿瘤细胞耐药性以及药物毒性作用,不建议再将铂类药物作为二线方案。多项随机研究发现与最好的姑息治疗和其他单药相比,多西他赛在二线治疗中可在某种程度上改善生存获益。其他药物(如吉西他滨)在二线治疗中同样具有较好疗效,可以作为具有较好、功能独立的相对可耐受患者的用药。

孤立的实性转移灶患者通过切除转移灶可以获得较好生存获益。头颅转移灶切除术后行全颅放疗的患者5年生存率可达10%~20%。有限的研究表明,这些患者治疗后可再考虑继续进行化疗。虽然数据还不是十分确切,但切除肾上腺实性转移灶同样可以延长生存时间。

三、小细胞肺癌治疗

与非小细胞肺癌相反,小细胞肺癌具有早期转移和快速增殖特性。纵隔分期法是一个比TNM分级更适用的分级系统,将小细胞肺癌分成局限期和广泛期两种类型。如果肿瘤局限于一侧胸腔且能被纳入一个放疗野即为局限期,如果肿瘤超出局限期范围即为广泛期。因为该类肿瘤细胞具有早期转移的特性,所有患者必须通过病史采集、体格检查、基本实验室检查、胸部CT、骨扫描和头颅影像学检查进行分级。

通过这些评价方法,约1/3的患者可以归为小细胞肺癌。以往常用的骨髓检查并不能提供有用信息,因此目前临床上已不再常规要求。

1. 局限期 鉴于小细胞肺癌具有早期转移的特点,同时对化疗敏感,通常不推荐外科切除。患有性质不明实性肺结节接受手术后证明为小细胞肺癌时,如果纵隔分期法发现无淋巴结累及证据,可施行纵隔淋巴结切除接受术后化疗,如果显微镜下淋巴结检查发现纵隔累及可采用辅助放疗。而对于通过活检确诊的患者,通常建议采取化疗和放疗进行治疗,而不推荐手术。

20世纪70~80年代的研究发现,联合化疗的疗效明显优于单药化疗。多项研究比较了两种常用方案,依托泊苷和顺铂联用方案与长春新碱、多柔比星和环磷酰胺方案。有一项研究支持依托泊苷和顺铂联用的化疗方案更优,而在另一项中却未能重复这一优点。两项Meta分析结果提示对于局限期患者,联合放化疗比单用化疗有一定的优势(死亡风险下降约15%)。

同步放化疗与序贯治疗相比有着更好的5年生存率。化疗过程中越早放疗优势越明显。一项随机试验提示总剂量为 45Gy 的超分割放疗(如每天 2 次放疗取代每天 1 次放疗)具有较好的 5 年生存率和较小的毒性和不良反应。然而,这个方案并没有作为标准治疗方案,主要是因为占用了患者和医生较多的精力和时间。

Lad 等发现局限期患者在同步放化疗后进行残余肿块切除并没有对患者生存有益。联合方案治疗局限期患者时,胸部复发的概率下降了,但有远处转移,尤其是脑部转移增加了。一些研究报道约 50% 的脑转移发生在确诊 2 年后,有研究推荐预防性全脑照射,被认为可以减低脑转移发生概率。一项 Meta 分析提示小细胞肺癌患者通过预防性全脑照射 3 年整体生存率提高了 5.4%,同时与没有进行预防性全脑放射的患者相关危险比较,脑转移发生率大大降低。一旦出现脑转移,患者治疗反应率就明显下降。几项研究提示,预防性全脑照射不会造成临床上显著的神经心理后遗症,尤其在一些放疗前神经功能无损,且放疗剂量限于 24~36Gy 的患者中,这种长期治疗后容易出现的并发症更少。但一段时间后放疗可以造成认知障碍。尽管存在上述可能性,考虑到该治疗可以改善生活质量和略好的生存获益,大多数临床医生仍建议为完全缓解的小细胞肺癌患者进行预防性全脑照射。

2. 广泛期 对于广泛期小细胞肺癌患者,长时间以来一直以顺铂和依托泊苷化疗方案进行治疗。卡铂在治疗方案中作用与顺铂相似。最近的一项随机试验比较顺铂联合伊立替康或者依托泊苷对治疗广泛期患者的疗效,结果表明伊立替康联合顺铂治疗可以提高中位生存期(12.8 个月 vs9.4 个月)和 2 年生存率(19.5% vs. 5.2%),降低重度骨髓抑制,但会加重腹泻发生率。而顺铂、伊立替康联合培美曲塞用于治疗小细胞肺癌增加了毒性作用,不能显著改善生存获益。目前正在进行伊立替康的临床验证,但是依托泊苷或者伊立替康分别与顺铂联用都可以作为一线治疗。其他药物(如托泊替康)对小细胞肺癌初发与复发都有效,同时也作为一线方案在研究。

四、肺癌并发症和转移的综合治疗

1. 恶性胸腔积液 有恶性胸腔积液者,可给予胸穿抽液、注入化疗药物、免疫功能调节药物或胸腔封闭治疗。但在注入药物前,应尽可能抽尽胸腔内液体。有中等量和大量积液时,为避免纵隔摆动和复张后肺水肿,应先经皮置细硅胶管在 24 小时内缓慢放净胸腔内液体,然后选用表中药物(表 12-1)注入胸腔后夹管。

表 12-1 可供胸腔注射的药物

药物	剂量	注意事项
胞壁佳	45 000μg	少数患者可有轻中度
高聚金葡素	45 支(每支 500U)	发热,可自行消退
博来霉素	60mg+20mL NS	体温可略有升高,大多可自行消退
丝裂霉素	$6mg/m^2$+20mL NS	同静脉应用
顺铂	$60mg/m^2$+20mL NS	同静脉应用

注:NS.0.9%氯化钠溶液。

除博来霉素外,其他药物可两种联合应用,但剂量必须减少1/3。为减少毒性和不良反应,可同时应用5mg地塞米松胸腔内注射。每1~2小时变动体位,使药物分布均匀,24~48小时后拔管。

2.颅脑转移　有颅脑转移者,如果原发灶已控制、脑内转移只是单个病灶者,可考虑手术治疗后全颅放疗或全颅放疗后结合放疗。对于多发或弥漫性转移者,可采用全颅放疗。如果脑转移合并其他部位转移或肺原发灶未控制者,可考虑全颅放疗结合化疗。选用能通过血-脑屏障的药物,如替尼泊苷(VM-26)、卡莫司汀(BCNU)、亚硝脲(CCNU)等与其他化疗药物联合应用。

3.心包转移　有心包转移引起的明显心包填塞症状时,可经心尖部或剑突下穿刺达心包内抽取积液,也可在抽液后注入化疗药物,剂量减少1/3。或置入细硅胶管在24小时内缓慢放净心包腔内液体,然后注入药物夹管。

4.骨转移　外放疗是治疗肺癌骨转移的有效方法。根据影像学转移灶部位,姑息放疗可对有可能危及生命和影响生命质量的骨转移灶以及癫痫症状产生较好疗效。此外,也可以选择双磷酸盐或降钙素等阻止骨溶解的药物,并产生镇痛效果。

5.其他　合并气管或主支气管阻塞者,可经支气管镜局部治疗,或放置内支架后外放疗和(或)后装内放疗。出现上腔静脉阻塞综合征时,可给予脱水药物、糖皮质激素、放疗和化疗,也可考虑放置上腔静脉内支架治疗。肝转移可选用介入治疗,放疗或其他局部(如乙醇和射频)处理。

第二节　肺癌的化学治疗

一、肺癌化疗的历史与现状

自20世纪40年代偶然发现芥子气可治疗淋巴瘤并开发应用氮芥,化疗应运而生,并逐渐成为举足轻重、不可或缺的肿瘤治疗方法。纵观半个多世纪肺癌内科治疗的发展历程,4个里程碑式的进展引人注目,其一即氮芥的问世,揭开了肿瘤化疗包括肺癌治疗的序幕;然而此后长达20年鲜有新的药物问世,且疗效未超过氮芥类,使肺癌化疗徘徊不前;直至70年代铂类的开发应用,标志着肺癌治疗第2个里程碑的诞生,铂类联合长春碱类、拓扑异构酶Ⅱ抑制剂足叶乙苷等方案成为二十世纪七八十年代肺癌的主要治疗方法,使晚期非小细胞肺癌疗效和生存期略有改善;20世纪90年代末,第3代化疗药物如健择、诺维本、紫杉醇、多西紫杉醇等纷纷进入临床,方案选择日渐增多,使晚期非小细胞肺癌的疗效与生存期中度改善,此为肺癌治疗的第3个里程碑;进入21世纪,培美曲赛等低毒性化疗药物的问世,尤其分子靶向药物(如小分子酪氨酸激酶抑制剂)单独或与化疗联合在部分选择性的非小细胞肺癌患者中产生了令人惊喜的效果,虽然目前我们对分子靶向治疗的了解仅为冰山一角,尚有太多未解之谜,然而此类药物的进一步研究有望实现长久以来对肿瘤治疗高效低毒的梦想。

近年来非小细胞肺癌的化疗发展相当迅速,特别是 20 世纪 90 年代以来一批新型的抗肿瘤药物如泰素、泰索帝、健择、培美曲赛等的出现,大大改变了过去肺癌化疗疗效低、不良反应大的缺点。目前,已有多个大宗随机对照研究证明上述新药+铂类化合物为基础的化疗方案(第 3 代方案)优于其他含铂类的方案(第 2 代方案),有效率 30%～40%,1 年生存率为 40%左右。在第 3 代化疗药物中,没有证据表明某一化疗方案优于其他方案。临床医生在选择化疗方案时应根据患者的具体情况(如伴随的基础疾病、身体状况、经济条件等)考虑。但近期多组大样本、多中心临床研究显示,培美曲赛为基础联合或单药方案分别在晚期非鳞状非小细胞肺癌患者的一线、二线和维持治疗中的疗效优于相对应的方案。故基于在肺癌组织病理类型基础上的个体化治疗应运而生。

化疗对非小细胞肺癌的疗效已达到了瓶颈期,且化疗的不良反应也限制了其广泛应用。随着对肿瘤的发生、发展、复发及转移分子机制的深入研究,越来越多的靶向药物涌入临床,以其低毒高效的特点备受青睐。但是,也有局限性。①许多靶向药物有特定的靶向人群,如 EGFR-TKI 适用于 *EGFR* 基因突变患者,但有此基因突变患者在中国患者中只占约 30%的比例,这意味着大部分患者因无 *EGFR* 基因突变或 *ALK* 融合基因,无缘应用小分子靶向药物治疗。对于这些患者而言,化疗是其主要的治疗选择。②有研究显示,即使是 EGFR 基因突变的肺癌患者,在治疗过程中靶向药物治疗与化疗均应用者,其总生存优于二者单一治疗患者。对这部分患者,化疗也不可或缺,只有合理使用化疗和靶向药物,才能获得最大的生存获益。③靶向药物目前仍然只能用于晚期非小细胞肺癌的治疗,对于早期接受手术的肺癌患者而言,化疗仍然是术后辅助治疗或术前新辅助治疗的标准疗法,尚无证据显示靶向药物可以用于新辅助治疗患者,而靶向药物用于辅助治疗也还需要更多的临床研究数据。④在治疗晚期非小细胞肺癌患者时,大分子的靶向药物,如抗血管生成抑制剂必须联合化疗使用。因此,肺癌化疗仍是目前治疗的基石,不可废弃。

二、肺癌化疗一般原则和常用药物

肺癌发病隐匿,70%以上非小细胞肺癌的化疗患者确诊时已属局部晚期或晚期,失去手术治疗机会,化疗是主要的治疗方式。即使已经完全切除的早期患者,部分仍有局部复发或远处转移的可能,需要进一步的辅助治疗。故至少 90%非小细胞肺癌治疗中涉及化疗。对早期患者辅助化疗的目的是减低局部复发与远处转移概率,提高 5 年生存率;对晚期患者,则目的在于控制疾病,提高生活质量,在此基础上尽可能延长生存期。患者一般状态好(PS 评分≤1)、近期无体重明显下降者通常对化疗耐受好,预后好。早年研究证实晚期非小细胞肺癌含铂方案化疗患者的中位生存期、1 年生存率优于最佳的支持治疗。随着新药的出现,晚期非小细胞肺癌患者的中位生存期、1 年生存率逐渐提高。三代含铂方案的一线治疗疗效提高到 25%～35%,中位生存期、1 年生存率分别提高到 8～10 个月、30%～40%。随后的研究证实,3 药方案与 2 药方案生存期相似但毒性增加,故目前 NCCN 临床指南推荐非小细胞肺癌一线化疗方案是铂类联合三代新药或三代新药两两联合的两药方案为标准治疗方案,包括:顺铂或卡铂与下列任一药物联合(紫杉醇、白蛋白紫杉醇、多西他赛、吉西他滨、去甲长春碱、伊立替康、依托泊苷、长春碱）。二线化疗推荐单药多西他赛、培美曲赛。小细胞肺癌一线两药方案、EP 方案疗效确切,价格合理。对非小细胞肺癌有效率>15%的常用化疗药物见表 12-2。

表 12-2　对 NSCLC 有效率>15%的常用化疗药物

药物	例数	有效率（%）
培美曲赛	120	35
多西紫杉醇（TXT）	300	26
吉西他滨（GEM）	572	21
紫杉醇（PTX）	317	26
去甲长春碱（NVB）	621	20
顺铂（DDP）	305	16
异环磷酰胺（IFO）	326	21
伊立替康（CPT-11）	138	27
丝裂霉素（MMC）	88	17
长春碱（VLB）	22	27
长春碱酰胺（VDS）	370	16
依托泊苷（VP-16）	?	18

目前临床常用的一线、二线化疗方案（剂量仅供参考）见表 12-3、表 12-4。

表 12-3　目前临床常用的一线化疗方案

药物	用量	用法
（1）PP		
pemetrexed	500mg/m^2	iv,第 1 天
DDP	75mg/m^2	iv,第 1 天或分 2~3 天,每 3 周重复 1 次
或 carboplatin	AUC 4~6mg/（mL·min）	iv,第 1 天,每 3 周重复 1 次
（2）PG		
DDP	80mg/m^2	iv,第 2 天或第 16 天
gemcitabine	75mg/m^2	iv,第 1,第 8 天,每 3 周重复 1 次
（3）PD		
DDP	75mg/m^2	iv,第 1 天
docetaxel	75mg/m^2	iv,第 1 天,每 3 周重复 1 次

（续表）

药物	用量	用法
（4）PT 或 PC		
paclitaxel	$175mg/m^2$	iv,第 1 天
DDP	$75mg/m^2$	iv,第 2 天,每 3 周重复 1 次
或 carboplatin	AUC $4\sim6mg/(mL \cdot min)$	iv,第 1 天,每 3 周重复 1 次
（5）NP		
DDP	$75mg/m^2$	iv,第 1 天
vinorelbine	$25mg/m^2$	iv,第 1,第 8 天,每 3 周重复 1 次
（6）CPT-11/DDP		
DDP	$60mg/m^2$	iv,第 1 天
CPT-11	$60mg/m^2$	iv,第 1,第 8,第 15 天,每 4 周重复 1 次
（7）GV		
gemcitabine	$1000mg/m^2$	iv,第 1,第 8 天
vinorelbine	$20\sim25mg/m^2$	iv,第 1,第 8 天,每 3 周重复 1 次
（8）GEM/TXT		
gemcitabine	$800\sim1000mg/m^2$	iv,第 1,第 8 天
docetaxel	$35\sim40mg/m^2$	iv,第 1,第 8 天,每 3 周重复 1 次

注:iv. 静脉注射。

表 12-4　二线化疗常用方案

药物	用量及用法
docetaxel	$75mg/m^2$,iv,第 1 天,每 3 周重复 1 次
pemetrexed	$500mg/m^2$,iv,第 1 天,每 3 周重复 1 次

注:iv:静脉注射。

1.小细胞肺癌　局限期小细胞肺癌,临床分期 $T_{1\sim2}N_0M_0$ 者,可选择外科切除(肺叶或全肺切除+纵隔淋巴结清扫);完全切除术后,若无淋巴结转移,辅助化疗 4~6 个周期。如有淋巴结转移者,需进行放化疗;如有术后残留者,需同期化放疗。多个 Meta 分析显示,在化疗的基础上联合胸部放疗能增加 3 年生存率。选择 EP 方案同期化放疗优于序贯化放疗。现认为局限期小细胞肺癌体力状态(SP)评分 0~2 者,化放疗联合治疗是标准的治疗,可选择的联合方案包括早期或后期的同步化放疗、序贯化放疗、交替化放疗。NCCN 临床指南推荐优先选择早期同期化放疗。其中化疗方案为 EP 或 CE。

广泛期的小细胞肺癌,化疗是标准的一线治疗。含铂方案能提高有效率和生存率。Mascauxde 等的 Meta 分析显示 EP 方案优于其他方案。NCCN 临床指引推荐一线化疗方案有 EP、CE、IP、CAV。对复发或耐药的小细胞肺癌的二线、三线方案用药有异环磷酰胺、紫杉醇、多西他赛、拓扑替康、伊立替康、环磷酰胺/多柔比星/长春新碱、吉西他滨、去甲长春碱等。到目前为止多个临床试验结果均未优于 EP 方案(有效率为 60%~80%,CVA 有效率为 55%)。故 EP 方案是小细胞肺癌化疗的标准方案,且是性价比最优方案。CE 方案与 PD-L1 抑制剂阿替唑单抗和杜鲁玛单抗的联合,使得广泛期 SCLC 的生存超过一年,使得免疫与化疗的联合成为新的治疗模式。

初治的小细胞肺癌对化放疗敏感,PS 评分差的小细胞肺癌仍可从化疗和(或)放疗中获益。

2. 对小细胞肺癌有效的药物 见表 12-5。

表 12-5 对小细胞肺癌有效的药物

第 1 组单药有效率>30%者	
环磷酰胺(CTX)	替尼泊苷(VM-26)
异环磷酰胺(IFO)	卡铂(CBP)
氮芥(HN2)	六甲密胺(HMM)
多柔比星(ADM)	拓扑替康(TPT)
表柔比星(EPI)	伊立替康(CPT-11)
甲氨蝶呤(MTX)	紫杉醇(PTX)
长春新碱(VCR)	氨柔比星
依托泊苷(VP-16)	
第 2 组一线有效率<30%者或者单药二线有效者	
顺铂(DDP)(单药仅有二线治疗资料)	长春碱酰胺(VDS)
洛莫司汀(CCNU)	去甲长春碱(NVB)
卡莫司汀(BCNU)	多西紫杉醇(TXT)
司莫司汀(Me-CCNU)	吉西他滨(GEM)
丙卡巴肼(PCB)	

3. 目前临床常用的化疗方案(剂量仅供参考)　见表 12-6。

表 12-6　目前临床常用的化疗方案

药物	用量	用法
1. EP		
DDP	$75mg/m^2$	iv,第 1 天
VP-16	$100\sim120mg/m^2$	iv,第 1、第 2、第 3 天,每 3 周重复 1 次
2. EC		
CBP	AUC5	iv,第 1 天
VP-16	$100mg/m^2$	iv,第 1、2、3 天,每 3 周重复 1 次
CBP	$300mg/m^2$	iv,第 1 天
VP-16	$100\sim120mg/m^2$	iv,第 1、2、3 天,每 3 周重复 1 次
3. CPT-11/顺铂		
DDP	$60mg/m^2$	iv,第 1 天
CPT-11	$60mg/m^2$	iv,第 1,第 8、第 15 天,每 4 周重复 1 次
或 DDP	$30mg/m^2$	iv,第 1、第 8 天
CPT-11	$65mg/m^2$	iv,第 1、第 8 天,每 3 周重复 1 次
4. CAV		
CTX	$1000mg/m^2$	iv,第 1 天
ADM	$45mg/m^2$	iv,第 1 天
VCR	$1.4mg/m^2$	iv,第 1 天,每 3 周重复 1 次
5. AE		
ADM	$45mg/m^2$	iv,第 1 天
VP-16	$100mg/m^2$	iv,第 1、第 2、第 3 天,每 3 周重复 1 次
6. 拓扑替康	$1.25mg/m^2$	iv,第 1~5 天,每 3 周重复 1 次

三、非小细胞肺癌规范化疗及进展

非小细胞肺癌的治疗需依据患者的身体状况、病理类型和临床(TNM)分期而做全面考虑,通常在能够进行根治性手术治疗的患者(Ⅰ期、Ⅱ期患者),仍然以手术治疗为主,对Ⅲ期患者需进行多学科的综合治疗。Ⅳ期患者主要以姑息性治疗为主。化疗在非小细胞肺癌治疗中的作用主要有以下两方面:①对手术可以切除的患者化疗作为综合治疗的手段之一,与手术或放疗联合使用;②对手术无法切除或有手术禁忌证的患者的姑息治疗。下面我们重点讨论化疗在非小细胞肺癌治疗中的作用。

1. 辅助化疗在早期非小细胞肺癌手术后的作用　对手术可以切除的患者，尽管接受了根治性的手术，但仍有相当比例的患者在手术后出现复发和远处转移（30%～50%）。根据中山大学附属肿瘤中心 1757 例的非小细胞肺癌手术治疗的结果显示，Ⅰ 期、Ⅱ 期、Ⅲ 期患者 5 年生存率分别为 55%、33%、14%。另有文献报道，在接受根治性手术治疗的患者中，失败的主要原因是远处转移。因此，辅助化疗一直是临床研究的热点，也是临床上争论较多的问题。

（1）新辅助化疗：非小细胞肺癌术前新辅助治疗的结果仍不一致，可能与研究中分期较早的患者比例太高有关（占 50%～70%）。目前尚未回答的问题包括：究竟哪些患者更需要术前新辅助化疗？与术后辅助治疗相比，到底是否有相同的临床意义？哪种治疗方案更好？如何评估靶向药物用于新辅助治疗的地位？虽然间接比较显示术前和术后可能相似，但还需要大样本的研究。

术前新辅助化疗始于 20 世纪 90 年代。1994 年 Rosell 在《新英格兰医学》杂志上发表了用丝裂霉素、异环磷酰胺和顺铂的联合化疗对 Ⅲ A 期非小细胞肺癌患者进行 3 个周期的术前新辅助化疗。研究组在术前新辅助化疗后接受手术，术后再完成局部放疗，对照组仅进行手术和术后放疗。结果显示术前化疗患者的无病生存（PFS）和总生存（OS）均较对照组有明显改善。Roth 等发现 Ⅲ A 期非小细胞肺癌患者术前完成 3 周期环磷酰胺、足叶乙苷和顺铂化疗，接受手术与单纯手术的患者相比，具有生存优势，但优势只集中在化疗后可以手术的 NSCLC 患者。

随后又有多项相应的临床研究发表，2010 年 Pisters 报道了迄今为止最大规模的一项有关术前化疗的 SWOG S9900 研究，这也是人们一直关注的由 SWOG 牵头，ACOSOG、ECOG、NCCTG、NCIC 和 RTOG 等多家协作组织共同参加的研究。该研究的入组对象为 Ⅰ B～Ⅲ A（T3N0～1 非 N2）期患者，原预计入组 600 例，但因辅助化疗已有阳性结果，再用单独手术做对照不符合伦理学原则，因此尽管尚未达到入组例数，该研究也于 2004 年 7 月提前结束入组。共纳入 354 例患者，其中术前化疗组 180 例，单独手术组 174 例，最后确定为 335 例。术前化疗方案为紫杉醇联合卡铂，共 3 个周期。手术至少为肺叶+纵隔淋巴结采样术。结果显示，77% 的患者完成术前 3 个周期的化疗，影像学有效率为 40%；化疗组治疗相关死亡 3 例，手术后 30 天死亡在化疗组 6 例、单手术组 4 例。虽然是提前终止研究，但 S9900 研究仍然是早期 NSCLC 术前化疗的最大规模的随机对照研究，它充分肯定了术前化疗这一方法的可操作性，无复发生存率和总生存率也显示出有利于术前化疗的趋向。

术前化疗的研究还有 Scagliotti 牵头的 Ⅲ 期临床试验，该研究比较了术前 3 周期吉西他滨/顺铂化疗+手术与单独手术的疗效。原计划入组 700 例，因被认为不符合伦理学而提前终止。2000 年 9 月至 2004 年 12 月，来自欧洲 44 个中心共 267 例患者被随机分入单独手术组（141 例）和术前化疗组（126 例）。结果显示 Ⅰ B/Ⅱ A 期无 PFS 和 OS 生存优势，而 Ⅱ B/Ⅲ A 期有 PFS 和 OS 生存优势。

2006 年 Sarah Burdett 等在《胸部肿瘤学杂志》发表了 Meta 分析，研究显示术前新辅助化疗可以将 5 年生存率由 14% 提高到 20%，但未能回答哪一期别的患者可以从治疗中获益,也未能回答哪种治疗方案更为有效,2010 年 Enriqutel Felip 等发表了 NATCH 的研究结果,不管术前使用紫杉醇+卡铂,术后使用紫杉醇+卡铂,还是单纯手术,3 组患者的 PFS 无显著性差异,文章分析未出现差异的主要原因为 I 期患者的比例太高(70%)。此外,近期小样本前瞻性研究涉及厄洛替尼或贝伐单抗的术前新辅助靶向治疗。但初步结果未显示治疗的优势。因此目前新辅助化疗的最优治疗方案尚无定论。

(2)术后辅助化疗:非小细胞肺癌术后辅助化疗曾存在争议。目前虽尘埃落定,但在怎样实现个体化的辅助化疗、减少过度治疗方面还需深入研究。

1995 年肺癌协作组(NSCLCCG)在英国医学杂志上发表了对 1961—1991 年进行的 24 个术后辅助化疗与单纯手术治疗比较的随机对照临床研究(涉及 4767 例患者)的 Meta 分析。结果显示:含顺铂的化疗方案(主要是第 2 代方案如 CTX+ADM+DDP 及 DDP+VDS 等)的术后辅助化疗能使患者生存率改善 3%~5%(8 个研究,1394 例患者),但生存期的改善未达到统计学的显著意义($P = 0.08$)。该 Meta 分析的结论认为术后辅助化疗并不延长生存期,需要进一步的临床研究,故不主张所有根治性手术后的非小细胞肺癌病例常规使用术后辅助化疗。直到 2002 年底,在多个国内外的专业学术机构(包括中国抗癌协会肺癌专业委员会、美国临床肿瘤学会、欧洲肿瘤内科学会、NCCN 等)公布的非小细胞肺癌临床治疗指南中也均不主张常规使用。随着多个新的非小细胞肺癌化疗药物的问世,国际上再次掀起了对非小细胞肺癌术后辅助化疗的研究热潮,进行了许多大规模的临床随机对照,有更多权威性的研究对早期可手术完全切除的非小细胞肺癌术后辅助化疗有了新的结果。

国际肺癌辅助化疗试验(IALT)报道,根治术后患者接受顺铂为基础的联合化疗比未接受化疗者的 5 年绝对总生存率提高 4.1%。同样的,ANITA 和 JBR-10 试验也报道了接受辅助化疗患者的 5 年绝对生存率得到提高。

CALGB9633 试验是一项针对 I B 期根治术后非小细胞肺癌患者进行的随机对照研究,研究组接受紫杉醇+卡铂 4 个周期辅助化疗,对照组术后未接受化疗。分析显示化疗组患者的 3 年生存率明显高于对照组(80% vs. 73%,$P = 0.02$),但随着观察时间的延长(中位随访时间为 74 个月),辅助化疗延长 OS 的作用逐渐消失。这一结果与 ANITA、IALT 和 JBR-10 研究中 I B 期患者未受益的结果一致。2006 年 ASCO 大会上公布了 5CALGB9633 研究是阴性结果,该结果公布 2007NCCN 指南中 I B 期、手术切缘阴性的患者进行辅助化疗成为 2B 类共识。但 CALGB9633 研究的亚组分析,肿瘤直径>5cm 的患者还是能从术后辅助化疗中获益的。

基于以上的 5 项大规模的临床随机对照研究进行的 LACE Meta 分析,以及 2010 年非小细胞肺癌 Meta 分析协作组的最新数据,得出术后辅助化疗使非小细胞肺癌患者 5 年生存率绝对获益为 4%。所以 NSCLC 术后辅助化疗目前基本是持肯定态度,以铂类为基础的化疗能给根治术患者带来生存获益,尤其是 II 期与 III 期患者,对于 I A 期患者普遍不主张辅助化疗,而 I B 期患者,术后辅助化疗的地位目前尚存在争议,而 CALGB9633 研究的亚组分析支持 s 对于>5cm 的 I B 期患者临床上通常采用辅助化疗。

在各项辅助化疗研究中,患者因各种毒性问题提前终止治疗或减少药物剂量可能对长期生存结果造成影响。完成所有预计化疗周期的患者比例通常<75%,只有 CALGB 试验中完成 4 个周期化疗的达 86%。而完成既定药量的患者数量就更少了,如 CALGB 试验也只有 57% 的患者完成。所以目前迫切需要新的方法以取得更好的疗效和更高的安全性。结合新的检测和治疗方法以及使用新的药物如分子靶向药物是这一领域当前和未来的研究热点。

2. 不可切除局部晚期非小细胞肺癌的化疗及其进展　对不能进行完全手术切除的ⅢA/B 期患者,过去标准方案为单纯放疗,放疗的中位生存期为 8~10 个月,3 年生存率为 10%。近年来的随机临床研究已证实:对于一般情况较好(PS<2),患病后体重下降<5%的患者,放疗加用化疗与单纯放疗相比,能明显改善患者的生存期(包括近期的和远期的生存率)。迄至今日已有多个化疗+放疗与单纯放疗比较的 Meta 分析结果证实,化疗+放疗序贯使用和化疗+放疗同期使用均优于单纯放疗。因此,目前认为对不能手术切除的ⅢA 和ⅢB 期的患者放疗联合化疗应成为标准的治疗手段。但是,化疗与放疗联合序贯进行究竟与同期哪一种联合模式更好? 放疗与化疗联合有无其他组合安排? 如何减少在综合治疗中的食管炎的问题? Ⅲ期 N_2 患者中手术的作用如何? 这些问题均是目前的研究热点。

(1)放疗与化疗联合时,序贯与同期哪种模式更好:目前常用的联合方法有两种:化疗与放疗序贯进行、化疗与放疗同步进行。有多个比较化疗与放疗序贯和同步使用的随机临床研究。日本肺癌协作组的研究显示,接受同步化疗加放疗组患者的 5 年生存期为 19%,接受序贯治疗的患者为 9%(P=0.039)。Komaki 等报道了美国放疗协作组(RTOG)9410 研究的长期随访结果,该研究主要目的是比较放疗、化疗贯治疗与放疗、化疗同期治疗在局部晚期非小细胞肺癌治疗中的差异。作者通过长期随访发现同期放疗、化疗治疗优于序贯放疗、化疗治疗。放疗、化疗同期治疗组的 5 年生存率为 21%,序贯治疗组为 12%(P=0.046)。在 2003 年美国临床肿瘤学年会上(ASCO)Hak Choy 对近年来报道的比较序贯化疗+放疗与同期化疗+放疗治疗局部晚期非小细胞肺癌(ⅢA/ⅢB 期)的 6 个随机对照临床研究进行了综合性的分析,共涉及 1425 个病例,其中 716 个病例按计划完成序贯化疗+放疗,709 个病例接受同期放疗、化疗治疗。结果显示:同期放、化治疗组病例的中位生存期较序贯放疗、化疗组为优(17 个月 *vs.* 14 个月),但同期放、化治疗组病例的放射性食管炎较常见(23% *vs.* 4%)。

目前越来越多的证据显示放、化同期治疗成为局部晚期(ⅢA/ⅢB 期)非小细胞肺癌的标准治疗。

(2)放疗与化疗联合有无其他组合安排:序贯治疗时化疗药物的剂量通常能达到最大耐受剂量,而同步治疗为减少不良反应,化疗药物的剂量需要减少。Jassem 等对序贯放化疗与同期放化疗两种方法治疗的病例治疗失败的模式的分析发现,序贯治疗与单纯放疗相比患者的远处转移率较低,同步治疗与单纯放疗比患者的局部复发率较低。近年来,随着同期放化疗逐渐成为标准治疗模式,在此基础上加用术前诱导化疗或术后辅助化疗已成为局部晚期非小细胞肺癌综合治疗的研究热点。但目前报道的临床研究多为小规模的Ⅱ期临床研究,如美国白血病和肿瘤学协作 B 组(CALGB)和美国西南肿瘤协作组(SWOG)等研究组织报道的临床研究结果(CALGB 9431,SWOG 9505)。从Ⅱ期临床研究的结果来看,在同期放化疗的基础上加用术前诱导化疗或术后辅助化疗还可进一步延长患者的中位生存期,但这一结果需要进一步的Ⅲ期临床研究来证实。

(3)如何减少在放疗、化疗综合治疗中的食管炎问题:在化疗和放疗联合使用的综合治疗中,Ⅲ度以上的食管炎是主要的不良反应,据文献报道发生率为30%。食管炎已成为放化,综合治疗中最主要的限制性问题。各国学者都在积极寻求解决这一问题的方法,如使用细胞保护剂、改善放疗技术减少对食管的损伤等。

其中比较有希望的方法是使用细胞保护剂——氨磷汀。该药物最近被证实对头颈癌患者放疗时引起的口腔干燥症有效。Movsas 等在 2003 年 ASCO 会议上报道了 RTOG进行的氨磷汀对放射性食管炎的保护作用的临床研究(RTOG 98-01)。该研究共收治局部晚期 NSCLC 242 例,病例被随机分成两组,治疗组(120 例)在接受卡铂+紫杉醇和放疗的同时接受每周 4 次的氨磷汀(500mg,iv),对照组(122 例)接受同样的同期放化疗治疗但未接受氨磷汀。结果治疗组 3~4 度放射性食管炎的发生率为 30%,对照组为 34%,两组之间无显著性差异($P=0.9$)。初步的研究结果未能证明氨磷汀可以减少放化疗引起的食管炎。该问题目前仍然需要探索研究。

(4)Ⅲ期 N_2 患者中手术的作用:ⅢA 期(N_2)非小细胞肺癌是一组异质性较大、在多学科治疗中最为复杂、最具争议和挑战性的疾病。从临床角度可分为可切除及不可切除两部分。该组患者临床疗效不佳,5 年生存率仅为 15%~23%。近年来,多个国际多中心随机临床试验的结果为该组病例的治疗提供了新的循证医学证据。某些治疗观点已达初步共识,但还未成为推荐的治疗方案,仍有许多问题尚存争议。其中手术在Ⅲ期 N_2 期非小细胞肺癌中的地位是最受关注的问题。Kathy Albain 等报道了北美地区多个协作组联合进行的 N_2 期非小细胞肺癌大型Ⅱ期临床研究的结果,该研究把 N_2 期的非小细胞肺癌随机分成两组,两组病例均接受同样的诱导放化疗联合治疗后,一组病例给予手术治疗,另一组病例继续接受放化疗至足量。结果显示,全组患者放化疗联合治疗后再加上手术治疗组 3 年无进展生存率比单纯放化疗治疗组提高 10%,但同时手术治疗组病例的治疗相关病死率也高于单纯放化疗治疗组,其结果是放化治疗+手术组病例的总生存率与单纯放化疗治疗组病例相同。但进一步亚组分析显示,若新辅助化放疗后能进行肺叶切除的患者,5 年生存率和中位生存时间提高(36% vs18%,34 个月 vs. 22 个月,$P=0.02$),但若进行全肺切除,则放化疗优于手术治疗,更能给患者带来生存受益。

至今为止,仍然没有Ⅲ期临床研究的结果证明局部晚期非小细胞肺癌患者的治疗是选择诱导化疗后手术、还是诱导化疗后同步化放疗。来自北美(RTOG93-09)Ⅲ期临床试验初步结果提示,可切除ⅢA₂期非小细胞肺癌的患者,同时化放疗诱导治疗后行手术的 3 年无瘤生存率优于行放化疗,但还需要更长的随访时间证实外科手术参与治疗的优势。但大部分ⅢA₂患者放化疗联合治疗仍是主要的治疗方式。对部分临床一般情况较好的患者,特别是无症状或体重减少,在诱导化疗后出现明显 T 或 N 降期者,应该争取完全性手术切除。另外,应该强调的是ⅢA₂期非小细胞肺癌的治疗策略是肺癌多学科协作和会诊的重点,通过多学科讨论确定合适的治疗方案。

3. 晚期非小细胞肺癌的化疗及其进展 非小细胞肺癌占所有肺癌的 80% 以上。全球范围内无论是男性或女性,非小细胞肺癌均是导致癌症相关死亡的首要原因。确诊时约 40% 患者已经出现远处转移(Ⅳ期)或伴有胸腔积液、心包积液(湿性Ⅲ B 期)。对 PS 评分 0~1 分的早期非小细胞肺癌,铂类为基础或者非铂的两药联合方案是标准一线化疗方案。而 PS 评分 2 分以上的患者预后较差,中位生存期仅 4 个月左右,目前尚无理想的治疗方案,若合并一定的基础疾病,选择单药治疗为佳,反之也可使用两药联合化疗方案(含铂或非铂)。

(1)有无最佳含铂方案:自 20 世纪 90 年代末期,第 3 代新药如多西紫杉醇、紫杉醇、健择、诺维本等药相继进入临床,并与铂类联合成为标准的一线治疗方案,使晚期非小细胞肺癌的一线治疗选择空间明显增大,并提高疗效。然而又出现了新的困惑,即在这些方案中,有无最佳选择。2000 年 ASCO 会议上著名的 ECOG1594 研究解答了这一问题。该研究将晚期非小细胞肺癌随机分为接受健择加顺铂、多西紫杉醇加顺铂、紫杉醇加卡铂、紫杉醇加顺铂 4 组,观察其疗效及毒性的差异,结果显示 4 组方案在疗效、中位生存期及 1 年生存率上均无差异。随后几组多中心、随机性临床研究也是相似结果。这些研究包含 3 个层面的意义:①表明含铂方案确使晚期非小细胞肺癌疗效与生存期有一定的提高;②显示第 3 代新药与铂类的联合已达平台效应,因此在选择晚期非小细胞肺癌一线化疗方案时,更多地考虑各治疗方案的不良反应、费用、治疗周期等方面,如既往有心脏病的患者,应尽可能避免选择使用紫杉醇类方案,而血小板低或有皮疹者,最好不选择健择;③表明建立于分子探测基础上的个体化治疗迫在眉睫。

虽然临床研究及实践均证实第 3 代新药联合化疗方案已使晚期非小细胞肺癌的疗效及 1 年生存率达平台效应,但对这些方案更深层次的探讨以及开发新的一线药物并未停止,如 TAX326 研究以及 KUBOTA 研究均发现紫杉特尔/顺铂方案在 2 年生存率上优于长春碱类/顺铂($P<0.05$),而 2007 年 WCLC 大会 Grossi 等的研究通过疾病治疗有效率及疾病进展两个指标分析,18 项随机多中心的临床研究中(共 7401 例患者)紫杉特尔、吉西他滨、紫杉醇、长春瑞滨与铂类联合在晚期非小细胞肺癌一线诊疗中的结果显示含第 3 代药物的方案与不含第 3 代药物的方案在诊断晚期非小细胞肺癌一线化疗有效率(CR+PR)的中位生存期基本相同,含吉西他滨和紫杉特尔的方案进展率分别减少了 7% 和 12%($P=0.29$ 和 $P=0.03$),含紫杉醇方案进展率增加了 22%($P=0.003$),故认为吉西他滨和紫杉特尔因能减少早期进展的风险,可被视为优先选择的一线方案。

近年,Slagliotti 等的随机多中心研究则比较了多靶点抗叶酸新药培美曲塞/顺铂与标准一线化疗方吉西他滨/顺铂的疗效及不良反应差异,结果显示:两组方案中位生存时间相近($P=0.94$),但培美曲塞血液学毒性明显低于健择组,该研究进一步行亚组分析,发现腺癌和大细胞癌患者接受培美曲塞/顺铂方案治疗死亡风险降低 33%,而鳞癌患者接受吉西他滨方案化疗治疗,死亡风险降低,优于培美曲塞。该研究首次证实不同病理亚型对一线方案的选择有倾向性,为个体化治疗提供依据。但随后培美曲塞/卡铂与多西紫杉醇/卡铂一线治疗非鳞非小细胞肺癌的随机多中心临床研究则未发现两组方案 PFS 和 OS 的差异。故笔者认为病理组织学亚型对治疗方案的影响仅仅局限于某些方案。病理组织学亚型基础上的化疗方案选择是个体化化疗的一个过渡,最终应进入基于药物靶基因或基因组的个体化化疗。

(2)含铂方案及非铂方案有无差异:铂类联合第 3 代药物无疑已经成为晚期非小细胞肺癌的标准一线治疗方案,然而在部分患者,因不能耐受铂类的毒性或者因原发或继发耐药而失去选择含铂方案的机会,故评价第 3 代药物两两联合的非铂方案具有重要意义。Treat 等的研究随机比较卡铂/紫杉醇、卡铂/吉西他滨与非铂方案吉西他滨/紫杉醇的疗效,共 9 组 788 例晚期非小细胞肺癌患者,中位生存时间分别为 7.88 个月、7.815 个月、7.59 个月($P>0.05$),虽然 3 组方案不良反应各有不同,但非铂方案并未显示在不良反应上的优势,D'Addario 等的 Meta 分析铂类为基础与非铂方案随机临床研究,总例数7633 例,发现铂类为基础方案治疗患者有更好的疗效($P<0.0001$),1 年生存率提高 5%($P=0.0003$),但进一步分析铂类与第 3 代新药两两联合,发现铂类联合疗效及不良反应、1 年生存率两者无差异($P=0.17$),但含铂方案有更高的消化道反应和血液学毒性。Rajeswaran 对 17 项随机研究共 4920 例患者进行 Meta 分析发现,以顺铂为主方案和非卡铂为主方案,其疗效及 1 年生存率优于非铂方案,但前方案同时贫血、中性粒细胞减少、神经毒性、恶心等消化道反应均显著增高。因此对能耐受铂类为基础化疗的晚期非小细胞肺癌患者,第 3 代药物组成的非铂两药联合也是一种好的选择。

(3)最佳为几个周期:既往几组研究探讨一线最佳治疗周期数,如一组研究比较 3 个周期与 4 个周期化疗,另一组则比较 6 个周期与 6 个以上周期的缓解率、生活质量及生存率。结果发现长化疗周期数($\geqslant6$ 周期)以上指标并未显示任何优势,相反其毒性反应更为严重。故认为 4~6 周期化疗为佳。近期一组来自韩国的报道中,452 例晚期非小细胞肺癌患者随机接受 2 周期含铂方案治疗,其中 314 例达疾病控制者(CR+PR+SD)被随机分为继续另外 2 个周期与 4 个周期化疗(总化疗周期 6 周期)。两组总生存时间无差异(MST 中位生存时间、1 年生存率、2 年生存率:6 周期 *vs.* 4 周期分别为 14.9 个月、59.0%、30.7% *vs.* 15.9 个月、62.4% *vs.* 32.1%,$P=0.461$),但 6 周期化疗者 TTP(6.2个月)长于 4 个周期化疗者(4.6 个月,$P=0.001$),两组不良反应无差异。研究认为,对晚期非小细胞肺癌 4 个周期化疗为最佳治疗策略,故过长的化疗并不能提高生存率,相反有可能带来毒性反应的蓄积,从而影响患者生存质量。然而接受 6 个周期化疗患者TTP 确有延长,提示 4 个周期化疗后给予疾病控制患者高效低毒的药物(单药或分子靶向药物)维持治疗是一好的策略。

(4)顺铂与卡铂方案孰优孰劣:众所周知,顺铂为基础方案与卡铂方案在不良反应上有所不同顺铂肾毒性及消化道不良反应强于卡铂,而卡铂的骨髓毒性强于顺铂,且卡铂不需水化,使用更方便,但两种方案的疗效、生存期有无差异?目前至少两组 Meta 分析讨论这一问题。Hotta 等研究显示顺铂联合第 3 代药物疗效及生存期优于卡铂方案,另一组研究则肯定了这一结果。显然顺铂在疗效及生存期上有微弱的优势,但对晚期患者而言,选择顺铂还是卡铂尚存在争议,保证良好的生活质量是晚期非小细胞肺癌患者的治疗目的。即使能延长 1 个月的生存期,顺铂方案毒性更大,致生活质量下降,但对早期非小细胞肺癌,如术后行辅助化疗,患者有治愈机会,则选择顺铂优于卡铂。

（5）化疗加分子靶向药物是否优于单纯化疗：怎样突破晚期非小细胞肺癌一线治疗的瓶颈效应是近年肿瘤研究的热点问题。其中分子靶向治疗与化疗强强联合或许是突破这一瓶颈的有效方法。目前应用于非小细胞肺癌的靶向药物主要是小分子 EGFR 酪氨酸激酶抑制剂：吉非替尼、厄洛替尼及抗肿瘤血管生成药物贝伐单抗。INTACT1、IN-TACT2 以及 TALENT、TRIBUET 试验先后比较了吉非替尼和厄洛替尼与紫杉醇、卡铂或健择、顺铂联合与单独化疗的随机研究，结果显示化疗联合靶向药物与单独化疗相比无论缓解率、疾病进展时间、生存期均无差异。有研究指出阴性结果可能是：①吉非替尼或厄洛替尼有一定优势人群如女性腺癌、非吸烟或 EGFR 突变者，而上述 4 组研究入组患者既未从临床病理角度也未经分子检测选择；②对抗假说：临床前研究显示对 EGFR 野生型患者，易瑞沙可使肿瘤细胞停滞于 G1 期，此阶段癌细胞对细胞毒药物不敏感，但对 EGFR 突变患者，易瑞沙则会增减细胞毒药物的促凋亡作用；③化疗直接或间接影响 EG-FR 的表达和（或）功能，使 EGFR-TKI 的相应靶向表达下降或消失，影响疗效。但更深层的原因尚待进一步明确。几组抗 EGFR 单抗 C225 联合 NP 治疗晚期非小细胞肺癌Ⅲ期临床研究在 ASCO 上报道，其中该生存期延长 1 个月左右（$P<0.05$）。

非小细胞肺癌患者出血倾向（咯血、上消化道出血、皮肤出血等）。高血压的发生概率化疗加贝伐单抗组多于单独化疗组。ECOGE1599 研究是贝伐单抗与化疗联合的随机临床试验，共 878 例晚期非鳞状非小细胞肺癌患者入选临床试验，结果显示化疗加贝伐单抗（434 例）比标准联合化疗（444 例），中位生存期分别是 12.5 个月 *vs.* 10.2 个月，临床缓解率分别为 27% *vs.* 10%，PFS 分别为 6.5 个月 *vs.* 4.5 个月，1、2 年生存率分别为 51.9%、22.1% *vs.* 43.7%、16.9%。但在血液学毒性上两组无明显差别，然而既往在非鳞的研究首次证实贝伐单抗联合化疗（紫杉醇加卡铂）能显著提高复发或远处转移的非小细胞肺癌生存时间，显示贝伐单抗在肺癌治疗中的重要地位。这也是 10 年来标准化疗联合分子靶向药物改善晚期初治非小细胞肺癌的生存为数不多的阳性研究，标志着肺癌标准治疗模式的变化。因此美国 FDA 批准对于无禁忌证（有出血史/脑转移）的非鳞状非小细胞肺癌患者，紫杉醇/卡铂联合贝伐单抗可作为标准的一线治疗方案。近期另一组研究评价了不同剂量（7.5mg/kg 或 15mg/kg）贝伐单抗联合吉西他滨/顺铂与单纯化疗的结果，发现两个剂量，联合治疗组 TTP 均长于单独化疗组，但总生存期有无差异尚待 ASCO 会议上将有追踪报道。

我国自行研制的肿瘤抗血管抑素联合诺维本/顺铂的临床试验也取得了满意的结果，共有 493 例晚期非小细胞肺癌入组，治疗组缓解率、TTP、1 年生存率（分别为 35.4%、6.3 个月、62.7%）均长于对照组（分别为 19.5%、3.6 个月、31.5%，$P<0.001$）。近期追踪研究发现恩度+NP 方案 3 年生存率有优势。目前需要增大样本量以及设计其他一线化疗药物+恩度临床研究以进一步证实恩度的作用。

有些研究探讨抗肿瘤血管生成药物与化疗具有协同作用的机制，认为肿瘤血管与正常血管最大不同在于其结构的异常，如扭曲急性/基底膜缺损等致肿瘤血管内大分子物质漏入组织间隙，而肿瘤血管缺乏淋巴管通路，不能排出这些物质，从而使组织静水压增高，压迫血管，使肿瘤细胞血供降低并出现乏氧，当使用抗肿瘤血管药物时，使肿瘤血管出现正常化窗口期,血管畸形有所改善,漏入组织间隙的大分子物质减少,组织静水压降低,改善了肿瘤的血供和缺氧,从而有利于血液中化疗药物、靶向药物与肿瘤细胞的充分接触,达到更好的治疗效果。

4. 晚期非小细胞肺癌维持化疗及其进展

(1)维持治疗:维持治疗的理论基础来源于 Goldie 和 Coldman 假说,认为尽早使用非交叉耐药的药物可以在耐药发生前杀死更多的肿瘤细胞,使治疗效果达到最佳。21 世纪初有学者试图通过延长化疗周期数来提高疗效,没有获得阳性结果,这也可以说是维持治疗的雏形。Snuth 等 2001 年发布一项Ⅲ期临床研究,比较晚期非小细胞肺癌患者一线 MVP 方案(丝裂霉素、长春碱、顺铂)治疗 3 周期与 6 周期的疗效。308 例随机分为两组,结果显示 3 周期与 6 周期的中位生存期分别为 6 个月与 7 个月,1 年生存率分别为 22% 与 25%,缓解持续时间均为 2.4 个月,两组疗效没有差别,但 6 周期组不良反应增加。2002 年 Socinski 等也发表一项类似的Ⅲ期临床研究结果,将 230 例患者随机分为两组,一组 TC 方案(紫杉醇/卡铂)化疗 4 周期,另一组 TC 方案持续化疗直至疾病进展,两组疗效和生存期无明显差别,但持续化疗组毒性明显增加,大多数无法耐受。鉴于上述两个Ⅲ期临床试验的结果,2003 年 ASCO 临床指南推荐对于晚期非小细胞肺癌,一线化疗 3~4 周期为宜,最多不应超过 6 周。因为多药延长治疗不良反应大,患者难以承受,有些学者考虑将药物改为耐受性较好的单药,观察患者是否能受益,但研究结果仍不如意,使这种治疗方式几乎陷于停滞。此后随着新的有效低毒药物的出现,尤其是靶向药物的诞生,人们把视角重新转到了延长治疗这种治疗模式上,相关的临床试验也取得一些进展,维持治疗的概念逐渐进入人们的思维。

(2)维持治疗的药物:目前维持治疗的概念分为继续维持治疗和换药维持治疗两种。继续维持治疗是指一线治疗 4~6 周期后,如果没有出现疾病进展,使用至少一种在一线治疗中使用过的药物进行治疗。换药维持治疗指一线治疗 4~6 周期后,如果没有出现疾病进展,开始使用另一种不包含在一线方案中的药物进行治疗。理想的维持治疗药物应具备单药有效、不良反应低、使用方便等特点。

早期人们将维持化疗药物的视线集中于诺维本、吉西他滨、紫杉醇、多西紫杉醇等第 3 代化疗药物。但多项研究显示,诺维本、紫杉醇作为维持治疗并未显示生存受益。澳大利亚学者 2006 年发表一项关于吉西他滨维持治疗的Ⅲ期临床试验结果。1999 年 11 月至 2002 年 11 月 352 例ⅢB 和Ⅳ期非小细胞肺癌患者纳入研究,患者平均年龄 57 岁,Ⅳ期占 74%,KPS 评分>80 分的占 41%,入组患者一线接受吉西他滨/顺铂化疗,有效和稳定的 206 例患者按 2∶1 比例随机分为吉西他滨($1250mg/m^2$,第 1 天和第 8 天,第 21 天重复)+最佳支持治疗组(GEM 组,138 例)和最佳支持治疗组(BSC 组,68 例)。结果显示疾病进展时间(TTP)GEM 组 6.6 个月,BSC 组 5 个月($P<0.0001$),进入维持阶段的 TTP 分别是 3.6 个月与 2 个月($P<0.0001$),维持组明显延长最佳支持治疗组;生存时间(OS)GEM 组 13 个月,BSC 组 11.0 个月,维持组长于最佳支持组,但无统计学意义($P=0.195$);不良反应以 3~4 度白细胞下降为多见。分层分析对 PS 评分>80 分的患者,吉西他滨维持治疗能显著延长中位生存期。研究者认为吉西他滨维持治疗是可行的,能延长患者的 TTP,对 PS 评分好的患者甚至能有总生存期的受益。

2010 年 ASCO 年会上,Perol 等报道另一项吉西他滨维持治疗的Ⅲ期临床试验(IFCT-GFPC0502),834 例ⅢB/Ⅳ期患者入组,接受 4 周期顺铂/吉西他滨化疗后无进展的患者随机进入 O 组(观察组)或接受 G(吉西他滨)维持治疗(1250mg/m², 第 1 天和第 8 天,每 3 周为 1 个周期)或接受 E(厄洛替尼)维持治疗(每天 150mg),直至疾病进展。研究者评估的 O 组、G 组和 E 组中位无疾病进展生存(PFS)分别是 2.1 个月、3.7 个月和 2.8 个月,G 组比 O 组显著延长($HR = 0.51, 95\%CI$:0.39~0.66),E 组比 O 组显著延长($HR = 0.83, 95\%CI$:0.73~0.94)。3~4 度治疗相关不良事件 G 组(27%)和 E 组(14%)比 O 组(2%)更多见。结论认为顺铂/吉西他滨诱导化疗后 G 或 E 维持治疗可以推迟疾病进展。虽然 PFS 延长,由于最终没有延长生存期而被列为试验失败。

2007 年 ASCO 年会上,Fidias 等公布一项Ⅲ期临床试验,这个临床试验的目的是评价一线化疗后立即或延迟给予二线药物多西他赛的疗效和安全性。562 例ⅢB/Ⅳ期初治非小细胞肺癌患者纳入试验,接受吉西他滨和卡铂一线化疗 4 个周期,没有进展的 307 例随机分为立即多西他赛组(153 例)和延迟多西他赛组(154 例)。立即多西他赛组在一线治疗后立即给予多西他赛(75mg/m², 第 1 天、第 21 天重复,最多 6 个周期),延迟组给予最佳支持治疗,当出现进展时给予多西他赛治疗。结果显示生存期(OS)立即组为 11.9 个月,延迟组为 9.1 个月,立即组长于延迟组,但没有统计学差异($P = 0.071$);无疾病进展生存(PFS)立即组 6.5 个月,延迟组为 2.8 个月,有统计学差异($P < 0.0001$);毒性和不良反应两组无明显差别。研究者认为,一线化疗结束后立即给予多西他赛能获得 PFS 延长,总生存期也有延长趋势。但这个临床试验的最大缺陷在于最终评价 OS 和 PFS 的例数太少,OS 可评价例数立即组 38 例(占入组比例的 24.8%),延迟组 31 例(占入组比例的 20.1%);PFS 可评价例数立即组 11 例(占 7.2%),延迟组 13 例(占 8.4%)。如此少例数统计得出的数据势必造成其准确性降低,因此试验结果未得到广泛认可。

2008 年 Ciuleanu 等在 ASCO 年会上发表一项评价培美曲塞维持治疗的随机、双盲、多中心Ⅲ期临床研究(JMEN),接受 4 个周期以铂类为基础两药联合化疗获益的晚期非小细胞肺癌患者按 2∶1 比例随机分为培美曲塞维持组(500mg/m², 第 1 天,第 3 周 1 次,441 例)和安慰剂组(222 例),主要终点是 PFS,次要终点包括 OS、药物安全性等。结果显示培美曲塞维持组的中位 PFS 较安慰剂组显著延长(4.3 个月 *vs.* 2.6 个月,$P < 0.0001$),中位生存期(OS)也有延长趋势(13.0 个月 *vs.* 10.2 个月),但无统计学差异。培美曲塞组除 3~4 度血红蛋白水平低外,其余不良反应发生率与安慰剂组相似。2009 年 Belani 等报道了该项研究最终结果,培美曲塞维持组的中位生存期(OS)优于安慰剂组(13.4 个月 *vs.* 10.6 个月,HR 0.79, $95\%CI$:0.65~0.95, $P < 0.00001$),死亡风险下降 21%,其中非鳞癌患者生存期获益更明显(15.5 个月 *vs.* 10.3 个月,$HR = 0.70, 95\%CI$:0.56~0.88, $P = 0.002$),死亡风险下降 30%。2012 年 ASCO 大会公布了随机双盲对照Ⅲ期研究 PARAMOUT 的最终结果。PARAMOUT 研究纳入晚期非鳞癌 NSCLC 患者,接受 4 个周期培美曲塞+顺铂化疗后,如未进展且体能状态评分(PS)为 0 或 1,则随机入组培美曲塞维持治疗或安慰剂+最佳支持治疗(BSC),直至疾病进展。前期结果提示,与安慰剂

相比,培美曲塞维持治疗可显著降低患者疾病进展风险($HR=0.62,P<0.0001$)。最终结果提示,培美曲塞维持治疗显著降低了22%的死亡风险($HR=0.78$)。诱导化疗后完全缓解(CR)或部分缓解(PR)的患者(45%)与疾病稳定(SD)的患者相比,生存的改善情况相同。因此,对于晚期非鳞癌非小细胞肺癌,培美曲塞维持治疗较安慰剂具有生存优势。明确指出,与仅予以诱导化疗相比,培美曲塞联合顺铂诱导化疗后继续培美曲塞维持治疗可进一步使患者获益。这足以改变非鳞癌非小细胞肺癌的治疗模式。

因此认为晚期非小细胞肺癌一线化疗获益后采用培美曲塞维持治疗是一种新的治疗模式,尤其是对于非鳞癌患者。由于此项研究设计科学,并获得了生存期延长,美国及欧盟批准培美曲塞用于铂类治疗后疾病无进展的非鳞癌患者的维持治疗,并在NCCN指南中被推荐,维持治疗终于迎来了一缕曙光。

目前维持治疗的临床试验基本上均是单药维持,有些学者对两药维持治疗也进行了研究。2009年ASCO年会上报道一篇关于贝伐单抗联合厄洛替尼维持治疗的Ⅲ期临床研究(ATLAS试验)。ATLAS试验入组1160例Ⅲ~Ⅳ期患者,一线标准含铂两药方案联合贝伐单抗4个周期治疗后无进展的患者(768例),随机分为贝伐单抗联合厄洛替尼组和贝伐单抗联合安慰剂组进行维持治疗,主要终点是PFS。在第2次中期分析时,由于试验达到了主要终点而提前结束。结果贝伐单抗联合厄洛替尼组较单用贝伐单抗组的PFS更长,分别为4.8个月与3.7个月($HR=0.722,95\%CI:0.592~0.881,P=0.0012$)。亚组分析结果显示,不同性别、不同吸烟状况的患者PFS均得到延长。两组的不良反应发生率相近,主要不良反应是皮疹和腹泻。生物标记分析显示,EGFR表达、EGFR突变以及K-RAS野生型患者靶向药物联合维持治疗的PFS改善更明显。而新近报道的POINT-BREAK研究比较贝伐单抗±培美曲塞维持治疗ⅢB~Ⅳ期非鳞状非小细胞肺癌的疗效与安全性,发现两药联合维持治疗中位PFS的延长虽具有统计学意义(6.04个月 *vs.* 5.5个月,$P=0.012$),但从临床角度仅延长0.54个月,毫无价值。AVAPERL研究则是比较顺铂/培美曲塞/贝伐单抗3药一线治疗后贝伐单抗/培美曲塞联合维持治疗晚期非鳞状非小细胞肺癌的随机Ⅲ期研究,结果显示贝伐单抗/培美曲塞联合维持治疗中位PFS虽延长4个月左右($P<0.0001$),但总生存的延长无统计学差异。因此,目前培美曲塞/贝伐单抗两药维持治疗似乎并未产生超越单药维持治疗的疗效。

(3)维持治疗面临的问题:首先,从上述众多临床试验可以发现,绝大多数维持治疗仅使PFS延长,而OS并未延长。目前引起争议的是PFS能否作为验证晚期肺癌某种治疗手段的主要终点,而不是采用传统的以生存期作为金标准。支持方认为,在晚期肺癌研究阶段,PFS能准确反映某种治疗对疾病的控制,不受其他因素干扰;而OS则会受到很多因素干扰,特别是对后续治疗的干扰,会影响对试验治疗手段的准确判断。反对方则认为,有效的后续治疗或许会导致生存期有稍许不同,但这种影响很小,临床随机试验中生存期的延长应该被作为判断患者临床获益的指标。目前临床上得到批准和NCCN指南推荐的肺癌维持治疗药物,往往是有生存期延长的临床研究试验支持。PFS的延长能否转化为生存受益、仅仅延长PFS是否有意义、不同肿瘤的治疗方法是否应该采用不同的试验标准,这些问题有待于进一步探讨。

其次,纵观维持治疗的临床试验,绝大多数基本上都是维持治疗与安慰剂或观察组比较,并没有与这些药物在二线治疗中的效果进行比较。仅多西他赛试验比较了一线治疗后立即给予(维持治疗)与延迟给予(二线治疗)的效果,认为立即给予能使 PFS 延长;但这个试验由于后期入组病例数太少,使数据的可靠性大打折扣。所以用于维持治疗的药物,如果在疾病进展后再作为二线药物给予是否一定劣于立即用于维持治疗仍不清楚。另外,临床上发现有一部分患者在有效的治疗后病情会稳定一定时间,这时继续用药可能导致治疗过度。因此维持治疗的时机把握和目标人群仍需要研究论证。

维持治疗面临的另一个主要问题是疗效与经济效益比。从已获得的临床试验结果看,用于维持治疗效果较好的是化疗药培美曲塞和靶向药物。这些药物虽然不良反应较小,维持治疗可以使生存期延长,但突出特点是价格昂贵,靶向药物属自费,普通患者难以承受。昂贵的治疗费用(每月 2 万~5 万)得到的治疗效果,可以看一下数据:JMEN 试验培美曲塞维持治疗与安慰剂相比,生存期延长 2.8 个月(13.4 个月 vs. 10.6 个月);SATURN 试验厄洛替尼维持治疗与安慰剂相比,生存期延长 1 个月(12.0 个月 vs. 11.0 个月);E4599 试验贝伐单抗维持治疗与观察组相比,生存期延长 2 个月(12.3 个月 vs. 10.3 个月);FLEX 试验西妥昔单抗维持治疗与观察组相比,生存期延长 1.2 个月(11.3 个月 vs. 10.1 个月)。疗效与经济费用的不均衡,以及维持治疗的不良反应,虽然多数能耐受,但对生存质量还是有影响,这些因素均是维持治疗难以在临床开展的阻碍。

综上,晚期非小细胞肺癌维持治疗虽然取得一些进展,但面临的问题和争议仍然存在。作为一种新的治疗手段,能使预后很差的晚期非小细胞肺癌患者的生存期延长 1~3 个月,仍然是个值得关注和期待的发展方向。

5. 非小细胞肺癌二线化疗治疗的进展　在二线治疗方面,多西紫杉醇是目前非小细胞肺癌标准的二线治疗药物,已有多个临床研究证明优于支持治疗和 IFO、NVB 等药物。力比泰是美国礼来公司研制的一种新型多靶抗叶酸药物,在 II 期临床研究中显示该药对初治和复治的非小细胞肺癌均有较好的疗效。在 2003 年 ASCO 年会上 Hanna 等报道了采用培美曲赛与多西紫杉醇比较二线治疗晚期非小细胞肺癌的多中心 III 期临床研究。该临床研究共收治复发的非小细胞肺癌患者 571 例,患者被随机分成两组,分别接受培美曲赛($500mg/m^2$)或多西紫杉醇($75mg/m^2$)治疗,两种药物均为静脉滴注每 21 天重复 1 次,其中培美曲赛组的患者同时给予维生素 B_{12}、叶酸、地塞米松等药物支持。两组中位生存期分别为 8.3 个月和 7.9 个月,1 年生存率均为 29%,无统计学差异。但毒性和不良反应方面,接受多西紫杉醇组患者发生 3~4 度的中性粒细胞下降和发热的比例较高,分别为 40% vs. 5% 和 13% vs. 2%。在进一步的组织亚型分层分析中,非鳞状非小细胞肺癌能更多地从培美曲塞治疗中获益,而鳞癌能从目前培美曲赛已被推荐为标准的晚期非小细胞肺癌,尤其是非鳞状非小细胞肺癌的标准化疗方案。

目前多组 II ~ III 期临床研究探讨多西紫杉醇与靶向药物联合二线治疗晚期 NSCLC 的疗效。如尼达尼布(一种口服的 VEGFR1-3/FGFR1-3/PDGFRa&β 和 RET 抑制剂)联合多西他赛治疗既往一次化疗进展的非小细胞肺癌的随机双盲 III 期研究中(LUME-Lung 1 研究),血管生长抑制剂(尼达尼布)联合治疗组显著改善所有患者的 PFS(HR = 0.79;

$P=0.0019$),而腺癌亚组中观察到联合组显著延长 OS($HR=0.83$;$P=0.0359$;12.6 个月 $vs.$ 10.3 个月),一组尼达尼布联合多西他赛毒性可管理,没有出现预期以外的安全性事件。这是迄今为止唯一一组靶向药物联合化疗二线治疗晚期非小细胞肺癌总生存期延长的 Ⅲ 期临床研究。因此应当进一步评估尼达尼布治疗非小细胞肺癌获益的分子学与临床亚组人群。

四、小细胞肺癌规范化治疗及其进展

小细胞肺癌发病率占整个肺癌的 15%~20%,近年来欧美国家发病有所下降,我国目前尚无 SCLC 的临床流行病学资料。小细胞肺癌易发生血行转移,确诊时约 2/3 有远处转移,80%以上胸腔内转移,故小细胞肺癌是全身性疾病已成不争的事实。该病虽对化放疗敏感,大部分患者初治效佳,但一旦复发转移,即获继发性耐药,因此其 5 年总生存率低于非小细胞肺癌。根据美国退伍军人分期,小细胞肺癌分为局限期与广泛期,近年来两者在治疗策略及方案上均有一定进展。

1. 局限期小细胞肺癌

(1)单纯外科治疗已经退出小细胞肺癌治疗的舞台:小细胞肺癌因是全身性疾病,放化疗是其治疗的主要手段,单纯外科手术已经退出小细胞肺癌治疗的舞台。但仍有极小部分患者,如 $T_1N_0M_0$ 者,可能获益于手术与术前和(或)术后化疗联合的综合治疗。近期研究显示,病理明确局限于肺内孤立病灶的 Ⅰ 期小细胞肺癌,术后辅助化疗 5 年生存率达 70%以上。Brock 等则认为手术联合含铂方案治疗 Ⅰ 期小细胞肺癌,其 5 年 SR 长于手术联合非铂方案化疗,肺叶切除者 5 年 SR 长于楔形切除。但 T_1N_0 之外的患者化疗后手术切除残存病灶则并未显示生存期裨益。如目前唯一一组 Ⅲ 期临床试验将经 CEV(CTX/ADM/VCR)化疗后的 LD-SCLC(T_1N_0 除外)随机分至手术组及观察组,两组随后均接受胸部放疗与脑预防(PCI)。结果显示:两组患者生存期无差异,全组中位生存期15 个月。日本肺癌临床治疗研究组则报道了完全切除 Ⅰ~Ⅲ A 期小细胞肺癌、术后辅助EP(cisplatin/etoposide)方案化疗的 Ⅱ 期试验结果,显示 Ⅰ、Ⅱ、Ⅲ A_5 年生存率分别为69%、38%及 40%。故手术虽非局限期小细胞肺癌的标准治疗,但在某些临床研究中手术联合化放疗显示了生存期裨益。因此应组织严格的多中心随机临床研究重新评价手术在局限期多学科治疗中的作用,确定手术时机及辅助化疗方案,筛选可能的受益者。

(2)化放疗结合是局限期 SCLC 的最佳治疗模式:迄今多组研究已经显示化放疗结合治疗局限期 SCLC,其局部控制率及生存期优于单纯化疗。更有两组 Meta 分析支持此结果。如 Warde 等分析了 11 组随机临床研究,发现较之单纯化疗组,化放疗结合 2 年 SR提高 5.4%,局部控制率提高 25.3%,但治疗相关性死亡也增加 1.2%。Pignon 等则对13 组随机研究进行了 Meta 分析,结果显示化放疗结合组 3 年 SR 提高 5.4%,而病死率降低 14%,55 岁以下年轻患者死亡危险性小于 70 岁以上老年人。以上研究所涉及的化疗方案均以环磷酰胺为主。而近期 Sundstrom 等的研究提示 EP(依托泊苷+顺铂)方案对生存期的延长优于 CEV 方案。

化放疗结合虽是局限期 SCLC 的标准治疗模式,但诸多问题如化放疗结合的时间点、

最佳化疗方案及放射剂量等尚有争议。Takada 等将 228 例局限期小细胞肺癌随机分至
EP 方案与放疗同步及序贯组中,放疗剂量 45Gy/3 周,化放同步组放疗于 EP 化疗的第 1
周期开始,化放疗序贯组放疗于 EP 化疗后 4 个周期开始。两组中位生存期分别为
27.0 个月(30%)与 19.7 个月(20%,$P=0.097$)。证实化放同步组较化放疗序贯组有显
著的生存优势。近期 Fried 等 Meta 分析 7 组共 1542 例病例的临床资料,分析早期(化疗
开始 9 周内)与后期(>9 周)加入放疗治疗局限期小细胞肺癌对生存期的影响,结果显示
早期加入放疗组 2 年生存率高于后期加入放疗组(5.2%,$P=0.03$)。Huncharek 等的 Me-
ta 分析也证实早期同步化放疗可显著提高总生存率。

因此,过去 15 年小细胞肺癌治疗最显著的进展之一即对局限期小细胞肺癌采用化
放疗同步进行已达共识。目前最佳的治疗模式推荐化疗方案 EP 与放疗同步,代替过去
以顺铂及烷化剂为主的方案。多项随机实验证实化放疗同步的治疗模式,既可控制局
部,又利于控制远处微小转移。

(3)脑预放可减少脑转移发生率,提高 3 年生存率:局限期小细胞肺癌完成化放疗后
是否需要脑预放多年来一直存有争议。多项研究提示脑预放可减少脑转移发生率,但并
不提高生存率。近期对所有经根治性化疗(或加局部放疗)获完全缓解及接近完全缓解
的小细胞肺癌进行脑预放的随机试验进行了一组 Meta 分析。结果显示进行脑预放患者
脑转移发生率降低,3 年生存率高于未作脑预放者(20.7% *vs.* 5.3%,$P<0.05$)。每个亚
组均显示此生存优势,而与年龄、疾病分期、治疗方案及 PS 评分无关。

目前推荐对治疗后完全缓解及接近完全缓解的局限期小细胞肺癌进行脑预放。照
射剂量建议 25~30Gy,每次 2.0~2.5Gy,每天 1 次。

2. 广泛期小细胞肺癌的治疗

(1)一线化疗及进展:2/3 患者确诊时已为广泛期,若不治疗中位生存期仅 6~8 周,
进行联合化疗可增至 8~10 个月。单药治疗有效率达 25% 以上的老药包括 VP-16(依托
泊苷)、VM-26、IPO、MTX、CTX、ADM、VCR 等。20 世纪 90 年代新药有 NVB、紫杉醇、多
西他赛、CPT-11、拓扑替康、吉西他滨。联合化疗疗效优于单药,近年倾向两药联合。目
前认为顺铂或卡铂联合 VP-16(EP、CE)为标准的一线方案。该方案有效率高达 70% 以
上,治疗经 CEV 失败后的小细胞肺癌,有效率仍能达 40% 左右。同时该方案患者顺应性
好、较为经济,故 20 世纪 90 年代成为小细胞肺癌的标准治疗方案。

近年来多组研究致力于探讨第 3 代新药与铂类联合能否超越 EP/CE 方案而成为小
细胞肺癌新的标准治疗方案。如日本进行的一组前瞻性Ⅲ期临床试验,230 例广泛期小
细胞肺癌(<70 岁)随机入组伊立替康/顺铂(irinotecan/asplatin,IP)及 EP(asplatin/etopo-
side)。中位生存期 IP 组明显改善(12.8 *vs* 9.4 个月,$P=0.002$),2 年 SR 分别为 19.5 *vs.*
5.2%,总有效率 84% *vs.* 67%($P=0.013$)。3~4 度中性粒细胞减少症 EP 组更高(92%
vs. 65%),而 IP 组出现更多 3~4 级腹泻。有学者因此曾认为 IP 方案有望替代 EP 方案,
成为小细胞肺癌新的标准治疗方案。但近期几组随机、Ⅲ期临床研究提示 IP 或拓扑替
康/顺铂治疗广泛期小细胞肺癌,其缓解率、TTP、OS 均接近 EP 方案。多组吉西他滨、紫
杉醇联合含铂或非铂方案与 EP 比较也未显示生存期、生活质量的优势。3 药联合,如 EP

+异环磷酰胺(VIP)较之 EP 方案,中位生存期略有延长(9.0 个月 *vs.* 7.3 个月,*P* = 0. 045),2 年 SR 13% *vs.* 5%。但 VIP 方案骨髓抑制及毒性相关性死亡显著增加。EP+紫杉醇与 EP 比较,疗效与生存期相近,但骨髓抑制等不良反应 3 药联合重于 EP。因此,迄今尚未有强有力循证医学证据支持的、优于 EP 的新含铂联合方案。

(2)二线化疗及进展:大部分小细胞肺癌虽一线治疗有效,但复发转移难以避免。二次化疗是否成功取决于初次化疗的反应,初次化疗完全缓解的患者二线化疗疗效好;另外,也取决于初次治疗停止到复发时间,完成治疗 3 个月内复发者为化疗耐药肿瘤,而 3 个月后复发则为化疗敏感肿瘤。前者二线治疗有效率可达 30%~40%,中位生存期 6 个月,后者二线治疗有效率不到 10%。在过去的 10 年中,许多临床试验对第 3 代细胞毒性药物在复发小细胞肺癌中的疗效进行研究,其中包括喜树碱类、紫杉类、长春瑞滨和吉西他滨等。

目前无标准二线化疗方案。近年多组研究试图在第 3 代新药中确定标准二线治疗方案,终因病例数少或非Ⅲ期随机研究,循证医学证据不足而未被认可。如几组 VP-16 口服作为二线治疗的Ⅱ期临床研究,显示有效率 23%~45%;拓扑替康口服与 CEV 方案的比较也显示相似的中位生存期及毒性,但拓扑替康有更好的顺应性。另外几组小样本以紫杉醇/卡铂、紫杉醇/吉西他滨、拓扑替康/顺铂等为二线治疗的研究,疗效为 17%~71%,中位生存期 7.4~36 周。2012 年一项前瞻性研究评价了氨柔比星联合卡铂治疗晚期小细胞肺癌的安全性和有效性。入组患者包括晚期小细胞肺癌完成一线化疗后 90 天内复发者,共入组 30 例患者,中位年龄 67 岁,中位化疗周期数为 4(1~7)。结果显示,疗效评价 CR 0 例、PR 10 例、SD 14 例及疾病进展(PD)5 例。ORR 为 34%,疾病控制率为 83%,中位 PFS 期为 3.5 个月,中位生存时间为 7.3 个月。研究认为,氨柔比星联合卡铂治疗难治性复发性小细胞肺癌,有效且可耐受,为进一步的研究提供了保证。但氨柔比星是否能经得起大规模临床试验的考验还不得而知。

既往研究显示,苯达莫司汀联合卡铂一线治疗广泛期小细胞肺癌的有效率达 73%,TTP 为 5.2 个月,OS 期为 8.3 个月。美国学者一项开放、单组多中心Ⅱ期研究探索了苯达莫司汀单药二线或三线治疗难治性小细胞肺癌的有效性和安全性。中位 TTP 为 3.37 个月。3 度不良事件包括乏力(18.8%)、气促(14.5%)、无中性粒细胞降低的感染(12.5%)、贫血(8.3%)、中性粒细胞降低(8.3%)和腹泻(8.3%)。因此,单药苯达莫司汀二线或三线治疗小细胞肺癌耐受性良好且有效。

(3)维持和强化治疗:由于小细胞肺癌的低治愈率,人们尝试各种治疗方法提高疗效,包括剂量密度化疗、高剂量化疗和分子靶向治疗等。诱导化疗后的维持和强化化疗虽然也被作为改善生存的方法加以研究,但多数的研究结果显示并无生存益处。最近 Hakan 等为进一步评价维持/强化治疗的作用,对 14 个相关的随机对照临床试验进行了 Meta 分析,共计 2 550 个病例,结果显示维持/强化化疗的病例 1 年和 2 年病死率下降,维持化疗的 1 年和 2 年总生存率(OAS)提高 9% 和 4%,1 年和 2 年的 PFS 也同样提高,目前尚需新的临床试验进一步明确维持和强化治疗在小细胞肺癌治疗中的作用。

(4)分子靶向药物治疗:小细胞肺癌的靶向治疗也在探索之中,目前缺乏大宗临床研究。其中包括 c-kit 抑制剂、金属蛋白酶抑制剂、法尼基转移酶、蛋白酶体抑制剂以及 mTOR 抑制剂。若干受体酪氨酸激酶(RTKs)在小细胞肺癌过度表达,一些 RTK 基因为原癌基因。是细胞生长和分化的关键调控因子。因此,这些 RTKs 是研制化疗药物治疗小细胞肺癌的理想靶点。但 STI571 在小细胞肺癌患者的 II 期临床试验的结果令人失望。CALGB/NCCTG 研究中 STI571 治疗 29 例 c-kit 表达阳性的复发难治小细胞肺癌。疾病进展发生在 3 个月内和 3 个月后患者的 MST 分别为 3.9 个月和 5.3 个月,TTP 分别为 1 个月和 1.1 个月,无 RR 和 SD 患者。52%患者发生非血液学不良反应。提示 STI571 对表达 c-kit 的复发难治小细胞肺癌无抗肿瘤活性。另外 1 个关于 STI571 治疗 SCIJC 的 II 期临床试验也得出阴性结果。由于基质金属蛋白酶(MMP)能够降解细胞外基质的所有成分,已经成为肿瘤治疗的一个有前途的靶点。MMP 几乎在所有的肿瘤中表达上调,MMP 在肿瘤发展、血管形成及转移方面起着重要作用。已经有几种 MMP 抑制剂应用于临床研究,但结果令人失望。第 1 代 MMP 抑制剂不仅生物利用度差,还有较严重的肌肉骨骼痛和炎症反应。III 期临床试验结果显示 BB-2156 是一种口服的广谱 MMP 抑制剂,并不能改善复治小细胞肺癌患者的生存,却降低生活质量。BAY12-9566 是另一种蛋白酶抑制剂,与治疗局限期小细胞肺癌的安慰剂对照临床试验,由于不能改善生存而提前终止。另一项研究以易瑞沙治疗 19 例复发小细胞肺癌,PR 为 0,SD 2 例,PD 17 例,TTP 50 天,疾病控制率 11%,1 年 SR 可达 21%。近期 MMPI 作为小细胞肺癌一线巩固治疗的临床研究并未显示生存期裨益。而紫杉醇与分子靶向药物 G3139(bcl-2 反义寡核苷酸)联合治疗难治性小细胞肺癌已经显示较好的顺应性。尚需进一步研究。

　　虽然小细胞肺癌的靶向治疗研究几乎均为阴性结果,目前还有 MMP 抑制剂和抗血管生成药物的临床试验正在进行,期待未来能得到阳性的结果,为小细胞肺癌的治疗带来契机。

第三节　肺癌的放射治疗

　　放射治疗(简称放疗)在肺癌的治疗中占有重要的地位,50%~60%的肺癌患者在其病程发展过程中要接受至少 1 次的放疗,其中 45%的患者在其初始治疗阶段就要接受放疗。放疗在肺癌治疗的以下几个方面都占有非常重要的地位:①由于身体原因或患者拒绝手术治疗的早期可切除非小细胞肺癌的根治性放疗;②非小细胞肺癌患者的术后放疗;③局部晚期非小细胞肺癌的化放综合治疗;④局限期小细胞肺癌的化放综合治疗;⑤小细胞肺癌的预防性脑照射;⑥晚期肺癌患者的姑息放疗。根据治疗目的的不同,所采用的放疗技术也有很大的不同,有普通二维放疗技术、各种立体定向放疗技术、三维适形及调强放疗技术、容积调强放疗及影像引导的放疗技术等。除了放疗实施技术的不同外,放疗前的模拟定位、放疗计划设计、放疗计划及实施过程中的质量保证和质量控制等也都需要各自不同的技术方法。

一、肺癌患者放疗的流程

　　肺癌患者进行放疗的总体流程如下:①首先需要评估患者的基本情况,根据患者的身体状况、既往疾病史、肺癌病情的早晚等确定治疗的目的是根治性治疗还是姑息性治疗;②根据治疗目的确定总体的治疗方案是单纯放疗还是放疗和其他治疗手段,如手术或化疗的联合等;③最后根据治疗目的及总体治疗手段确定放疗的具体方案,常规二维放疗现在一般仅仅适用于姑息放疗,早期非小细胞肺癌多考虑采用立体定向放疗技术,局部晚期非小细胞肺癌及局限期小细胞肺癌多采用三维适形或调强放疗,也可以考虑容积调强放疗。在考虑根治性放疗时,尤其是早期肺癌采用立体定向放疗时,影像引导的放疗技术可以显著提高放疗的精确度,从而提高治疗效果,降低治疗不良反应;④具体放疗方案确定后患者先要进行体位固定并进行模拟定位。模拟定位现在常用 CT 模拟定位技术,CT 模拟定位后,将影像数据通过网络系统传递至治疗计划系统,由放疗医师和放射科医师共同确定肿瘤靶区并勾画大体肿瘤体积、临床靶区、计划靶区以及危及器官等结构,然后由放疗剂量师或物理师根据勾画好的靶区和给定的剂量限定条件等在治疗计划系统上制订放疗计划,随后放疗医师和物理师共同评价放疗计划。如果可以满足临床需要则安排下一步的剂量验证和在 CT 模拟定位机进行影像校位验证,验证无误后开始安排患者进行放疗,如果需要调整则需重新计算放疗计划或调整治疗参数。治疗中及治疗后随时评估患者情况,必要时调整治疗计划。

二、患者的体位固定技术

为了保证在模拟定位及以后的放疗过程中良好的体位重复性,对患者的体位进行适当的固定非常重要。恰当的固定技术也是保证在模拟定位及放疗过程中患者体位维持固定的重要措施。现在国内常用的胸部放疗固定技术有负压真空气垫、胸部热塑体模固定等方式,对于病变位于上部肺野的患者来说,头颈肩热塑体模固定方式更为方便精确,并且重复性好。对于中部肺野和下部肺野可以使用负压真空垫和胸部热塑体膜两种固定方式,建议采用热塑体模方式。与真空气垫固定相比,采用这种固定方式的重复性更好,摆位误差更低。模拟定位或接受放疗时,患者常常采用上臂上举两手交叉置于头顶的方式,这样可以方便胸部照射野方向的调整。但是,如果准备时间较长或治疗时间较长,采用屏气技术或呼吸门控技术或采用 X 刀、伽马刀或射波刀等立体定向放疗技术时,患者或许难以耐受长时间的双臂上举姿势,此时应该考虑换用其他更为舒适的姿势,或给双臂一个支撑,可以更好地保证体位的重复性和稳定性。随着图像引导技术越来越多的应用,模拟定位和分次放疗过程中体位的重复性已经基本得到了保证,采用各种固定装置的目的主要是为了使患者能够获得一个更为舒适和稳定的体位,在这种情况下常常可以采用头枕或膝垫等器具,以最大限度地保证患者在定位和治疗过程中的舒适度。来自荷兰的研究发现,采用舒适的体位及适当的辅助支持,即使不采用刚性的体位固定装置,绝大多数患者在治疗过程中的体位移动幅度也不超过 1mm。

三、模拟定位技术

1. 普通 CT 定位技术　三维适形放疗一般采用三维 CT 模拟定位。模拟 CT 扫描范围通常自中颈部环状软骨水平到腹部第 2、第 3 腰椎水平,包括全部的肺、锁骨上淋巴引流区和肝脏及肾上腺等区域,CT 扫描厚度 2~3mm,以免漏掉较小的肿大淋巴结。如果没有其他禁忌,建议采用增强扫描方式,这样有助于邻近纵隔的肺癌病灶以及肺门和纵隔的肿大淋巴结与周围的血管结构区分开,而造影剂对照射剂量计算的影响小于处方剂量的2%~3%。如果最近刚刚做过增强 CT 或者要做 PET/CT 定位检查,或者病灶位于肺的周边部位,增强 CT 扫描就不是那么必要了。

CT 定位扫描时先用定位激光灯确定一个参考中心点的位置,一般应尽量靠近肿瘤位置,并在患者体表以及固定装置的前侧及左右侧表面做好"十"字标志,并在各个标记点放置能够在 CT 图像上显影的金属标记,在治疗计划系统中据此确定参考中心的坐标。治疗等中心位置推荐置于肿瘤内,确定好治疗等中心位置后计算出治疗等中心与定位时参考等中心的偏移,治疗计划完成后要在治疗体位重新复核射野中心,核野时根据定位时参考中心位置将治疗中心位置标于固定装置及患者体表,便于日常治疗摆位时用。治疗计划完成后还要应用定位 CT 扫描图像信息重建矢状位和冠状位的数字放射图像(DRR),用于治疗摆位时的核实确认。

2.4D-CT 定位技术　4D-CT 是影响肺癌放疗的最重要的技术革新之一。4D-CT 技术首先将不同时间获得的图像数据与呼吸运动的信号数据相互关联,然后根据呼吸时相或呼吸高度的信息将图像数据排序,最后重建不同呼吸时相的图像。呼吸信号的获得通常是通过监测基于红外信号的呼吸位置探测装置(RPM)或缠绕于患者腹部的腹带等装置得到的。通过 4D-CT 扫描,通常重建 10 个呼吸时相的 4D-CT 图像,当然,也可以设机时同时重建少数呼吸时相的图像以便减少储存大量图像数据的负担(如只重建 4 个呼吸时相,分别在呼吸时相的 25%、50%、75% 和 100%)。通过所有呼吸时相的 4D-CT 图像可以重建最大密度投影(MIP)CT 图像,在 MIP CT 图像上可以很方便可靠地勾画内靶区(内靶区是考虑到呼吸运动等体内器官的运动所导致的靶区的不确定性而引入的概念,ITV),内靶区勾画完成后还可以通过采用各个呼吸时相图像的动态显示来观察验证 ITV 是否确实在每个时相都完全包括了肿瘤靶区。为了剂量计算,许多肿瘤中心将再次采集一套常规 CT 图像,也可以通过 4D-CT 图像数据重建一套平均 CT 图像,进行放射剂量的计算。由于呼吸运动是引起靶区不确定性最重要的原因,4D-CT 的应用能够极大地提高靶区定义的精确性。

四、肺癌放疗靶区的勾画

1. 常规二维放疗的靶区简介　在传统的二维放疗中,照射野的范围相对较大,除原发病灶外,照射野要包括区域淋巴引流区。射野边界一般根据 X 线影像可见的解剖结构确定,根据原发病灶位置的不同,最终的照射野也各不相同。对于上叶病灶,一般包括双侧上纵隔及隆嵴下区域(到隆嵴下 3~5cm 或 2 个椎体);中下叶病变,照射野需要包括全纵隔(从胸廓入口到隆嵴下 8~9cm);对于没有锁骨上淋巴结转移的患者,锁骨上窝不用包括在照射野内;而对于有锁骨上淋巴结受累,照射野需要包括双侧锁骨上窝。随着 CT 模拟和 3D-CRT 的广泛应用,二维放疗现在已经很少应用,仅仅用于部分低姑息放疗的患者。

2. 适形调强放疗的靶区勾画技术　现代 3D-CRT 放疗技术要求精确地确定治疗靶

区和危及器官,这同传统的二维放疗时的要求明显不同。根据国际放射单位与测量委员会(ICRU)的指南,勾画放疗靶区时需要考虑以下几个概念:大体肿瘤区(gross tumor volume,GTV)、临床靶区(clinical target volume,CTV)和计划靶区(planning target volume,PTV)。

(1)大体肿瘤区(GTV)的确定:GTV 包括原发肿瘤区(GTV-P)以及淋巴结肿瘤区(GTV-N)。通常肿大淋巴结通过现代影像手段可以清楚地确定,在定位 CT 图像上,淋巴结肿瘤区包括任何肺门、纵隔和(或)锁骨上短轴>1cm 的肿大淋巴结,如果通过纵隔镜或 PET/CT 等其他手段排除了肿大淋巴结存在肿瘤转移的可能,则将其排除在 GTV-N 之外。如果区域淋巴结经纵隔镜、EUS 或 EBUS 检查已经确认为被肿瘤累及或者 FDG-PET 显示淋巴结高代谢,即使淋巴结没有明显肿大,也应该包括在淋巴结肿瘤靶区中。在测量肿瘤大小的过程中,所选用的 CT 窗宽窗位会明显影响肺实质及纵隔淋巴结大小的测量结果,肺内原发肿瘤应该在标准肺窗模式下勾画,而纵隔淋巴结及中央型肿瘤的勾画最好在纵隔窗的窗宽窗位模式下勾画。每个单位特定的窗宽窗位随着所使用 CT 机、处理软件及处理技术的不同而不同。有研究显示,测量值和实测值符合最佳的窗宽窗位为:肺的窗宽 1600,窗位-600,纵隔窗宽 400,窗位 20。建议每个单位都应该在放射影像专家的帮助下确定特定的窗宽窗位,并且预设在治疗计划系统中,以便提高靶区勾画的一致性。

(2)临床靶区(CTV)的确定:CTV 通常包括 GTV 并且外放适当范围以包括可能的亚临床及镜下浸润区域。CTV 通常还包括部分没有淋巴结大或纵隔镜检查认为没有被浸润的区域淋巴引流区,但对于是否包括没有被累及的淋巴引流区以及需要包括的范围存在着较大的争议。评估 GTV 周围显微浸润范围非常困难。为了包括显微浸润的范围需要外放的边界一般为 0~8mm,但这样做的证据并不是十分确凿。为此,Giraud 等检查了病理诊断为腺癌和鳞癌的非小细胞肺癌手术标本,发现腺癌的显微浸润范围平均为 2.69mm,而鳞癌为 1.48mm,为了保证 95%的肿瘤浸润范围都被包括在 CTV 靶区内,肺腺癌和鳞癌的外放边界分别为 8mm 和 6mm。转移淋巴结的 CTV 包括淋巴结肿瘤区的部分周边区域以及可能包含微小镜下转移的正常大小的淋巴结。

在非小细胞肺癌的放疗中,是否将没有临床受累的淋巴引流区包括进 CTV 是一个争议很大的问题,在最近几年的临床实践中也逐渐发生了一些变化。最近 3D-CRT 的研究结果均提示,即使不特意包括预防性照射的淋巴引流区,孤立的区域淋巴结复发的发生率也很低(0~7%)。复发率很低的可能原因很多,有研究提示,即使不特意照射这些淋巴引流区,这些区域所接受的不经意照射剂量也很可观,尤其是高危转移的区域所接受的不经意照射剂量可能更大,这些剂量有可能能够控制大部分的亚临床病灶。另外,有研究提示,如果不对淋巴引流区做预防性照射,照射的体积缩小,照射剂量可以提高,从而有可能提高治疗疗效。在小细胞肺癌中,锁骨上淋巴结引流区的预防照射也已经逐渐被放弃,但在某些特定的人群,由于锁骨上淋巴出现转移的风险较大,有研究者建议进行锁骨上区的预防性照射。

(3)计划靶区(PTV)的确定:PTV 包括 CTV 以及一定范围的外扩边界以补偿治疗摆

位时的误差以及治疗期间内部靶区的运动及变化。人们通常将 CTV 均匀外扩 7~10mm 的边界构成 PTV。由于在不同方向上内在靶区的运动幅度是不一样的,肿瘤的位置、大小,以及患者的身体状况都会影响到内靶区的运动幅度,均匀外放的方法显然不够完善,有可能包括过多的正常肺组织或者导致靶区边缘的漏照。ICRU62 号报告建议将 CTV 的外放边界分为摆位边界(set-up margin,SM)和内边界(internal margin,IM)两部分。CTV 加上内边界构成内靶区(ITV),PTV 就是内靶区加上 SM。内边界仅包括内在靶区的运动范围,每个患者各不相同。应用 4D-CT 能够可靠地确定内靶区,对于没有 4D-CT 的单位,患者的靶区内边界可以根据 X 线透视获得或依据已经发表的文献获得参考数据。因为 GTV 区域是肿瘤细胞最为密集的区域,为了给 GTV 区域一个更高的放疗剂量,同上面 PTV 的概念类似,人们引进了 PGTV 的概念,就是将 GTV 的运动及摆位误差考虑进来后所勾画的需要高量照射的区域。

摆位边界包括所有在治疗过程中由于患者的原因以及射线投照的变化和不确定性所造成的误差,取决于固定装置的应用、模拟定位方法的不同以及各单位所采用的治疗技术。因而,摆位边界更多的是依赖于不同的治疗单位的情况,而不是依赖于患者的情况。摆位误差包括随机误差和系统变异,随机误差的例子包括患者的无意识活动等,而系统误差包括在定位和治疗时所使用的激光灯的偏移、摆位点标记得不够精确等。如果一个治疗单位治疗某一特定部位肿瘤的放疗计划过程中以及治疗实施过程中的随机误差和系统误差能够确立,那么,根据包括靶区的特定确定性要求所需要的摆位边界将可以计算出。例如:如果要求 95% 的 ITV 要接受至少 90% 以上的处方剂量,那么,摆位边界就应该是:$SM=2.5\sum+0.78\delta$,其中,$\sum$ 和 δ 分别代表系统误差和随机误差的标准差。

这个关系式还可以用于 CTV 至 PTV 的边界计算。例如,有研究发现胸部总的摆位误差如下:左右方向(1.3±7.1)mm,前后方向(3.3±6.7)mm,上下方向(2.1±8.3)mm,那么,基于这个人群的标准的 PTV 需要外放的摆位边界就应该是左右方向为 2.5×1.3+0.7×7.1=8.2mm,前后方向为 12.9mm,而上下方向为 11.1mm。这个边界对于多数病例来说太大了,不必要地包括了太多正常组织;而对于个别病例来说,这个边界有可能又太小了,会造成靶区的漏照。如果应用 4D-CT 确定 ITV,加上通过基于骨性标志的配比确定的摆位边界就构成了更为精确的 PTV。应用图像引导放疗系统,通过骨性标志确定的摆位误差会非常小。据报道,应用二维 X 线图像引导系统,基于骨性标志如椎体的配比校正,左右、前后及上下方向的摆位误差可以分别降至(0.2±1.0)mm、(0.1±0.9)mm 和(0.2±1.2)mm。相应地,各个方向的摆位边界可以降至 2mm。但是,内靶区的确定也存在着较多的不确定性,有研究发现,同一个病例不同时间 4D-CT 扫描所得到的 ITV 也存在着显著的变异。这种变异主要是由于患者呼吸运动的不稳定性造成的,为此,摆位边界还应该包括 ITV 勾画的不确定性。通常,如果应用 IGRT,应该在 ITV 的基础上外加 3~5mm 的边界,如果应用常规的射野影像系统评价摆位误差,外放边界应该扩大到 5~7mm 更为合适。

(4)内靶区(ITV)的确定:就像前面讨论到的,应用 4D-CRT 可以较为可靠地确定 ITV,应该指出的是直接从 4D-CT 图像所得到的内靶区其实是 IGTV,应该添加一个边界以构成 ITV。MD Anderson 癌症中心的研究者比较了由下面 4 种方法合成的 IGTV 的区别:①由 10 个呼吸时相的 CT 图像上勾画的 GTV 合成 IGTV;②由在两个终末呼吸时相(0 和 50%时相)图像上勾画的 GTV 合成 IGTV;③在最大密度投影(MIP)图像上勾画 IGTV;④由最大密度投影图像勾画 IGTV,再根据每个呼吸时相的图像目视调整确认勾画好的 IGTV。研究发现,采用方法②和③所得到的 IGTV 相比方法①的存在统计学显著水平的缩小,而方法④得到的靶区与方法①类似。由于方法①需要治疗计划服务器处理大量的图像数据,是一个巨大的计算负担,并且放疗医生还要花费大量的精力和时间来勾画和检查每个呼吸时相图像集的靶区,而方法④是值得推荐的理想方法。不过,虽然具有统计学显著差异,但实际上方法②和③所得到的 IGTV 与方法①的相差很小,方法②和③可能还是可以接受的,特别是当需要外扩较大边界以构成 CTV 以及然后还需要一个较大摆位边界以构成 PTV 时,这种差别的影响就更微乎其微了。在方法②中增加呼吸时相可以增加 IGTV 勾画的精确性,靶区移动的幅度和肿瘤的大小也是显著影响精确勾画 IGTV 所需要呼吸时相数的重要因素。利用具有不同形状和大小的物体作为虚拟肿瘤的运动体模,底特律 Henry Ford 医院的研究者发现,对于运动幅度<1cm 且直径>1cm 的肿瘤,两个终末期呼吸时相就足够精确地勾画 IGTV,但对于呼吸动度>2cm 的肿瘤,尤其是小的肿瘤,想要精确地勾画 IGTV,就需要更多呼吸时相的图像数据。

对于没有 4D-CT 的医疗单位,可以采用一些其他的替代方法得到 IGTV,例如三相呼吸屏气 CT 技术、多重"慢"CT 技术、一次快速浅呼吸扫描和两次屏气扫描再联合一次慢速螺旋 CT 扫描的组合等。需要注意的是,在屏气状态下肿瘤的位置可能会明显偏离其在平静呼吸时的位置,利用这种替代技术可能会明显高估呼吸运动的幅度从而高估 ITV 的大小。不管应用什么技术,包括上面所提到的方法①和方法④所得到的 ITV,也会存在一些其他的不确定性,呼吸模式和幅度的重复性是这种残存不确定性的主要来源。应该保证呼吸状态的可重复性以提供可靠的基线状态评估,特别是患者应该得到适当的训练,避免深呼吸的发生,也可以开展视频辅助训练以提高患者呼吸的重复性。

呼吸运动除了会导致肺内原发病灶的位置移动外,还会影响纵隔淋巴结的位置,并且分次治疗过程中及每次治疗过程中纵隔淋巴结的位置也会有所不同。研究发现,淋巴结的平均运动幅度左右方向为 2.24mm,前后方向为 1.87mm,上下方向为 3.28mm,在纵隔转移淋巴结的累积野照射时需要考虑淋巴结的运动幅度,以免漏照。

(5)功能影像技术与肺癌放疗靶区的勾画:FDG-PET 对肺癌 GTV 的勾画具有重要的影响,因为它可以获得代谢活跃的肿瘤组织的影像,对于肿瘤浸润范围的评估也优于普通 CT。与普通 CT 相比,PET 具有以下几个方面的优势:①可以将肿瘤与不张的肺以及邻近纵隔结构区分开;②可以更精确地检测纵隔淋巴结转移;③由于 PET 图像通常都是在一个较长时间段获得的(30 分钟左右),因而可以用以评估 ITV;④有研究发现,加用 PET 信息后减少了不同医师以及同一医师不同时间勾画靶区的差异。

将 PET 应用于靶区勾画方面还存在着许多问题。例如:在 PET 图像上精确确定代谢活跃区域的边界并不简单,上面提到的许多研究多是应用 PET 高代谢区中的最大活性的 30%~50%或者标准摄取值(SUV)2~5 作为阈值。但是这些阈值是通过利用有限大小的靶区假体模型得出的,对于大多数非小细胞肺癌的病例并不完全符合,有几个假体模型研究试图确定一个理想的阈值,但结果并不统一。Beaumont 医院的研究者们为了确定一个精确可操作的利用 PET 确定 GTV 的方法,他们利用圆形假体进行了一系列的研究。研究结果发现,靶区平均 SUV 阈值与理想勾画 GTV 的 SUV 阈值之间存在很强的线性相关性。最近研究也发现与 CT 图像 GTV 最为匹配的阈值为肿瘤最大 SUV 阈值的 20%~25%(范围:10%~50%),ITV 为 15%~20%(范围:10%~50%),具体阈值取值与肿瘤大小、代谢活性以及肿瘤位置相关。

五、肺癌放射治疗的放射剂量学

靶区勾画完成后,下一步的工作就是由剂量师在治疗计划系统(TPS)上设计完成治疗计划(国内多由物理师完成)。TPS 通常可以为治疗模拟和计划设计提供多种功能,包括设计放射野、计算剂量分布、进行剂量分析(比如生成靶区和危及器官的剂量体积直方图等)。治疗计划的设计过程其实是一个不断优化过程,在此过程中使靶区的剂量覆盖达到最大化,使危及器官受累剂量达到最小化。

1. 正常组织限量的确定　除了精确地勾画靶区,也应该精确地定义和勾画关键器官或结构(危及器官,OAR),肺癌放疗中需要勾画的 OAR 包括肺、食管、脊髓、心脏等。各单位应该根据相关文献制订出一整套的正常器官放射受量的限值,并且在日常医疗工作中严格参照应用。正常肺受照射>20Gy 的体积占全肺体积的百分数(V20)为 30%或者平均肺剂量(MLD)达 20Gy 时,对应的症状性放射性肺炎的发生率为 20%,为了取得最佳的肿瘤控制,在临床上认为这样的风险是可以接受的;对食管来说,平均剂量 34Gy 对应 5%~20%的 3 级以上的放射性食管炎,而 $V_{35} = 50\%$、$V_{50} = 40\%$ 和 $V_{70} = 20\%$ 对应 30%的 2 级以上的放射性食管炎;脊髓最大剂量 50Gy 对应 0.2%的脊髓损伤;心脏平均剂量 26Gy 或者心包 V_{30} 为 46%对应的心包炎的发生率为 15%。但这些数据都是基于有限的临床数据,是从临床经验中大体估测而来的。

2. 3D-CRT 放疗计划照射野的确定　安排照射野的基本原则是使高剂量区域最大限度地覆盖肿瘤靶区而危及器官的受量最小,照射野或准直器的设计取决于治疗技术和需要治疗的靶区的形状。在常规二维放疗计划中,与原发病灶相应的淋巴引流区通常作为治疗靶区包括进来,射野的选择受到大范围照射体积的限制,并且还会相应地受到关键危及器官如肺、食管和脊髓的耐受剂量的限制。前后两个平行对穿野大野照射是最常采用的照射方式,这样可以最大限度地减少对肺的照射。但是,由于受到脊髓耐受剂量的限制,对于需要达到>60Gy 根治剂量照射的病例,还需要一个或多个避开脊髓的照射野补充照射。现代 3D-CRT 技术极大地减少了照射靶区,并且采用共面或非共面多野照射,每个照射野都与靶区形状相符合,可以取得更加符合治疗靶区形状的剂量分布。但是,对于大的肿瘤体积,前后对穿照射联合斜野避开脊髓的照射方法还是经常使用的射野安排,因为在这种情况下,加用更多的照射野并不一定能够进一步改善治疗计划。

常规二维放疗的放射野通常都是由准直器铅门围成的矩形,避开脊髓斜野的角度在普通二维模拟定位机中选择,或者在治疗计划系统中通过射野方向观(BEV)选择。在现代三维适形放疗中,射线束的形状可以通过设计挡铅来实现,也可以通过多叶光栅(MLC)来模拟铅挡实现。理想的射野角度可以在 TPS 中应用 BEV 获得,以避免对危及器官的直接照射,射野的形状也可以在 BEV 中通过对靶区的适形获得。为了使处方剂量包括整个的 PTV,在形成的适形射野外还应该外加额外的铅挡边界或 MLC 边界,以便补偿照射半影的影响,通常 5~10mm 就足够了。应该注意,铅挡的边界应该根据照射野的不同而不同。比如:在多野共面野设计中,两侧的外放边界只需很小就可以了,因为照射靶区的一个照射野在其靶区外的路径上产生的剂量有可能弥补了其他射野的半影,但在上下方向上就需要外放较大的边界,因为在照射野的上下方都没有其他的射野进入靶区。

3. 射线能量的选择　选择适当的射线能量也是射野设计的重要部分。通常首选 6MV 的 X 线,因其在高密度的肿瘤和低密度的肺组织边界区产生的剂量分布能够较好地包括 PTV。在高密度肿瘤和低密度肺组织边界区域产生的次级电子的不平衡会导致此处的剂量不足,采用越高能量的光子这种现象就越严重。而这种现象在绝大多数现有的治疗计划系统中都没有很好地考虑,即使是采用了成熟的不均匀性组织校正技术也无法很好地纠正这一现象,除非采用了蒙特卡罗算法。但在体型较胖的患者,有可能会用到高能量的射线(15~18 MV),因为高能量射线的穿透力更强,可以减少加速器照射跳数并剂量分布更为均一。楔形板和补偿器是计划设计的另外一个方面,在大的倾斜的靶区边缘,可以应用这些辅助工具来优化剂量分布。

4. 剂量计算与评估　各个射野布置好后,下一步的工作就是根据给定的处方剂量以及从定位 CT 中得到的病例的解剖信息进行剂量计算。评估一个治疗计划的优劣主要是看给定的处方剂量是否满意地包括了 PTV 并且正常组织的受量得到了很好的控制。剂量分布情况可以以与患者解剖结构相重叠的等剂量曲线的形式显示。理想的完美计划应该是处方剂量 100% 包括肿瘤靶区,剂量不均匀性很小,靶区内超过处方剂量的程度和体积都很小,这种理想的剂量分布通常都是不可能实现的,在日常实践中,3D-CRT 能够达到处方剂量包括 95% 的 PTV 就认为计划是可以接受的。为了保证正常组织不会产生难以接受的毒性和不良反应,还需要认真评估正常组织的受量,保证关键组织器官不要超过其可以耐受的剂量。

除了应用等剂量分布曲线的形式评估计划外,剂量体积直方图(DVH)也是经常采用的一种评估方法,DVH 可以评估三维体积内的剂量分布情况,并且可以为每个靶区或结构生成 DVH 以供评估。积分形式的 DVH 曲线显示的是接受高于特定剂量的靶区或结构的体积相对于照射剂量的函数,一般纵坐标表示特定靶区、器官或结构的体积占总体积的百分数,而横坐标为该靶区或器官组织接受的相对或绝对剂量(图 12-1)。正常肺组织的 DVH 是将两侧肺的 DVH 相加后去除 GTV 中的剂量分布得到的,去除 GTV 而不是 PTV 是因为 PTV 包含了接受高剂量照射的正常肺组织,并且这部分肺组织接受的照射会影响到放射性肺损伤的发生风险。

如果治疗计划没有达到给定的剂量体积要求,就需要重新调整治疗计划中的射野布置或其他参数,包括改变射线能量、射野角度或射野剂量强度等。3D-CRT 中这些参数的调整都是手工完成的,通过不断重复试验以达到最终的治疗计划要求。治疗计划完成并且得到认可后,计划系统将会根据模拟 CT 图像数据生成射野方向观(BEV)的数字重建图像(DRR),这些图像可以在正式治疗开始前与治疗机上得到的射野图像相比较,以验证治疗射野的位置的准确性。

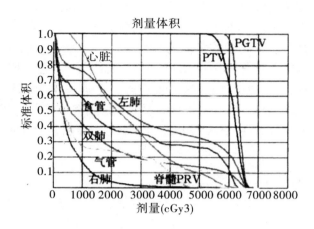

图 12-1　用于肺癌放疗计划评估的剂量体积直方图

5. 组织不均匀性校正　在肺癌的放疗中不可回避的一个问题是相比肿瘤或胸腔内其他结构的密度,肺组织的密度非常低,这会影响到放疗剂量的计算,使一般常规计算方法的结果都不够精确。最近,在多数的治疗计划系统中都配备了组织不均匀性校正模块,但是,这些校正方法的精确性也是有限的。关于不均匀性校正对剂量计算影响的程度,有多个研究进行了分析。MD Anderson 的研究者采用一个商业化的治疗计划系统中的卷积迭代算法对 30 例早期肺癌病例的治疗计划进行了重新计算。结果发现,如果采用组织不均匀性校正,14 例患者的原始治疗计划处方剂量未能包括 90% 的 PTV,要达到原始计划的剂量要求,8 例患者需要增加的照射量不≤2%,13 例患者需要增加照射量>5%,最大需要增加 25%。

现在有多种商用的组织不均匀性校正方法,包括等效路径长度法(EPL)、等效组织空气比法(ETAR)、广义 Batho 算法、卷积迭代算法、蒙特卡罗算法(MC)等。EPL 法、Batho 法以及 ETAR 等忽略了组织中的侧向电子散射,因而不够精确,卷积迭代算法在计算中采用一种经验模型评估侧向电子散射,而蒙特卡罗算法是唯一的可以直接计算组织中光子和电子输运的算法,因而可能是在组织界面处或低密度组织中得到的最为精确结果的方法。研究显示,MC 方法的结果与实测结果最为接近,因而成为组织不均匀校正的“金标准”。在肺癌的放疗计划中,与 EPL 方法等计算出的剂量分布相比,采用 CS 和 MC 算法所得出来的剂量分布具有一定的特点,那就是射线的穿透性减低而半影增大,这是由于在低密度组织中次级电子的射程增大引起的。相应的,在 EPL 计划中,靶区的剂量被高估了(尽管不超过 10%),而周围肺组织的剂量被低估了,这种现象在肿瘤和肺组织交界处最为明显,而在肿瘤和纵隔的交界处相对较轻。CS 算法和 EPL 算法相比,肺的平均剂量相差 17% 左右,V20 相差 12% 左右。

总的说来,组织不均匀性的影响取决于以下几个方面:①肺的密度;②穿过的肺组织的厚度;③射线的能量;④射野的大小。在实验室模体测量中发现,相比于位于均匀模体中的结果,位于两肺之间的一个点所接受的剂量增加了 5%~14%,随着射线能量的增加,这种效应逐渐降低,高能射线的应用可以减少肺内"热点"的产生。但是,次级电子在肺内射程的增加,使高能量的射线倾向于在肿瘤表面造成低剂量区,并且增加这一区域的剂量"冷点"。当采用与临床相近的模体进行测量时,应用 6 MV 的 X 线照射,PTV 内的最低剂量波动范围不超过处方剂量的 5%,而采用 18MV 的 X 线时,靶区内的最低剂量会低达处方剂量的 89%,肿瘤体积越小,这种差别会越明显。采用蒙特卡罗算法计算也发现,应用 15MV 的 X 线照射肺内肿瘤,所有的评估靶区覆盖的参数都明显不如 6MV 的 X 线,特别是接受 95%处方剂量的 PTV 体积这个参数差别更明显。肺癌的放疗中应该尽量采用较低能量的 X 线,特别是当肿瘤完全位于肺实质中时。

六、肺癌放疗的照射技术

1. 呼吸运动的处理　呼吸运动导致的肺部肿瘤的运动有时相当明显,并且个体差异很大,根据肿瘤位置、大小以及患者身体状态不同各不相同,运动幅度从数毫米至 25mm 不等。在治疗计划过程中或肿瘤治疗过程中对肿瘤运动的处理措施有:①根据基于人群测得的平均运动幅度确定群体的内靶区边界;②应用透视技术测得患者特异的内靶区边界;③应用特殊的定位装置如 4D-CT 获得 ITV 或 IGTV;④腹部加压控制呼吸运动幅度;⑤屏气技术;⑥门控技术;⑦跟踪肿瘤运动。方法①~③只牵涉模拟定位及治疗计划阶段,而方法④~⑦不仅牵涉模拟定位及计划阶段,还影响特定的治疗计划的实施。

在 4D-CT 普及以前,基于人群的统一的 10~15mm 的 PTV 边界(内边界)是一种通用的处理呼吸运动的方法。通过透视确定每个病例呼吸运动的幅度可以显著地减少运动幅度较小病例的 PTV,而又能保证运动幅度较大病例的肿瘤靶区的覆盖。据报道,平静呼吸状态下,肺部肿瘤上下方向的平均运动幅度为 12mm,左右和前后方向均为 5mm。而在另一个研究中,上下方向的运动幅度范围在 0~12.8mm,左右为 0~3.2mm,前后为 0~4.4mm。尽管能够提供个体化的信息,透视技术仍然存在着以下不足:①部分肿瘤在透视条件下难以清晰分辨;②横膈的呼吸运动与肿瘤的运动不一定相关;③在呼吸运动过程中肿瘤形状的变化难以反映出来。另外,在进行自由呼吸 CT 定位扫描时,肿瘤的位置不一定是在呼吸运动的中心位置被扫描到,也有可能是在呼吸的起始或终末期被扫描到,如果采用均一的内边界,一方面会造成过多地包括正常的肺组织,另一方面有可能会漏照靶区。

应用 4D-CT 技术确定内靶区克服了透视技术的不足,4D-CT 的应用可以在治疗计划过程中最大可能地减少呼吸运动所造成的靶区不确定性的影响。关于 4D-CT 技术的应用在前面内靶区的确定中已有详述。

腹部加压技术可以减少患者在 CT 定位及治疗实施过程中呼吸运动的幅度。屏气技术要采用一种主动呼吸控制(ABC)装置来指导和控制患者的呼吸屏气模式,这样放疗就可以在一个得到控制的呼吸时相进行,肿瘤在这个固定的时相不再运动,从而减少了内边界,使正常肺组织得以更好地保护。然而,许多肺癌患者难以长时间持续地屏住呼吸,这限制了 ABC 技术的应用。而采用呼吸门控技术,患者在治疗过程中可以自由呼吸。呼吸门控技术采用一个外在的呼吸运动信号监控装置(如利用红外装置检测胸壁或腹壁表面的运动)来控制直线加速器,这样就可以使射线只在呼吸运动的特定时相范围内进行,从而将呼吸运动的影响降低。也有研究者将 ABC 技术和呼吸门控技术联合应用,以期进一步降低呼吸运动对放疗剂量分布的影响。采用屏气技术和呼吸门控技术存在一个问题,那就是放疗只是在一个选定的呼吸时段内进行,总的治疗时间会明显拉长。为了提高治疗效率,人们又提出了呼吸追踪技术,这种技术通过移动的多叶光栅(MLC)或治疗床来追踪肿瘤靶体的运动。这些追踪技术都要求在模拟定位以及后面的放疗实施中保持相同的呼吸运动模式和幅度,这是很难保证的,有些技术还会令患者感到不适,需要患者的配合或者延长治疗实施时间,在患者实施治疗过程中,这些因素有可能明显增加非呼吸运动导致的靶体移动。另外,外部的运动信号有可能与肿瘤的运动存在明显不同,位于体表不同部位的外部呼吸运动信号装置也有可能存在呼吸时相的漂移,在获取呼吸运动信号、移动 MLC 或治疗床、实施治疗这个过程中存在着明显的时间延迟现象。所有这些因素都会导致残余运动误差,更为重要的是,如果没有很好地处理,有可能导致严重后果。因而,所有这些方法还被认为是处于研究过程中,在广泛应用于临床以前还需要进行深入的临床评估。

2. 调强放疗(IMRT)及容积调强放疗(VMAT)技术　调强放疗是一种新型的放疗技术,采用这种技术可以取得最大的靶区剂量覆盖同时使关键器官和结构的受照射剂量最低。常规 3D-CRT 每个照射野内的剂量强度是均一的,而 IMRT 射野内不同部位的剂量是各不相同的,是按一定要求调节的。最简单的照射强度调节方式是楔形板或物理补偿器的使用,通过在机头部位安置这些装置可以在靶区内部取得均一的剂量分布,在现代放疗机上,通过在治疗过程中移动每对 MLC 的位置就可以达到类似的效果。应用 MLC 还可以达成更为复杂的照射强度调节形式,如利用多叶光栅可以获得国际象棋棋盘样的剂量分布。在治疗计划中,通过照射强度的调整,可以在射野方向观(BEV)中的关键器官及结构部位给予低强度的照射或不照射,而在由于其他射野剂量调节的原因所造成的剂量冷点部位给予高强度的照射,这样就可以在靶区内形成均一的剂量分布。在 IMRT 治疗计划过程中,首先要将一系列的治疗计划目标输入逆向治疗计划系统,包括通常以 DVH 上某一剂量点所代表的靶区剂量覆盖目标和正常组织剂量限定条件。然后,由物理师或剂量师安排射野的布置方式,包括射野的数量以及射野的方向等指标,计算机就开始计算并确定相应的各个射野内各部位的剂量强度,以期达到事先设定的计划目标。最终,治疗计划系统会将各个射野内的剂量强度转化为 MLC 叶片移动的方式和顺序。

已经发表的几个关于 IMRT 的物理剂量学的研究结果发现,在维持同样的正常组织受量指标前提下,肿瘤的剂量可以得到进一步的提高。与 3D-CRT 相比,IMRT 降低了接受 20Gy 以上照射的肺体积以及肺平均剂量,降低幅度中位值分别为 8% 和 2Gy,使给予肿瘤靶区更高剂量的照射成为可能。对纵隔淋巴结阳性及肿瘤靶区靠近食管的患者,与 3D-CRT 相比,IMRT 具有更大优势,可以在靶区内取得非均一的剂量分布,从而更好地保护食管。同 3D-CRT 相比,在淋巴结阴性的患者,IMRT 能够增加的好处有限,通常还会伴随低剂量照射(<10Gy)的肺组织体积的增加,而这种增加对放射性肺损伤的影响还有待进一步观察。

人们对应用 IMRT 治疗肺癌的最大顾虑是呼吸运动对 IMRT 剂量分布的影响,IMRT治疗的实施通常是通过多个小野的照射来完成整个肿瘤靶区的覆盖,多个小野的序贯照射会产生一种在大的靶区内移动的效应,如果这些小野的运动与靶区的运动完全同步进行,射线将会仅仅照射靶区内的一个小区域,而不是整个靶区。因而,靶区运动与 IMRT的相互影响在某些特定条件下有可能导致严重的治疗错误。但是,模体及模拟研究均显示这种相互作用不会产生明显的影响,为了减少及避免这种相互作用的影响,在制订放疗计划时应该选择适当的准直器角度,以免出现多叶光栅的移动与肿瘤移动同步的情况。

容积旋转调强放疗(VMAT)是一种新的调强放疗技术,其特征是在治疗过程中机架连续旋转,转速可变,多叶准直器叶片连续运动,并且出束过程中剂量率可调。与常规IMRT 技术比较,该技术在保持或提高靶区剂量分布适形度的基础上,减少了机器输出跳数,缩短了照射时间,减少了治疗分次内的运动对剂量分布的影响,但是更大范围的照射可能增加低剂量照射区域,其在肺癌中的应用还有待大量临床实践的进一步验证。

螺旋断层放疗(helical tomotherapy,HT)是另外一种新的图像引导调强放疗模式,是以类似螺旋 CT 扫描的方式用扇形束进行旋转调强放疗。该系统将一台 6MV 医用直线加速器的主要部件安装在螺旋 CT 的滑环机架上,机头发出的扇形束随机架旋转行 360°照射,在照射的同时治疗床缓慢运动,通过治疗床的连续移动实施整个靶区的调强治疗。采用同源双能加速管,每次治疗前可以进行 MVCT 的图像引导,并且可以利用对侧的兆伏级探测器实现计算患者体内累积的剂量沉积,实现剂量验证和自适应放射治疗。相比常规调强 IMRT 和 VMAT 技术,可以实现更好的靶区适形度和均匀度,减少正常组织并发症;其最大治疗范围长达 160cm,截面直径可达 60cm,并且可以同时照射多个靶区,但计划优化时间和治疗时间较长。研究发现,螺旋断层放疗相比常规调强放疗并没有太多优势,尤其是对于肿瘤靶区体积较大的病例,反而有可能增加肺组织的受照射剂量,使放射性肺损伤的风险加大,其在肺癌临床上的应用也有待于进一步的临床研究来验证。

3. 大分割立体定向放疗 体部立体定向放疗(SBRT)近年来越来越多地应用于早期非小细胞肺癌的治疗,并取得了良好的治疗效果,达到了 80%~90% 的肿瘤局部控制和50%~80% 以上的肿瘤特异性生存。早期非小细胞肺癌立体定向放疗常用的设备有伽马刀、X 刀、射波刀等。射波刀采用呼吸同步追踪技术或椎体追踪技术跟踪肿瘤。采用呼吸同步追踪技术时,需将至少一枚金标植入肿瘤内部或周边,治疗前通过呼吸追踪器持续探测放置在患者胸前的红外发生器的位置变化,建立动态的呼吸节律,同时在呼吸节律的不同时间点采集患者体内的 X 线数字影像,以获取金标位置(即肿瘤位置)的动态运动模型,从而建立金标(肿瘤)位置和呼吸节律的动态关系模型,利用呼吸模型引导加速器追踪肺内病灶进行动态照射。椎体追踪治疗在摆位时根据参考椎体的位置与 CT 扫描后数字重建影像位置的关系,利用自动床移动找到正确的参考位置,然后开始治疗。由于在治疗过程中随时监测患者体位及肿瘤位置的变化，从而保证了治疗的精确进行。

SBRT 定义为"从三维空间上的任一方向对一个已知的三维坐标上的目标进行精确定位、精确计划、精确治疗"，SBRT 与常规放射治疗技术的区别主要有以下 3 个方面：①精确定位；②放疗的精确实施；③剂量分割模式的不同。

立体定向的定义需要确定准确的靶目标，在体部立体定向放疗的早期，为了精确确定肿瘤靶区位置，人们采用了类似颅脑病灶伽马刀治疗的体架装置，但人体的躯干部分不是一个刚性结构，并且肿瘤在定位和治疗的过程中还会移动，因而采用体架方式确定靶区位置的精确性并不理想。在线图像引导系统是目前最为先进的确定肿瘤位置的技术，可以采用植入的能够阻断放射线的标志，或与肿瘤相邻的骨性标志，或肿瘤本身作为确定肿瘤靶区的参考基准，能够更为精确、更为可靠地确定治疗靶区的位置，目前已经逐步取代采用体架装置的靶区确定技术。应用在线图像引导技术应该注意以下几点：①图像引导技术无法减少肿瘤运动的幅度，可以应用可靠的呼吸控制技术，如腹部加压等来减少肿瘤的运动幅度，还应该采用 ITV 技术以减少运动对肿瘤接受照射剂量的影响。②如果一个移动的对象，比如肿瘤被用作图像引导的参考标志，要注意治疗过程中的在线影像必须与模拟定位及放疗计划设计时的影像在呼吸时相上同步，也就是说在线图像和定位图像都必须是在同一个呼吸时相获得。否则由于两者的图像是在不同的呼吸时相获得，特别是当两者分别是在呼吸时相的两端得到时，会造成很大的摆位误差。因而，建议采用相邻骨性标志作为参考点进行在线图像校准。由于单纯应用骨性标志进行摆位验证也存在着一定的问题，因而在进行在线校准时，校准图像中肿瘤的位置必须确保在模拟定位图像中确定的 ITV 所包括的范围内。③采用恰当的固定装置。选用固定装置的基本原则是"患者感觉最为舒适的方法才是最好的固定方法"，因为治疗过程有可能会持续较长时间。

采用 SBRT 技术第 2 个最为重要的方面是精确治疗。颅脑立体定向外科的治疗方式是许许多多的射野（伽马刀是采用 201 个伽马射线束，基于加速器的立体定向治疗也多采用多个治疗弧）从三维空间中的不同方向聚焦照射靶点，"立体定向"的结果是形成一个围绕靶区的基本各向同性的剂量跌落。这种剂量分布的向同性剂量跌落的优点是通常肿瘤细胞最为密集的肿瘤中心位置接受了相对高剂量的照射，而周边通常肿瘤细胞负担相对较小的区域接受了相对较小的照射剂量，靶区外逐渐减少的照射剂量也可以有效地覆盖周边的肿瘤微小浸润。但是，在体部立体定向放疗实施中，由于在三维方向上受到准直器旋转角度及机架旋转角度的限制，许多非共面方向的应用受到了限制，通常采用 7~14 个共面或非共面射野进行体部立体定向放疗，也可以在横断面上形成各向同性的剂量跌落。上下方向的剂量跌落通常更为陡峭，因为在上下方向的非共面射野会造成机架与治疗床的碰撞，但这种立体定向方向的限制似乎对于肺癌的放疗并不是一个坏事，这是因为以下几个方面：①与颅内病灶的立体定向放疗相比，肺癌的立体定向放疗通常会有较大的 PTV 外放边界，尤其是上下方向的外放边界更大；②上下方向的呼吸运动会减弱这个方向上剂量跌落，造成与其他方向相似的剂量跌落；③如果采用多个非共面射野照射，将显著增加接受低剂量照射的肺组织的体积。

关于 SBRT 的第 3 个重要方面是较大的单次剂量。因为大的单次剂量的生物等效剂量(BED)更高,随着单次剂量的增大,BED 的剂量跌落更为陡峭。如果肿瘤和正常组织的 α/β 值相同,并且剂量分布具有各向同性的剂量跌落,增加单次剂量能够显著增加治疗比。由于通常肺组织的 α/β 值明显低于肿瘤,考虑到这一点并且应用正常组织损伤概率模型,大分割低分次放疗仅仅对某些特殊情况有益,比如当肿瘤体积特别小时,而当肿瘤靶区较大时,采用每次 1.8~2Gy 的常规分割具有更好的治疗比。

第四节　肺癌的靶向治疗

肺癌是对人类健康和生命危害最大的恶性肿瘤之一,其发病率逐年上升。目前,肺癌的发病率和病死率均居我国恶性肿瘤第 1 位,其中 80%~85% 的病例为非小细胞肺癌。尽管新的化疗药物不断问世,但手术、放疗和化疗综合治疗的效果仍不理想,其 5 年生存率仍<15%。由于尚缺乏有效的早期诊断方法,患者就诊时多为中晚期肺癌。因此有必要寻找新手段以实现肺癌诊治上的突破。近年来,随着肿瘤分子生物学、肿瘤免疫学及细胞生物学等学科的发展,对肺癌发生机制的理解不断深入,为肺癌的早期诊断和治疗带来了新希望。生物治疗,尤其是针对细胞受体、关键基因和调控分子的靶向治疗不断进展。目前已有多种分子靶向药物问世,并已经在肺癌的治疗上取得了可喜的成果,尤其是以表皮生长因子受体(epidermal growth factor receptor,EGFR)和间变淋巴瘤激酶(anaplastic lymphoma kinase,ALK)为靶点药物的应用,开创了非小细胞肺癌个体化治疗的新时代。

一、肺癌靶向治疗的种类

1. 以表皮生长因子受体为治疗靶点　以表皮生长因子为靶点可分为酪氨酸激酶抑制剂(tyrosine kinase inhibitors,TKI)及单克隆抗体两种。前者通过抑制肺癌细胞内的酪氨酸激酶区激活从而促进细胞的凋亡,如吉非替尼、厄洛替尼和埃克替尼等。针对表皮生长因子受体的单克隆抗体则通过阻断配体和受体结合,从而发挥抗肿瘤作用,如西妥昔单抗。

2. 以肿瘤血管生成为治疗靶点　通过抑制与血管形成相关的内皮细胞,从而抑制肿瘤新生血管的生成,最终达到抑制肿瘤的目的,如贝伐单抗。

3. 以间变性淋巴瘤激酶(ALK)基因为治疗靶点　ALK 基因可通过与棘皮动物微管相关蛋白样 4(EML4)基因形成 EML4-ALK 融合基因,从而促进肺癌细胞生长。针对存在 EML4-ALK 融合基因的患者,ALK 抑制剂可抑制肿瘤生长,如克唑替尼。

4. 免疫靶向治疗　免疫关键点 PD-1、PD-L1、CTLA4 等抑制剂。

二、以表皮生长因子受体(EGFR)为靶点的治疗

EGFR 是一种跨膜受体,与细胞增殖、转移、凋亡等多种信号转导通路相关。由于肿瘤细胞的 EGFR 及其下游信号转导途径调控失常,相当部分的肿瘤细胞存在 EGFR 的过度表达并与肿瘤细胞的恶性行为密切相关,因此 EGFR 成为受到广泛关注的肿瘤治疗分

子靶点。针对 EGFR 所开发并进入临床研究的分子靶向药物主要分两类:①EGFR 酪氨酸激酶抑制剂(EGFR-TKI),抑制 EGFR 胞内区酪氨酸激酶活性;②人工合成的单克隆抗体(MAb),与 EGFR 胞外区结合,阻断配体依赖的 EGFR 活化。上述药物通过不同途径阻断 EGFR 介导的细胞内信号通路,从而抑制肿瘤细胞增殖、侵袭、转移和血管生成,并促进肿瘤细胞凋亡,提高其对放化疗的敏感性。

1. EGFR 酪氨酸激酶抑制剂 EGFR-TKI 是一类能作用于细胞内表皮生长因子受体酪氨酸激酶区的小分子药物,能抑制酪氨酸激酶磷酸化和下游信号转导,目前应用于临床的有吉非替尼、厄洛替尼和埃克替尼。吉非替尼是第 1 个口服表皮生长因子受体-酪氨酸激酶(EGFR-TK)拮抗剂,属于苯胺喹唑啉类小分子化合物,可在细胞内与 ATP 竞争,抑制 EGFR 胞内区酪氨酸激酶磷酸化,阻断酪氨酸激酶活性,从而阻断 EGFR 下游信号转导而发挥抗肿瘤效应。厄洛替尼、埃克替尼是另两种针对 EGFR 的小分子 TKI,与吉非替尼的结构和作用机制相似。

EGFR-TKI 最初的临床研究均为没有经过筛选的人群,通过亚组分析发现 EGFR-TKI 治疗非小细胞肺癌的疗效显著存在个体差异,腺癌、女性、不吸烟、亚裔患者的获益率明显高于其他对照组。进一步研究表明,该特征人群中 EGFR 突变率较高,因此这些亚组患者接受吉非替尼治疗的疗效更好可能是 EGFR 突变率高的结果。直到 2009 年 IPASS 研究生物标记分析结果的公布,才确立了 EGFR 突变与 EGFR-TKI 疗效之间的关系。迄今为止,大量研究结果表明,EGFR 基因突变状态是决定 EGFR 酪氨酸激酶抑制剂(EGFR-TKI)治疗非小细胞肺癌疗效最重要的预测因子。

(1)EGFR 基因突变检测:EGFR 突变通常发生于外显子 18~21,其中最常见的 EGFR 突变为 19 外显子缺失和 21 外显子 L858R 突变,两者均可导致酪氨酸激酶结构域活化,且均为 EGFR 酪氨酸激酶抑制剂的敏感性突变;而 20 外显子的 T790M 突变则与 EGFR-TKI 的获得性耐药有关。多项研究证实,在非选择性中国非小细胞肺癌患者中,EGFR 总突变率在 30% 左右,腺癌患者突变率约 50%,不吸烟腺癌可以高达 60%~70%。因此,推荐所有病理诊断为肺腺癌和含有腺癌成分的晚期非小细胞肺癌患者进行 EGFR 基因突变检测。由于鳞癌患者仍有大约 10% 的 EGFR 敏感突变率,推荐在不吸烟的鳞癌患者也应行 EGFR 基因突变检测。

肿瘤部位的新鲜组织、活检组织、手术切除标本和细胞学标本均可用于 EGFR 基因突变检测。检测标本需要由有经验的病理科医师负责质控。标本的固定:推荐应用 4% 中性缓冲的甲醛进行活检和手术切除标本的固定。活检组织标本一般固定 6~12 小时,手术切除标本需固定 6~48 小时。无论采用何种标本,均应保证组织切片中含有至少 200~400 个肿瘤细胞,应用灵敏度高的方法时可酌情降低。血液标本用于 EGFR 基因突变检测的方法尚不成熟,敏感度不如组织标本,建议暂不作为常规检测项目。

目前有很多 EGFR 基因突变检测的方法,包括直接测序法,基于即时 PCR 基础上的方法[如突变扩增阻滞系统(amplification refractory mutation system,ARMS)]、片段长度分析、变性高效液相色谱技术等。这些方法各有优缺点,目前对于哪种方法更具优势尚未达成共识。DNA 直接测序法应用广泛,它可以检测所有突变,但对标本的肿瘤细胞含量要求较高,一般要求标本中肿瘤细胞比例占 50% 以上。基于即时 PCR 基础上的方法如 ARMS 法较直接测序法更加敏感,但它只能检测出已知的突变,可检测样品中 0.1% ~ 1.0% 的突变基因,且操作简单,更适合用于肿瘤细胞含量较少的小标本检测。临床应根据所采用标本类型,选用合适的检测方法进行检测,推荐应用高敏感的 ARMS 法。

(2) 一线治疗:晚期非小细胞肺癌应用 EGFR-TKI 一线治疗的临床研究历程经历了从非选择性到选择性、从临床病理到分子生物学特征选择的过程。研究初期,针对各类非小细胞肺癌患者,EGFR-TKI 虽然有一定疗效,但并不显著。TORCH 研究结果表明,在西方非选择人群中,一线吉西他滨+顺铂/二线厄洛替尼方案(标准治疗组)与一线厄洛替尼/二线吉西他滨+顺铂方案(试验组)相比,中位总生存期(OS)分别为 10.9 个月和 7.7 个月($P = 0.002$),基于性别、组织类型和吸烟状态的亚组分析提示,各亚组厄洛替尼一线治疗生存获益均无统计学意义。进一步分析发现,标准治疗组与试验组的中位生存期(PFS)分别为 5.7 个月和 2.2 个月,表明对于未经选择的人群,一线化疗的生存期优于一线 TKI 方案。对于 EGFR 突变状态不明者,不应首选 EGFR-TKI 作为一线治疗。

2009 年报道的 IPASS 研究是一项大型国际多中心随机对照的 III 期临床研究,其结果显示,对于 EGFR 敏感突变阳性的非小细胞肺癌患者,一线应用吉非替尼疾病进展风险较化疗组降低 52%,无进展 PFS 显著优于一线应用卡铂联合紫衫醇组,分别为 9.8 个月 *vs.* 6.4 个月($P<0.001$),客观缓解率(ORR)和生活质量均优于标准化疗。但对于非突变患者标准化疗方案优于吉非替尼。因此,一线靶向药物选择的关键是有效地筛选出 EGFR 突变病例,这是一线 EGFR-TKI 治疗临床获益的基本条件。IPASS 研究结果得到欧洲临床研究的证实,西班牙肺癌协作组(SLCG)开展的 II 期临床研究显示,EGFR 基因突变患者接受厄洛替尼治疗获得了 70.6% 的客观缓解率及 27 个月的中位 OS。另 3 项前瞻性随机 III 期临床研究(韩国的 First-SIGNAL 研究、日本的 NEJ002 和 WJOG3405 研究)也证实了 IPASS 研究的发现,提示 EGFR 突变患者接受 EGFR-TKI 治疗明显优于标准化疗方案,缓解率可提高 2 倍以上。

2010 年在欧洲临床肿瘤协会(ESMO)年会上,我国学者报道了多中心 III 期随机对照研究 OPTIMAL 的研究结果。该研究旨在探讨厄洛替尼与吉西他滨/卡铂(GC)化疗对 EGFR 敏感突变 IIIB 期/IV 期非小细胞肺癌者的一线治疗疗效。结果表明,对 EGFR 敏感突变阳性的晚期非小细胞肺癌患者,厄洛替尼一线治疗的 ORR(83% *vs.* 36%)、PFS(13.1 个月 *vs.* 4.6 个月)及安全性均优于 GC 化疗方案。在各亚组患者中均可见厄洛替尼治疗获益。除皮疹(绝大多数为轻至中度)外,厄洛替尼组毒性和不良反应少于化疗组。2011 年在世界肺癌大会(WCLC)上公布的更新数据中,厄洛替尼治疗的中位 PFS 数据更是达到 13.7 个月,并且患者生活质量显著改善。该研究首次证实厄洛替尼对 EGFR 突变非小细胞肺癌患者的一线治疗优势,进一步巩固了 EGFR-TKI 在该患者群中的治疗地位。EURTAC 研究则首次从 III 期临床研究角度证实厄洛替尼一线治疗 EGFR 突变西方人群的疗效优于标准化疗。2011 年 WCLC 上公布的数据显示,厄洛替尼组的 PFS 显著长于化疗组(9.7 个月 *vs.* 5.2 个月,$P<0.001$),提示一线使用厄洛替尼治疗 EGFR 突变西方人群相对化疗获益显著。上述研究提示检测 EGFR 基因突变对于实现个体化治

疗的重要性,根据生物标记检测结果,合理选择治疗方案将是肺癌临床治疗的新模式。但 IPASS 及 FIRST-SIGNAL 等研究同时也证实,在优势人群中一线使用 EGFR-TKI 或化疗得到的总体 OS 相当,两种一线治疗策略并没有明显的优劣。值得注意的是,对患者 OS 的改善,OPTIMAL 及 EURTAC 这两项分别在 EGFR 突变阳性亚洲人群和西方人群中进行的研究均未显示厄洛替尼较化疗组更为显著。对于 EGFR 突变阳性的患者,是一线使用 TKI 使更多患者更早获益,还是二线使用 TKI 保证患者一线化疗的机会,尚无定论。值得指出的是,临床医师在选择治疗方案时应注重整体策略,以期患者从不同的治疗方案中获得最大限度的受益。对于晚期非小细胞肺癌一线使用最有效及毒性和不良反应小的药物应是合理的,对 EGFR 野生型非小细胞肺癌患者一线治疗不应选择 EGFR-TKI 靶向治疗。

(3)维持治疗:晚期非小细胞肺癌一线治疗后的维持治疗是近年研究的热点。一线治疗达疾病控制后,在疾病进展之前即以有效药物进行持续治疗,有可能延缓疾病进展时间,提高生活质量,进而延长 OS,同时也增加患者接受后续治疗的机会。EGFR-TKI 每天 1 次口服治疗更是为这一模式带来了新的契机。

日本的Ⅲ期临床研究 WJTOG0203 将 600 例患者随机分为两组,一组接受化疗≥3 个周期(最多 6 个周期);另一组 3 个周期化疗后给予吉非替尼维持治疗直至肿瘤进展。结果显示化疗后使用吉非替尼组 PFS 较单独化疗组明显延长($P<0.001, HR=0.68$);在腺癌患者中,吉非替尼维持治疗明显延长中位生存时间(15.42 个月 vs. 14.33 个月,$P=0.03, HR=0.79$)。SATURN 研究是第 1 项探索多种生物标记状态与 EGFR-TKI 维持治疗疗效相关性的前瞻性随机对照Ⅲ期研究。889 例患者在一线含铂双药联合化疗后达到稳定以上疗效即进入该研究,患者随机分为:厄洛替尼组和安慰剂组,直至疾病进展。结果显示厄洛替尼组 PFS 得到显著改善($P<0.0001$)。厄洛替尼组疾病控制率为 40.8%,而安慰剂组仅为 27.4%($P<0.0001$)。生物标记分层分析显示,EGFR 敏感突变患者中,厄洛替尼维持治疗组的 PFS 比安慰剂组可延长近 2 倍,疾病进展风险降低 90%,这也是靶向治疗作为维持治疗的第 1 项阳性研究结果。虽然该研究以安慰剂而非延迟二线治疗为对照,研究设计上有一定缺憾局限,其全新的治疗模式所带来的生存获益不容忽视。2009 年在 ASCO 年会上公布了 ATLAS 研究结果,显示贝伐单抗联合厄洛替尼作维持治疗,PFS 较不联合厄洛替尼显著延长(4.8 个月 vs. 3.7 个月,$P=0.0012$),疾病进展风险显著降低(28%),表明厄洛替尼维持治疗具有更广阔的应用空间。INFORM 研究是一项全球首次采用吉非替尼进行维持治疗的大型前瞻性随机安慰剂对照Ⅲ期临床研究。该研究共纳入 296 例常规一线含铂双药 4 周期化疗后疾病无进展的ⅢB 期或Ⅳ期非小细胞肺癌患者,随机分为吉非替尼维持组和安慰剂组。结果显示:相比安慰剂组,吉非替尼组 PFS 明显延长(4.8 个月 vs. 2.6 个月,$P<0.0001$),疾病进展风险下降 58%;其中 EGFR 敏感突变阳性的 32 例患者,吉非替尼组和安慰剂组中位 PFS 分别为 16.6 个月和 2.8 个月($P<0.0001, HR=0.16$),EGFR 敏感突变阳性患者吉非替尼带来的 PFS 获益最为显著。这是迄今为止关于晚期非小细胞肺癌患者维持治疗中患者生存获益最大的临床研究。

EGFR-TKI 维持治疗为晚期非小细胞肺癌患者提供了一种稳妥的选择,使更多患者进入后续有效治疗。但目前存在的问题在于找出难以进入二线治疗的人群,使其获益。一般认为一线治疗获得稳定的患者可能更能从维持治疗中获益,对于身体状况(PS)相对差,但能耐受药物治疗的患者,肿瘤负荷大且转移部位多容易快速进展的患者,以及有症状的患者可考虑尽早给予 EGFR-TKI 维持治疗。

（4）二、三线治疗:最早奠定靶向药物 EGFR-TKI 作为晚期非小细胞肺癌二线治疗的基础研究为 ISEL 和 BR21 研究。两项随机Ⅲ期临床研究分别比较最佳支持治疗联合吉非替尼或厄洛替尼与安慰剂对照比较对曾接受治疗的非小细胞肺癌患者的疗效。ISEL 研究显示,与对照组相比,吉非替尼可显著延长非吸烟和亚裔患者的生存时间($P = 0.012$);而 BR21 研究表明,厄洛替尼能显著延长晚期非小细胞肺癌患者生存期,中位生存期较对照组延长 42.5%(6.7 个月 *vs.* 4.7 个月),1 年生存率较对照组增加 4%(31.2% *vs.* 21.5%),同时厄洛替尼组生存质量明显高于对照组。这是率先证实在化疗后使用 EGFR-TKI 能延长非小细胞肺癌患者生存期的临床研究。随后的 TRUST 研究再次验证了 BR21 研究的上述结果,厄洛替尼组疾病控制率(DCR)达到 69%,中位无进展生存期(PFS)为 14.1 周;其中,亚裔患者的总体 DCR 达到 78%,中位 PFS 达 25.1 周。

作为非小细胞肺癌二线治疗药物,靶向治疗 EGFR-TKI 与传统化疗孰优孰劣是临床关注的焦点。首项 EGFR-TKI 与标准化疗直接比较的全球性Ⅲ期临床研究即 INTEREST 研究比较了吉非替尼与多西他赛对既往曾接受含铂化疗的局部晚期或复发、转移的 NSCELC 患者 1466 例的疗效,其中 21% 为亚裔人群。结果显示,两组总生存期(OS)相似,分别为 7.6 个月及 8 个月,1 年存活率为 32% 及 34%。提示接受 EGFR-TKI 二线治疗的未经选择的非小细胞肺癌患者的 OS 与标准化疗相当,但吉非替尼组的安全性和患者生活质量较好。纳入 4 项Ⅱ～Ⅲ期临床研究(INTEREST、SIGN、v-15-32 和 ISTANA)的 Meta 分析显示,吉非替尼组与多西他赛组比较,两组 OS 和 PFS 相似,但前组客观缓解率显著高于后组;亚裔亚组分析结果两组 OS 相似。但 PFS 和客观缓解率吉非替尼组显著高于多西他赛组。EGFR-TKI 已成为非小细胞肺癌二、三线治疗的良好选择。

EGFR-TKI 治疗非小细胞肺癌的疗效存在显著的个体差异,如腺癌、女性、不吸烟、亚裔患者的获益率更高。上述特征人群中 EGFR 突变率较高,吉非替尼对这些亚组患者疗效更好可能与其 EGFR 突变率高有关。2009 年吉非替尼一线治疗晚期非小细胞肺癌的 IPASS 研究生物标记分析结果明确了 EGFR 突变与 EGFR-TKI 疗效之间的关系。在非小细胞肺癌二线治疗中如何更好地选择适宜患者接受 EGFR-TKI 治疗成为我们面临的问题。国际多中心Ⅲ期临床研究 TAILOR 结果显示,EGFR 野生型晚期非小细胞肺癌患者二线使用厄洛替尼的 PFS 和客观缓解率均显著劣于多西他赛,多西他赛对比厄洛替尼的 PFS 分别为 3.4 个月 *vs.* 2.4 个月,6 个月的 PFS 率分别为 28.9% *vs.* 6.9%($P = 0.014$)。同样,多中心Ⅲ期临床研究 DELTA 也证实 EGFR 野生型晚期非小细胞肺癌患者二线使用厄洛替尼的 PFS 和 ORR 均劣于多西他赛,多西他赛对比厄洛替尼的 PFS 分别为 2.9 个月 *vs.* 1.3 个月($P = 0.013$),ORR 分别为 20.0% vs5.6%($P = 0.003$)。另一项最新的 CT0806 多中心Ⅱ期临床研究显示,EGFR 野生型晚期非小细胞肺癌患者二线使用吉非替尼治疗的 PFS 和 DCR 均劣于培美曲塞,培美曲塞对比吉非替尼的 PFS 分别为 4.8 个月

vs. 1.6 个月（*P*<0.001），DCR 分别为 61.3% *vs.* 32.0%（*P*<0.001）。上述研究均表明在，EGFR 野生型晚期非小细胞肺癌患者二线治疗应首选化疗。目前推荐二线及以上的晚期非小细胞肺癌患者使用 EGFR-TKI 治疗前仍应尽可能获知 EGFR 突变状态信息。明确为 EGFR 野生型的患者，不建议使用 EGFR-TKI 作为二线治疗。

（5）EGFR-TKI 与化疗联合治疗：EGFR-TKI 联合化疗的治疗作用最初在 4 项Ⅲ期随机研究（INTACT1、INTACT2、TALENT、TRIBUTE）中进行了探讨，发现厄洛替尼或吉非替尼联合化疗与单用化疗相比，未有额外临床获益。临床前研究的证据提示，之所以没有获得阳性结果可能由于联合治疗方案中药物存在相互拮抗，EGFR-TKI 可以诱导细胞周期停滞在 G_1 期，从而保护细胞不受细胞周期依赖性化疗药物的细胞毒作用影响。

近期，一项随机Ⅲ期临床研究（FASTACT-Ⅱ）证实，在非选择性晚期非小细胞肺癌患者中，双药化疗后序贯厄洛替尼一线治疗继以厄洛替尼维持治疗较对照组（双药化疗加安慰剂）显著延长了患者的 PFS，分别为 7.6 个月 *vs.* 6.0 个月（*HR*=0.57，*P*<0.0001），OS 也显著提高，分别为 18.3 个月 *vs.* 15.2 个月（*HR*=0.79，*P*=0.0420）。对 EGFR 基因突变状态的亚组分析显示，该获益仅来自于 EGFR 敏感突变阳性患者，而 EGFR 野生型患者并未从这种序贯治疗策略中获益。鉴此，EGFR 敏感突变阳性的晚期非小细胞肺癌患者，可考虑一线化疗序贯厄洛替尼治疗。但更多序贯治疗模式的临床应用仍有待Ⅲ期临床试验的进一步研究。

（6）EGFR-TKI 耐药后治疗：已从 EGFR-TKI 治疗获益的部分患者最终会对其产生耐药性，中位时间为 6~12 个月。EGFR-TKI 获得性耐药的临床定义为有 EGFR 敏感突变患者服药后取得完全缓解或部分缓解，或是用药后稳定在 6 个月以上后出现疾病进展。T790M 突变是非小细胞肺癌患者中最常见的 EGFR-TKI 获得性耐药机制，约占 50%，其突变位点在 20 外显子，即酪氨酸激酶活化域的第 790 位点上的苏氨酸残基被蛋氨酸取代，分子模拟提示 T790M 改变了 ATP 的亲和性，导致 EGFR-TKI 不能有效阻断信号通路而产生耐药。除 T790M 突变外，原癌基因 MET 的扩增是 EGFR-TKI 的另一种耐药机制，占获得性耐药病例的 5%~20%，其中有近一半的患者同时具有 T790M 突变。MET 扩增通过激活 ERBB3-PI3K 信号途径来持续激活下游的信号通路，从而避开 EGFR-TKI 的靶点-EGFR，导致非小细胞肺癌对 TKI 产生耐药。其他引起耐药的机制还包括向小细胞肺癌转化（6%~14%）、P13K 旁路激活（<5%）等，另有 30% 左右的耐药潜在机制未明。

根据使用 EGFR-TKI 的时间、肿瘤负荷和肿瘤相关症状，有推荐进一步可将 EGFR-TKI 治疗后进展的患者分成快速进展（疾病控制≥3 个月；与以往评估相比，肿瘤负荷快速增加；症状评分达到 2）、缓慢进展（疾病控制≥6 个月；与以往评估相比，肿瘤负荷轻微增加；症状评分≤1）、局部进展（疾病控制≥3 个月；孤立性颅外进展或颅内进展；症状评分≤1）3 种类型。一项纳入 227 例获得性耐药患者的回顾性研究，探讨 EGFR-TKI 治疗出现疾病进展后的治疗模式，结果显示快速进展、缓慢进展及局部进展 3 种模式的中位 PFS 分别为 9.3 个月、12.9 个月和 9.2 个月（*P*=0.007），中位生存时间分别为 17.1 个月、39.4 个月和 23.1 个月（*P*<0.0001）。快速进展的患者采用持续 TKI 治疗的生存时间

劣于换为化疗者,建议快速进展的患者停用 EGFR-TKI,改用化疗。广东省肺癌研究所26 例缓慢进展继续使用 TKI 的患者,中位总生存期高达 39.4 个月;另一组转换为化疗的患者,中位生存时间仅 17.8 个月($P=0.02$),故建议缓慢进展的患者持续 TKI 治疗。但是单独用药还是在继续使用 TKI 的基础上联合使用化疗,则尚无定论。2013NCCN 指南推荐对于 EGFR 突变阳性患者一线使用 EGFR-TKI 进展后,对于无症状患者,建议继续使用 EGFR-TKI;对于有症状的患者,建议改用化疗联合 EGFR-TKI,局部进展的患者持续使用 TKI 或化疗的 OS 相似,考虑患者的生活质量以及局部进展病灶的局限性,建议在继续使用 EGFR-TKI 的基础上联合应用局部治疗,局部治疗手段的选择以最小创伤为基本原则。对 EGFR-TKI 获益、继发耐药后接受细胞毒药物治疗再次耐药的 EGFR 突变型患者,可考虑再度使用 EGFR-TKI,但不推荐立即转换使用第 2 种 EGFR-TKI,有限的几项回顾性分析均显示,不管是吉非替尼立即转换为厄洛替尼,还是厄洛替尼立即转换为吉非替尼,无进展生存期均在 2 个月左右。

EGFR-TKI 耐药的处理是一个非常复杂的临床难题,目前已有多个克服 EGFR-TKI 耐药的新一代 TKI 药物临床研究,期待将来给予更多的 EGFR 突变患者获益。对 EGFR-TKI 耐药的突变型肺癌,建议重新活检以明确耐药的分子机制,鼓励患者参加相应的临床试验。

2. 抗 EGFR 单克隆抗体(MAb) 西妥昔单抗是特异性作用于 EGFR 的 IgG1 人/鼠嵌合单克隆抗体,可作用于肿瘤细胞 EGFR 的细胞膜外配体结合区,阻止 EGFR 与其配体结合,阻断受体活化及其介导的信号通路,并促进受体的内化及降解。另外,尚可通过诸如抗体依赖细胞介导的细胞毒效应发挥免疫作用,在临床前实验中可提高放化疗效果。研究发现,西妥昔单抗可能与化疗产生协同作用,甚至还可能逆转化疗耐药性。一项随机 Ⅲ 期临床试验 FLEX 研究比较了长春瑞滨+顺铂联合(或不联合)西妥昔单抗一线治疗晚期非小细胞肺癌的结果显示,与单纯化疗相比,将西妥昔单抗加入到长春瑞滨+顺铂一线治疗方案中,晚期 EGFR 阳性非小细胞肺癌患者生存时间延长了 1.2 个月,差异有统计学意义($P=0.0441$)。随后的研究表明,EGFR IHC 评分系统可作为一种实用、可靠、意义明确的西妥昔单抗疗效预测因子,对于 EGFR 高表达(IHC 评分高)的患者,一线治疗方案选择含铂双药化疗联合西妥昔单抗治疗会有更多生存获益。2012 年 ASCO 报道了 SE-LECT 研究,结果表明二线化疗联合西妥昔单抗对非小细胞肺癌患者无效。该研究共纳入 605 例曾接受以铂类治疗为基础但现已复发或进展的非小细胞肺癌患者,随机分为培美曲塞单药组和培美曲塞联合西妥昔单抗组,研究结果表明联合组与单药组中位 OS 及中位 PFS 均无统计学差异。目前,有关西妥昔单抗联合化疗治疗晚期非小细胞肺癌的研究结果并不令人满意,西妥昔单抗的应用仍需大量临床试验来验证。

HER2 单克隆抗体曲妥珠单抗(赫赛汀)在乳腺癌治疗中显示出鼓舞人心的良好效果,推动了多项靶向 HER2 的肺癌治疗临床研究。然而,曲妥珠单抗在肺癌治疗中并未产生预期的疗效,联合化疗不能改善非小细胞肺癌的治疗反应率和中位进展时间。目前认为肺癌和乳腺癌中 HER2 表达模式的差异可能造成曲妥珠单抗在两者中的治疗效果不同。肺癌患者中 HER2 蛋白表达强阳性者较少,且存在 HER2 基因扩增者也远远少于乳腺癌,而 HER2 蛋白表达强阳性或 HER2 基因扩增者是曲妥珠单抗治疗的可能获益人群。

除 EGFR-TKI 和抗 EGFR 单克隆抗体外,近年来采用 RNA 干扰技术抑制 *EGFR* 基因表达的研究也取得了可喜的进展。我们利用 RNAi 沉默非小细胞肺癌细胞株中 *EGFR* 表达后,成功抑制了肿瘤细胞的生长,并通过体内试验进一步论证了靶向 EGFR 的 RNAi 抗肿瘤活性。

三、以肿瘤血管生成为靶点的治疗

血管生成是正常组织生长、修复、伤口愈合以及胚胎发育等的基础。血管生成在成熟个体的生理情况下,仅发生于创伤修复和月经周期的卵巢和子宫内膜,但许多疾病如肿瘤、风湿性关节炎及糖尿病视网膜病变等,则可出现持续的、不可控制的病理性血管生成。

1971 年,Folkman 提出肿瘤生长是血管生成依赖性的观点。肿瘤组织是由血管内皮细胞和肿瘤细胞形成的一套完整的生态系统,肿瘤细胞可以产生一些细胞因子激活血管内皮细胞使其从静止状态转变为快速增殖,这些因子已成为肿瘤抗血管生成治疗的靶点。

近年来,第三代含铂方案化疗已成为晚期非小细胞肺癌一线标准治疗方案,但现在化疗的疗效遭遇瓶颈。为进一步提高治疗效果,分子靶向治疗与化疗联合应用是目前研究的热点。已有很多抗血管生成的小分子抑制剂、抗体、核酶、反义核苷酸等已进入临床试验,具有很好的前景,下面分别做一介绍。

1. 针对 VEGF 或 VEGFR 的药物 VEGF 是肺癌血管生成过程中最重要的促血管生长因子,共有 4 种 VEGF 同工异构体存在。4 种 VEGF 与 3 种 VEGF 受体即 VEGFR-1(Flt-1)、VEGFR-2(Flt-1/KDR)和 VEGFR-3(Flt-4)结合,然后通过酪氨酸磷酸化,激活磷酸激酶,并启动信号级联反应和血管生成过程。VEGF 在小细胞肺癌和非小细胞肺癌中均有表达,VEGF 过度表达与肺癌预后不良有关。目前研究已证明要,VEGF 能增加血管渗透性,进而促进肿瘤转移。此外,VEGF 还可通过诱导 Bcl-2 表达而抑制血管内皮细胞凋亡。

(1)贝伐单抗:贝伐单抗是一种重组人源化抗 VEGF 单克隆抗体,它可以高亲和力地结合 VEGF 所有亚型,直接阻断 VEGF 的信号转导。Ⅱ期研究结果显示其对 NSCL 有较好的疗效。主要不良反应是头痛、乏力、低热和皮疹,推荐剂量是 $5 \sim 15 \text{mg/kg}$,高剂量优于低剂量。

2005 年 ASCO 报道了一项肺癌临床Ⅲ期试验(ECOG-E4599)的结果,研究将患者分为单纯化疗组(卡铂 AUC 为 6-紫杉醇 200mg/m^2,每 3 周 1 次,共 6 个周期)及化疗联合贝伐单抗组(15mg/kg,每周 3 次,持续至 1 年)。该研究有 878 例晚期非鳞癌非小细胞肺癌参加,鉴于鳞癌患者用药后出血风险增大,因此该研究排除了出血风险较大的患者,包括鳞癌患者、脑转移患者、未控制高血压和有出血史的患者。研究结果显示,在接受贝伐单抗治疗组中,有效率(27% *vs.* 10%)、PFS(6.4 个月 *vs.* 4.5 个月)和总生存(OS)都显著优于对照组,中位生存期从 10.2 个月提高到 12.5 个月。因此,美国 FDA 批准贝伐单抗联合含铂化疗方案作为晚期非小细胞肺癌的标准一线治疗方案,该研究结果改变了非小细胞肺癌一线的标准方案,意义深远,引起广泛关注。贝伐单抗适用于非鳞癌、无出血、无脑转移、高血压能控制的晚期初治或复发的非小细胞肺癌患者。在该研究中最严重的不良反应为肺部致命性大出血,但发生率较低,在 1.2% 左右。这一结果得到随后随机对照Ⅲ期临床研究(AVAiL)的证实。

(2)AZD2171:AZD2171 是一种口服药物,主要抑制 VEGFR-1、VEGFR-2、VEGFR-3 和 PDFFR。在临床前的评估中发现它比 ZD6474 有更强的抗肿瘤活性。2006 年 ASCO 年会上 Laurie 等报道了 20 例卡铂(AUC 为 6)+紫杉醇($200mg/m^2$)联合 AZD2171 一线治疗ⅢB 期/Ⅳ期非小细胞肺癌患者的试验结果,在 15 例可评估的患者中 6 例获得部分缓解,8 例疾病稳定,1 例疾病进展。较常见的 2 度以上剂量依赖性毒性反应是肝功能异常、高血压、粒细胞下降和黏膜炎,其他常见的毒性反应是乏力、畏食、腹泻等。20 例患者中无咯血发生。AZD2171 联合吉非替尼的试验正在进行,最新数据显示口服吉非替尼 250mg/d 时,AZD2171 采用 20mg/d 或 30mg/d 耐受性最好。

(3)血管内皮抑素:1997 年,美国哈佛医学院的 Folkman 和 O′Reilly 等在培养小鼠内皮细胞瘤(EOMA)的培养液中发现一种具有抑制血管生成的因子,其分子量为 20kD,经 N 端氨基酸序列测定表明,该物质为ⅩⅧ型胶原蛋白 C 末端的 181 个氨基酸片段,被命名为血管内皮抑素。其生物学功能包括抑制内皮细胞增殖、抑制血管生成及抗动物肿瘤转移等。目前认为内皮抑素是一种强烈的抗血管生成因子。

体外实验发现,血管内皮抑素对牛毛细血管内皮细胞有特异的抑制增殖作用,而对非血管内皮细胞系细胞、平滑肌细胞等无抑制作用,体内实验证明血管内皮抑素可抑制鸡胚尿囊膜的毛细血管生长,对动物移植瘤有明显的抑制作用。通过抑制形成血管的内皮细胞迁移来达到抑制肿瘤新生血管的生成,阻断肿瘤细胞的营养供给,从而达到抑制肿瘤增殖或转移的目的。动物实验证实,它可以使肿瘤血管趋向"正常化",改善肿瘤的血供和缺氧,从而使血液中的化疗药物与肿瘤细胞充分接触,达到较好的治疗效果;但另一方面,血管抑制可能导致乏氧,促使一部分肿瘤细胞优势增殖,因此血管内皮抑素需与传统化疗药物联合使用。而且,以传统的化疗药疗效的评价方法来评价血管内皮抑素并不合适,其并不以缩小肿瘤大小为目标,而事实上到疾病进展时间(TTP)、中位生存期才是较为重要的评价指标。

恩度是基于血管内皮抑素增加 9 个氨基酸的国产重组人血管内皮抑素(YH-16)。临床前研究结果显示该药能抑制血管内皮细胞增殖、血管生成和肿瘤生长。Ⅰ期、Ⅱ期临床结果证明该药单药临床应用安全有效,$7.5mg/m^2$ 静脉滴注 3~4 小时,连用 14 天为一周期,建议至少 1 个周期以上。一项多中心、随机、双盲、安慰剂平行对照的临床Ⅲ期试验,评价 NP(长春瑞滨+顺铂)联合恩度与 NP 联合安慰剂治疗晚期非小细胞肺癌的疗效与安全性。结果显示在 486 例可评价疗效的患者中,NP+恩度组和 NP+安慰剂对照组的总体缓解率分别为 35.4% 和 19.5%($P=0.003$),总临床受益率(clinical benefit rate,CBR)分别为 73.29% 和 64.02%($P=0.035$),疾病进展时间分别为 6.3 个月和 3.6 个月($P=0.0001$)。在初治患者,NP+恩度组和 NP+安慰剂对照组的缓解率分别为 40.0% 和 23.9%($P=0.003$),CBR 分别为 76.5% 和 61.7%($P=0.023$),中位 TTP 分别为 6.6 个月和 3.7 个月($P=0.0001$)。在复治患者,NP+恩度组和 NP+安慰剂对照组的缓解率分别为 23.9% 和 8.5%（$P=0.034$），CBR 分别为 65.2% 和 61.7%（$P=0.68$），中位 TTP 分别为 5.7 个月和 3.2 个月（$P=0.0002$）。临床症状改善率包括咳嗽、咳痰、咯血、疼痛，治疗组均较对照组略高，但无统计学上显著差异（$P>0.05$）。NP+恩度组和 NP+安慰剂对照组在血液学及非血液学毒性方面，中、重度不良反应的发生率均无统计学差异。该研究提示恩度与 NP 方案联合，能提高晚期 NCCN 的客观缓解率及中位 TTP，且安全性好，已成为 NCCN 非小细胞肺癌临床实践指南中国版（2006 版）的一线推荐治疗方案。目前正在进行有 2400 多例晚期非小细胞肺癌患者参加的 IV 期临床试验，化疗方案涉及所有含铂双药一线方案。

2. 其他有血管抑制作用的药物

（1）细胞外基质含金属蛋白酶：它能使基底膜降解，酶的活性需要锌离子参与。合成的金属蛋白酶抑制剂巴马司他（BB-94）和马立马司他能与金属蛋白酶活性部位的锌结合，从而抑制血管生成。有 2 组 I 期临床试验显示，BB-94 在治疗恶性腹水患者中有较好疗效，I／II 期临床用于晚期癌症患者，患者逐步加量口服使用，显示出抗肿瘤活性且不良反应可以耐受。用于晚期不能手术切除的胰腺癌和晚期对激素不敏感的前列腺癌患者，不良反应很小。

（2）沙利度胺：1957 年在德国、1958 年在英国被作为一个非巴比妥类催眠药被推广应用，1961 年因其致畸作用而被禁用。近年来由于在体外和体内试中验中发现其有抑制血管生成等作用和抗肿瘤的潜能，逐渐受到人们重视。沙利度胺抗肿瘤的作用，相关试验提示与以下机制相关。①抗肿瘤血管的生成；②抑制整联蛋白的表达；③抑制 TNF-α 的合成：国内有研究证明，沙利度胺联合化疗能改善患者的有效率，抑制肿瘤细胞 VEGF 和 TNF2α，从而降低血清 VEGF 和 TNF2α 的水平。

2007 年，Pujol 等报道了一项小细胞肺癌的随机双盲 III 期临床试验，患者先接受 2 个周期的 PCDE 方案化疗（依托泊苷 100mg/m²，第 1~3 天；顺铂 100mg/m²，第 2 天，环磷酰胺 400mg/m²，第 1~3 天，表柔比星 40mg/m²，第 1 天），疗效评价为有效的患者被随机分为两组：分别为继续接受另外 4 周期 PCDE 方案化疗+沙利度胺（每天 400mg）组和继续接受另外 4 周期 PCDE 方案化疗+安慰剂组。计划随机入组 200 例，最后纳入分析的只有 119 例。2 个周期化疗后评价为完全缓解者 11 例，部分缓解者 86 例，总有效率 81.4%。92 例有效者再次被随机分组，沙利度胺组 49 例，安慰剂组 43 例。共随访 9 个月，结果试验组的总体生存期为 11.7 个月，优于安慰剂组的 8.7 个月。但随后进行的 2 个 III 期临床研究均未能证实沙利度胺联合化疗能够改善晚期肺癌的疗效。724 例 PS 0~3 分非小细胞肺癌 L 随机接受 6 个周期的 EP 方案联合沙利度胺或安慰剂组，2 组 OS 与 PFS 均无明显的差异。722 例晚期非小细胞肺癌在接受 4 周期吉西他滨+卡铂方案化疗后，随机分为沙利度胺维持治疗组（每天 100~200mg）及安慰剂组，维持治疗的时间为 2 年。研究结果显示，沙利度胺维持治疗组总生存期为 8.5 个月，安慰剂组为 8.9 个月，两组的两年生存率分别为 12% 和 16%，沙利度胺维持治疗并未显示出明显的生存受益。然而，在沙利度胺维持治疗组中，血栓性相关疾病却增加了 74%。并且在非鳞癌患者中，沙利度胺维持治疗组的 2 年生存率仅为 4%，远低于安慰剂组（$P<0.01$）。为此，沙利度胺在晚期非小

细胞肺癌治疗中的地位,目前仍不明确,有待今后进一步的探索。这2个Ⅲ期临床试验均观察到沙利度胺明显增加血栓事件;血液学和非血液学毒性(除血栓事件外)均无明显的差异。提示沙利度胺联合化疗并未改善化疗的疗效,反而增加血栓事件的发生率。

(3)COX-2抑制剂:许多研究显示,COX-2基因高表达的非小细胞肺癌患者较低表达者预后差,COX-2抑制剂或与化疗联合应用通过抑制血管生成和诱导细胞凋亡作用来抑制肿瘤生长,是肺癌治疗中的重要靶点。COX-2抑制剂塞来昔布400mg,每天2次,在联合紫杉醇治疗含铂类方案失败的晚期非小细胞肺癌的Ⅱ期研究中,获得了25.6%的有效率,中位疾病进展时间和中位生存期分别为4个月和7个月。Ⅲ/Ⅳ级不良反应主要有中性粒细胞下降、贫血。Nugent等报道了另一项Ⅱ期研究,塞来昔布联合多烯紫杉醇治疗70岁以上或PS≥2的晚期非小细胞肺癌,取得了82%的疾病控制率。

(4)西仑吉肽和Sch-221153:整合素家族为内皮细胞表面分子异二聚体,通过抑制内皮细胞移行、分化、增殖和凋亡在血管生成中起重要作用。西仑吉肽(EMD121974)和Sch-221153是以血管内皮细胞整合素αv为靶点。临床前研究结果显示,在肺癌它具有抗血管生成和抑制细胞增殖的双重作用。Ⅰ期临床研究显示,它的最大耐受剂量为1200mg/m²,主要不良反应为乏力、皮疹、瘙痒、恶心和呕吐。

(5)舒拉明:在体外抑制多种生长因子(包括PDGF、EGF、TGF-β、IGF-1)刺激的肿瘤细胞的生长和大多数内皮细胞生长因子(包括bFGF、VEGF)刺激的血管内皮细胞生长。舒拉明的一些衍生物,在小鼠体内的毒性较其减少了1/10,而其体外抑制bFGF诱导的血管生成的能力并不比舒拉明差。因此,改造舒拉明的结构,降低其毒性,提高其治疗指数,可以使其成为一种有效的抗肿瘤增殖和转移药物。

(6)红素:中药雷公藤活性成分红素对血管内皮细胞取得了一定的抑制效果。以人脐静脉内皮细胞在体外的增殖、移动及小管形成能力为观察指标,发现红素在极低浓度不杀死内皮细胞的前提下,可以明显地抑制内皮细胞增殖、移动及小管形成。

(7)人参皂苷RG3:一项研究证明,人参皂苷RG3在体外可以抑制血管内皮细胞的增殖,抑制血小管的形成,并抑制鸡胚CAM的血管形成,在体内对荷瘤生长有明显的抑制作用,显著降低肿瘤组织中微血管密度,伴bFGF和MMP下调表达,提示人参皂苷RG3可能是一个值得进一步深入研究,有潜力的血管形成抑制剂。

四、以间变性淋巴瘤激酶(ALK)融合基因及ROS-1基因为靶点的治疗

ALK融合基因是继EGFR基因突变后在非小细胞肺癌中发现的新的肺癌驱动基因,ALK最早是在间变性大细胞淋巴瘤(anaplastic large cell lymphoma,ALCL)的一个亚型中被发现,并因此得名。肺癌中ALK基因变异主要为ALK基因发生重排,与其他基因融合。最常见的ALK基因重排的融合变异为2号染色体短臂倒位[inv(2)(p21p23)],造成棘皮动物微管相关类蛋白4(echinoderm microtubule-associated protein like 4,EML4)的N-端与ALK的激酶区融合产生一个融合基因之后,编码含EMI4的氨基末端和ALK的胞内酪氨酸激酶域的融合蛋白生成。EMIA-ALK融合基因阳性的非小细胞肺癌患者通常对化疗和TKI治疗无效,与EGFR、KRAS基因突变相互排斥,被定义为非小细胞肺癌的一

种特殊疾病亚型。克唑替尼是针对 ALK 融合基因的靶向治疗药物,2011 年美国 FDA 批准其用于治疗 ALK 阳性的局部晚期或转移的非小细胞肺癌。

1. ALK 融合基因检测　国外研究显示,在非小细胞肺癌患者中,ALK 融合基因阳性的发生率约为 5%。国内学者报道,中国非小细胞肺癌患者 ALK 的阳性率为 3%~11%。晚期非小细胞肺癌患者使用 ALK 抑制剂治疗前必须检测是否存在 ALK 基因融合变异。研究显示年轻、不吸烟的肺腺癌患者的 EML4-ALK 融合基因表达率较高,且在 EGFR、KRAS、HER2 或 TP53 等基因未发生突变的非小细胞肺癌患者中,ALK 融合基因阳性的比例达 25%;我国 EGFR 和 KRAS 均为野生型的腺癌患者中 ALK 融合基因的阳性率高达30%~42%。病理形态学研究提示在含印戒细胞的黏液型或实性腺癌中,ALK 融合基因的发生率高于其他类型的肺腺癌(46.2% *vs.* 8.0%)。推荐 ALK 融合基因检测的目标人群为所有病理诊断为肺腺癌和含有腺癌成分的非小细胞肺癌患者。

肿瘤原发或转移部位的组织或细胞学标本均可进行 ALK 融合基因检测,无论采用哪种标本类型,均应保证足够的肿瘤细胞,切片时应有措施避免不同病例组织间的交叉污染。标本的处理与质量控制均应由有经验的病理医师负责。目前针对 ALK 融合基因检测常用的方法主要有 3 种:荧光原位杂交(fluorescent in situ hybridization,FISH)、针对融合蛋白表达的免疫组织化学法(Ventana IHC)和基于聚合酶链反应(PCR)扩增基础上的技术,包括 cDNA 末端快速扩增 PCR(RACE-PCR)或反转录(RT)-PCR 联合测序技术、即时荧光定量 RT-PCR 反应(real-time quantitative reverse transcriptase-polymerasechainreaction,qRT-PCR)等。FISH 能特异和灵敏地检出 ALK 融合基因,是目前检测 ALK 融合基因的经典方法,在克唑替尼上市时被美国 FDA 批准为 EML4-ALK 的伴随诊断方法,但价格昂贵、操作规范要求较高,且不能明确 ALK 融合基因的具体融合变体。IHC 简便易行,经过严格的质量控制和验证后可能成为 ALK 融合基因的初筛手段,建议使用 D5F3或 5A4 抗体,而非 ALKI 抗体,但仍需要 FISH 方法确认。由罗氏公司开发的 Ventana ALK融合蛋白 IHC 诊断试剂盒已经在欧洲获批用于诊断 ALK 阳性非小细胞肺癌。由于其在自动化仪器上操作,可使检测流程和结果判读都得以标准化。该技术平台方法使用了基于非内源性半抗原、信号扩增多聚体和辣根过氧化物酶(HRP)系统的染色信号放大技术。在不影响检测特异性的前提下,提高了 ALK 融合蛋白 IHC 检测的敏感性。结果判读时采用二分类系统,即仅为阳性和阴性两种,阳性结果即可诊断为 ALK 阳性非小细胞肺癌。数据表明其与 FISH 结果的吻合率达到 98.8%,结果判读的可重复性为 99.7%,应用前景良好。实时定量 PCR 对标本取材要求较高,需专用的试剂盒进行检测,目前 qRT-PCR 已获中国食品药品监督管理总局批准用于临床检测,适合于最终的确诊。检测实验室应该根据组织标本类型选择合适的检测技术,当怀疑一种技术的可靠性时(如 FISH 的肿瘤细胞融合率接近 15% 时),可以考虑采用另一种技术加以验证。

2. ALK 抑制剂治疗　针对 ALK 基因靶点的小分子抑制剂克唑替尼是一种 ATP 竞争性酪氨酸激酶抑制剂,可特异性靶向抑制 ALK,也可抑制 c-MET 和 ROS1 等信号通路。Shaw 等的一项回顾性研究,ALK 阳性并接受克唑替尼治疗的非小细胞肺癌患者较未接受克唑替尼治疗的 ALK 阳性的非小细胞肺癌患者 2 年生存率明显提高(54% *vs.* 36%)。

一项Ⅲ期临床研究 PROFILE1007 对比了克唑替尼与培美曲塞或多西他赛治疗既往接受过化疗的 ALK 阳性晚期非小细胞肺癌患者的有效性和安全性。318 例入组前经含铂化疗的 ALK 阳性患者随机接受克唑替尼或化疗,主要研究终点为 PFS。结果显示克唑替尼组对比化疗组 PFS 为 7.7 个月 *vs.* 3 个月($HR = 0.49$,$P < 0.0001$),ORR 为 65.3% *vs.* 19.5%($P < 0.0001$)。治疗中常见的不良反应主要有视力障碍、恶心、腹泻、水肿、便秘等,大多数为 1 级或 2 级。基于其良好的疗效和耐受性,2013 年初,CFDA 已批准克唑替尼用于治疗局部晚期或转移性 ALK 阳性的非小细胞肺癌患者。

3. ROS1 基因重排及治疗　　ROS1 是酪氨酸激酶受体之一,该基因于 2011 年在非小细胞肺癌患者中发现,是继 KRAS、EGFR、ALK 后发现的最新的肺癌基因突变基因。ROS1 重排是非小细胞肺癌独特的分子亚型,在非小细胞肺癌中约占 1%。2012 年 ASCO 年会上报道了(250mg,每天 2 次)治疗 ROS-1 阳性非小细胞肺癌患者的初步疗效,共入组 15 例患者,结果显示 ORR 为 57.1%,8 周疾病控制率为 79%,耐受性良好。2013 年 ASCO 年会上研究者对克唑替尼治疗 ROS1 重排非小细胞肺癌进行了补充报告,共有 33 例 ROS1 阳性非小细胞肺癌患者入组,在 25 例疗效可评价患者中,ORR 为 56%,8 周和 16 周 DCR 为 76% 和 60%,中位 PFS 还未达到。主要毒性和不良反应是视觉障碍、恶心及腹泻。目前,针对该基因仍需进一步深入研究,建议开展前瞻性的、随机、对照研究进一步验证它的安全性及有效性。

4. 克唑替尼耐药后治疗　　尽管 ALK 重排非小细胞肺癌患者对克唑替尼敏感,中位 PFS 仍仅为 8~10 个月,多数患者 1~2 年内出现耐药,中枢神经系统复发多见。耐药机制有多种,如 ALK 耐药突变(L1196M)及旁路替代等。目前已有多个第 2 代不可逆的 ALK 融合基因抑制剂如 LDK378 等已进入临床研究,早期临床前数据提示这些药物对未接受克唑替尼治疗和克唑替尼耐药的患者均具有较好的活性,并且每种药物均有部分数据支持其对脑转移灶有效。一项多中心Ⅰ期临床试验入组 131 例 ALK 重排的恶性肿瘤患者,包括 123 例非小细胞肺癌。在 88 例可评价的非小细胞肺癌患者中,ORR 为 70%,其中 64 例克唑替尼耐药患者的亚组分析显示 ORR 为 73%。LDK378 疗效持续时间为 7.4 个月,78% 的疗效维持 >6 个月。非小细胞肺癌患者中位 PFS 为 8.6 个月。最常见的不良反应为恶心、腹泻及乏力。研究认为,LDK378 对于多种 ALK 突变阳性的非小细胞肺癌有效,包括克唑替尼耐药患者,不论其有无耐药突变。

五、免疫靶向治疗

肿瘤免疫治疗是一种通过激发和增强机体的免疫功能,从而达到控制和杀灭肿瘤细胞目的的治疗手段。近年来,随着免疫学和分子生物学的迅速发展,人们对肿瘤抗原及其呈递过程、肿瘤免疫耐受等问题有了新的认识和了解,T 细胞免疫检查点成为免疫治疗的重要靶点,目前针对 T 细胞免疫检查点,研究者开发了特异性的靶向阻滞剂,在临床实践中逐渐显示出有效的抗肿瘤治疗效果。

伊匹单抗是一个抗 CTLA-4 的人单克隆抗体,可以有效阻断 CTLA-4 相关 T 细胞活性抑制信号,使得效应 T 细胞在肿瘤内增长和浸润,导致肿瘤细胞坏死。研究结果表明:

伊匹单抗联合卡铂/紫杉醇能显著提高非小细胞肺癌患者的 irPFS(免疫相关的 PFS)和 PFS。Ⅲ期临床研究伊匹单抗联合 CP 方案的治疗Ⅳ期肺鳞癌患者正在进行,计划纳入 920 例患者,进一步评估该治疗方案的有效性。

　　肿瘤细胞能够通过如表达 PD-L1 蛋白等多种方法逃避机体免疫监视。抑制 PD-L1/PD-1 的相互作用能够恢复 T 细胞抗肿瘤活性,达到长时间的疾病缓解。在非小细胞肺癌患者观察到 PD-1 在 CD8[+]T 细胞过表达,此外,非小细胞肺癌患者肿瘤中 PD-Ll 阳性细胞明显高于肿瘤旁肺组织。因此假设封闭 PD-1 途径可以修复和促进"衰竭的"肿瘤特异性 T 细胞的功能,进而减少肿瘤诱发的免疫抑制。针对 PD-1 和 PD-Ll 抗体已进入临床研究阶段。MPDL3280A 是人源性抗 PD-Ll 单抗,可与 PD-1 和 B7. la 结合调节肿瘤特异性 T 细胞。Horne 等报道了一项入组 53 例患者的 Ⅰ 期研究,总体有效率为 23%,其中 PD-Ll 高表达患者有效率更高。针对 PD-1 的抗体包括 MK-3475 和纳武单抗。MK-3475 是人源性 IgG4 型单抗,对 33 例患者的总体有效率为 21%,中位 PFS 为 9.7 周,中位 OS 为 51 周。而且,PD-1 的表达水平与疗效相关,PD-1 阳性患者 ORR 为 57.1%(4/7),阴性患者 ORR 为 9.1%(1/11);鳞癌患者 ORR 为 33%,非鳞癌 ORR 为 16%。纳武单抗也为人源性 IgG4 型单抗,在一项入组 129 例患者的 Ⅰ 期研究中,17%患者有效(CR/PR)且在不同剂量组中 ORR 最高(24%),1 年及 2 年总生存率为 42%、24%;中位 OS 为 9.6 个月,3mg/kg 组的 OS 最长为 14.9 个月,非鳞癌及鳞癌患者中位 OS 无显著差异。

　　目前,免疫靶向治疗已成为肺癌免疫治疗的研究热点,但仍存在较多问题。如选择适宜治疗人群、治疗持续时间、开始治疗时间及是否与化疗联用以及如何联合应用等,仍需进一步的临床研究数据给出更具信服力的答案。

六、小结与展望

　　随着对肿瘤发生、发展、转移等过程中分子机制的认识不断深入,以分子靶向治疗药物为代表的新型肿瘤治疗策略已经在肿瘤治疗中显示出诱人的前景,多种新靶点的发现和多种新型分子靶向药物的不断问世,为肺癌治疗带来了新希望。靶向治疗药物不仅显著延长了肺癌患者的生存时间,还极大地改善了肺癌患者的生活质量,开创了肺癌个体化治疗的新时代。但是如何准确发现最可能获益的"靶向治疗"患者,如何克服靶向药物治疗后的耐药性? 如何提高靶向治疗与手术、放疗、化疗联合使用的疗效,如何以分子靶向治疗药物为契机真正实现肿瘤患者治疗的个体化等一系列问题需要我们更深入的基础和临床研究来回答。

　　另外,肺癌的发生、发展过程涉及多基因、多环节、多步骤,癌细胞的信号转导调控网络系统错综复杂,据理论推测,如果阻断癌细胞生长过程中的一个靶点或一条通路,可能因为未能完全阻断信号转导通路,或因旁路代偿机制活跃等复杂原因,而难以理想控制肿瘤增殖及转移。因此研究多靶点联合抑制药,同时多环节阻断癌细胞的增殖与转移,应该是肺癌分子靶向治疗技术主流发展方向。然而目前多个多靶点药物如舒尼替尼、索拉非尼、凡德他尼等应用于肺癌临床研究中的结果却令人非常失望。因此,寻找肺癌患者特定驱动基因的表达,成为肺癌治疗中面临的刻不容缓的问题。针对鳞癌及小细胞癌的驱动基因表达研究并由此开发的靶向治疗药物在临床中应用前景也尚待进一步研究。我们期待更多的肿瘤标记被发现,更多的靶向药物被开发,为肺癌的个性化治疗提供更广阔及有效的理论及临床依据。

第十三章　呼吸系统疾病诊疗新进展

第一节　小儿急性呼吸道病毒感染的治疗进展

急性呼吸道感染是儿科临床常见病、多发病,其中呼吸道病毒感染占很大比例。严重下呼吸道病毒感染是小儿住院的主要病因之一,如不能得到及时有效治疗,可能会危及小儿生命安全。在全世界范围内,呼吸道感染是导致 5 岁以下小儿死亡的主要原因。近年来,随着病毒学研究的进展,对病毒感染的治疗手段取得了很大进步,现将常见小儿呼吸道病毒感染的治疗进展介绍如下。

一、一般治疗

对于呼吸道病毒感染患儿,对症支持治疗居重要地位,且效果肯定,包括吸氧、补液、加强呼吸道管理等。在吸空气条件下,患儿动脉血氧饱和度(SaO_2)≤92%或动脉血氧分压(PaO_2)≤60mmHg(1mmHg=0.133kPa),应予鼻导管/头罩/面罩吸氧,使 SaO_2 维持在92%以上,氧疗患儿应每 4 小时检测体温、心率、呼吸和 SaO_2;当患儿 SaO_2 始终能保持94%,或病情稳定 4 小时以上并能正常进食,方可停止吸氧。对于进食量下降的患儿,应给予适当补液防止脱水。加强呼吸道管理包括雾化、排痰、保持呼吸道通畅等。有研究显示,高渗盐水雾化吸入能减轻气道水肿、黏液阻塞,能够改善毛细支气管炎患儿治疗当天临床评分、缩短住院时间。

二、抗病毒治疗

随着对呼吸道病毒感染研究的逐渐深入,虽不断有新型抗病毒药物问世,但目前临床可选用的特异性病因治疗尚有局限,大量抗病毒药物仍处于临床研究阶段。以下针对不同病毒病原体介绍几种常见呼吸道抗病毒治疗用药。

1. 呼吸道合胞病毒(respiratory syncytial virus,RSV)　RSV 是引起 2 岁以下小儿急性下呼吸道感染最常见的病原体,但目前临床上尚无防治 RSV 感染的疫苗及特效抗病毒药物。利巴韦林作为核苷类广谱抗病毒药物,可抑制多种 DNA、RNA 病毒复制,但是在RSV 感染中的应用颇有争议。1986 年其雾化制剂成为美国食品药品监督管理局(FDA)唯一获批的抗 RSV 药物,推荐可在婴幼儿毛细支气管炎中使用;也曾有报道提出,在严重免疫缺陷患者中,早期使用利巴韦林雾化吸入,可有效阻止 RSV 由上呼吸道进展为下呼吸道感染,同时,降低 RSV 下呼吸道感染病死率。然而其有效性仍缺乏权威性随机对照试验(RCT)研究证实,且利巴韦林的药物毒性进一步限制了它的临床使用。随着单克隆抗体药物的广泛研制,高质量的研究表明,帕利珠单抗,即针对 RSV 的 F 蛋白 A 抗原位点上抗原决定簇的单克隆抗体,能阻止病毒进入细胞,在高危患儿 RSV 感染预防性使用中的有效性及耐受性得到了肯定,尤其在<36 周早产、合并支气管肺发育不良(bronchop-

ulmonary dysplasia，BPD）、有显著血流动力学改变的先天性心脏病患儿中，可显著降低 RSV 感染住院率，还可降低 RSV 感染后反复喘息的发生率，2003 年帕利珠单抗已获得 FDA 批准用于 RSV 感染预防性用药。同时，随着帕利珠单抗的问世，于 1996 年获 FDA 批准的静脉注射 RSV 免疫球蛋白（RSV-IVIG）不再属于推荐用药。目前，仍有较多种类的抗 RSV 单克隆抗体及高效价特异性抗体处于研究阶段，期待可在临床中得到有效应用。

2. 流感病毒（influenza virus，IV） IV 是一种单链 RNA 病毒，属正黏病毒科，甲型、乙型流感病毒为引起人类呼吸道感染的主要型别，其特点是起病急、传染性强、传播迅速，易引起流行及大流行，具有高致病性的流感病毒容易出现变异，产生新亚型，易感者普遍缺乏免疫力。全球经过各国药品管理部门批准上市的抗流感药物有 4 大类 7 个品种，分别为 M2 离子通道抑制剂金刚烷胺和金刚乙胺、神经氨酸酶抑制剂扎那米韦、磷酸奥司他韦和帕拉米韦、RNA 聚合酶抑制剂法匹拉韦、血凝素 HA 抑制剂阿比多尔。

金刚烷胺为最早用于抗流感病毒的药物，其作用机制是与病毒表面的 M2 膜蛋白特异性结合，阻止病毒进入宿主细胞，同时还能抑制病毒的脱壳和核酸释放，干扰病毒的早期复制，但此类药物仅对含有 M2 膜蛋白的甲型流感病毒有效。由于病毒株突变迅速，致使 M2 膜蛋白的某些氨基酸发生改变，在治疗期间即可迅速产生耐药现象，使该类药物的有效性明显降低，且中枢神经系统不良反应也限制其在儿科的临床应用，现已不主张使用。

神经氨酸酶（neuraminidase，NA）是流感病毒表面的糖蛋白，很少受病毒株突变的影响，属高度保守的活化区，通过其活性裂解病毒结合物末端的氨基酸残基，有利于病毒从感染的宿主细胞释放，并避免释放后的凝聚，从而促进病毒在分泌物的扩散和传播。神经氨酸酶抑制剂则通过抑制 NA 的活性，使病毒难以从宿主细胞释放和扩散。临床抗流感病毒治疗中，口服制剂奥司他韦最为常用，除确诊患者外，对于流感病毒高度暴露风险者推荐预防性使用奥司他韦；对于中度暴露风险者可酌情考虑使用。同时，适当的隔离预防措施至关重要；雾化吸入制剂扎那米韦曾报道在部分患者中出现较严重的支气管痉挛，而限制了其广泛使用。另一种静脉注射制剂帕拉米韦，仅被推荐用于治疗无并发症的流感病毒轻症感染。PB2 帽子结合区抑制剂的代表药物 VX-787，对甲型流感主要亚型及奥司他韦耐药株均有良好的体内外抗病毒活性，Ⅱ 期临床结果显示 VX-787 可显著降低病毒数量及流感样症状严重程度和持续时间。

硝唑尼特是第一个噻唑类抗感染药物，可抑制包括神经氨酸酶抑制剂耐药的病毒株在内的多种类型流感病毒复制，Ⅲ 期临床试验研究结果显示，硝唑尼特可减少急性无并发症流感患者症状持续时间。随着对流感病毒认识的进一步加深，发现甲型流感病毒 HA 蛋白链为高度保守的区域，以 HA 蛋白为治疗靶点的抗病毒抗体成为研究热点，如 VIS410、MEDI8852 等正在临床试验研究中。

3. 巨细胞病毒（cytomegalovirus，CMV） 1956 年在 CMV 包涵体病死亡婴儿的唾液腺和肾脏中被首次分离并报道，为双链 DNA 病毒，属疱疹病毒科。人巨细胞病毒（HCMV）感染在我国广泛流行，可引起多个系统，如呼吸系统、泌尿生殖系统、中枢神经系统、肝脏等病变，从轻微无症状感染到重症感染甚至死亡。开环核苷类药物如更昔洛韦（丙氧鸟苷,GCV)为目前临床抗 HCMV 感染的一线药物,且不易产生耐药性,其作用机制为 GCV 在病毒胸苷激酶和细胞激酶作用下转化为活化的三磷酸型,竞争抑制 DNA 聚合酶而干扰病毒的复制。抗病毒治疗分为 2 个阶段,诱导治疗 5mg/kg(静脉滴注>1 小时),1 次/12 小时,2~3 周;维持治疗 5mg/kg,每天 1 次,连续 5~7 天,总疗程 3~4 周。该药口服生物利用度差,主要为静脉注射用药。用药期间需监测血常规、肝肾功能,随访血、尿 HCMVDNA 动态变化。

三、其他治疗

1. 干扰素(interferon,IFN)　IFN 是病毒等 IFN 诱生剂作用于机体某些细胞后所产生的特异性糖蛋白,根据其抗原特异性和分子结构,将 IFN 分为 α、β、γ、ω 四种类型,其中以 α 和 γ 在临床上应用较广泛。IFN-α 是辅助 T 细胞分泌的细胞因子,同靶细胞表面干扰素受体结合,诱导靶细胞内 2,5-寡腺苷酸合成酶、双链核糖核酸(dsRNA)依赖蛋白酶、MX 蛋白等的活化,而抑制病毒蛋白的合成,抑制病毒核酸的复制和转录。目前应用于临床的 IFN-α 主要通过基因工程由细菌合成,其雾化制剂可用于呼吸道病毒感染的吸入治疗,具有一定程度抗 DNA、RNA 病毒的作用,但需严密监测。其不良反应包括发热、消化道反应、白细胞及血小板减少、皮疹等。

2. 免疫治疗　免疫治疗包括主动免疫和被动免疫。前者主要为注射各类病毒疫苗,但由于病毒株的迅速突变,且同种病毒型别也可再次感染,极大地阻碍了有效病毒疫苗的研制。被动免疫主要包括:①输血或新鲜血浆,血液和新鲜血浆中含有多种抗体,对病毒感染起辅助治疗作用,目前逐渐被静脉注射人免疫球蛋白代替。一项关于严重急性呼吸综合征冠状病毒(severe acute respiratory syndrome coronavirus,SARS-CoV)及流感病毒感染的研究提示,输注恢复期患者血浆可显著降低其病死率,对于近年来新出现的冠状病毒,中东呼吸综合征病毒(middle east respiratory syndrome coronavirus,MERS-CoV)感染,尚无特异性抗病毒治疗,且利巴韦林和干扰素等广谱抗病毒药物疗效不佳,恢复期患者血浆输注可能为未来的治疗方向。②免疫球蛋白,人血浆中提取的特异性或非特异性免疫球蛋白,主要含有 IgG 和少量其他球蛋白,可用于病毒性感染的防治。③高效价特异性抗体,经免疫后的动物或人血清提取纯化制成,特异性抗体水平高,使机体迅速获得被动保护免疫力,可抑制病毒吸附敏感细胞从而阻止感染,也可中和并清除病毒。

3. 中医药治疗　中医通过辨证施治,通过多成分、多靶点治疗不断变异的病毒感染性疾病,中药在现代临床医疗实践中显示了一定疗效。然而目前对中药抗呼吸道病毒感染的有效部位或有效成分、抗病毒机制、配伍和组方规律等尚缺乏深入研究,使中药在呼吸道病毒感染的运用尚无突破性进展。

第二节　小儿哮喘的临床免疫调节剂治疗进展

哮喘是一种慢性呼吸系统疾病,在我国发病率较高,近年来由于环境污染等因素,小儿哮喘发病率呈现上升趋势。小儿哮喘具有治愈时间长、反复发作的特点,对患儿身心健康影响较大。随着医疗科技进步,现阶段治疗小儿哮喘的方法较多,近年来大量医学实践与临床研究表明,免疫疗法在哮喘疾病治疗中安全性、有效性均较好。

一、小儿哮喘概述

小儿哮喘可分为混合型、外源型、内源型 3 类,其中内源性是由细菌或病毒引发,不是过敏反应所致哮喘。外源型是患儿接触变应原后,患儿处于致敏状态,患儿再 1 次与变应原接触,导致特异性抗体 IgE 与游离变应原产生特异性抗原结合,同时在各种反应酶作用下,IgE 致支气管黏膜释放血小板活化因子、中性白细胞趋化因子、嗜酸白细胞趋化因子等物质,刺激气管黏膜,导致平滑肌痉挛,进而形成外源性哮喘;混合型是指外源性与内源性相结合所致的哮喘。

二、免疫调节剂治疗小儿哮喘的意义分析

哮喘是较为常见的气道炎症性疾病,研究表明哮喘患者细胞免疫功能不全,导致免疫球蛋白(IgE)合成增多,因此调整和调高细胞免疫功能不仅能调节 IgE 合成,还能消除气道黏膜高反应性、控制炎症,从根本上治愈疾病。免疫调节剂是临床进行机体免疫功能调整的常用药物,能激活或刺激机体免疫细胞,纠正机体免疫,从而达到预防、治疗哮喘的目的。另外有一方面研究表明,对哮喘患儿应用免疫调节剂,在改善患儿哮喘症状的同时还能提高患儿肺功能,对促进患儿健康成长有重要意义。

三、免疫调节剂治疗小儿哮喘应用现状

研究表明,结核分枝杆菌、百日咳杆菌或麻疹病毒感染会促进小儿免疫系统成熟,这是因为上述病原体会诱导 Th1 型免疫应答,进而建立以肿瘤坏死因子、IL-12、INF-γ 为主的免疫应答环境,因此目前免疫治疗哮喘疾病成为研究重点。现阶段临床治疗小儿哮喘的免疫调节剂种类较多,主要包含以下几类。

1. 化学合成剂

(1)匹多莫德:匹多莫德是人工合成的免疫刺激调节剂,主要成分为吡酮莫特,该成分能对体液免疫、细胞免疫、自然免疫产生非特异性的刺激作用,进而增强细胞免疫,有效改善辅助性 T 细胞、T 细胞比例失调现象。同时,还能激活自然杀伤细胞,提高中性粒细胞、巨噬细胞活性与趋化性。

(2)转移因子:转移因子是一种具有生物学特征的多肽物质,该物质来源于有细胞免疫功能的淋巴细胞,可直接作用于淋巴系统,能有效抑制哮喘疾病发生,提高机体抗病毒能力,同时能调节细胞免疫功能。转移因子可口服给药,具有药物作用时间长、起效快及药物应用剂量少等特点。此外,转移因子是小分子物质,不会对胃酸产生破坏效果且不会被胃蛋白酶、胰蛋白酶分解。

2. 微生物制剂

(1)多糖类:多糖是指含有 10 个以上单糖基经糖苷键连接逐步形成的聚合物、衍生物,多糖类药物具有抗氧化、降血脂、抗辐射、免疫调节、抗肿瘤、抗病毒等作用。目前临床用于治疗哮喘的多糖类药物包含香菇多糖、卡介菌多糖等,免疫调节作用主要体现为

免疫促进,其中卡介菌是一种临床应用率较高的多糖类药物,该药物能有效抑制气道高反应、气道炎性反应,改善轻、中度哮喘患者肺功能,能削弱 Th2 型免疫反应,降低药物应用剂量。

（2）细菌溶解产物:细菌溶解产物主要包含流感嗜血杆菌、肺炎链球菌、肺炎克雷伯杆菌、臭鼻克雷伯杆菌、金黄色葡萄球菌、化脓性链球菌、绿色链球菌、脑膜炎奈瑟菌 8 种的冻干溶解物,该物质能够调节免疫功能,降低 IL-13、IL-4 的分泌量,同时能抑制 Th2、Th0 细胞分化,能在一定程度上延缓树突状细胞成熟,并降低 IgE 生成,对炎性细胞浸润、嗜酸性粒细胞产生有一定抑制效果。

3. 糖皮质激素

（1）丙酸培氯松气雾剂（BDP）:BDP 是治疗青春发育期哮喘的首选药物,该药物在治疗哮喘方面效果显著,有研究表明,临床治疗总有效率高达 96.7%,但发挥疗效的关键是指导患儿掌握正确的吸入方法。由于 BDP 起效缓慢,故重症患儿应在吸入 5~10 分钟的硫酸沙丁胺醇后再吸入 BDP,需注意每天的应用剂量应控制在 1mg 内。若是干粉剂,应在家属指导下服用,应用剂量在 100μg/次,每天服用 2~3 次,但是该药物需要较大吸力,应用时需正确指导患儿掌握使用方法。

（2）全身用药:全身用药主要适用于气道阻塞、哮喘持续状态及慢性顽固哮喘的可复性试验,应早用、足量、短程,其中地塞米松应用剂量为 0.25~0.5mg/kg,泼尼松应用剂量为 0.5~1mg/（kg·d）。对于重症患者需先进行静脉用药,当病情稳定后再改为口服,同时逐渐降低药物应用剂量,直到停药。对于长期用药或者激素依赖型患者,可隔天清晨顿服泼尼松。慢性哮喘患儿可肌内注射布地奈德,1 个月用药剂量在 40mg 左右。

4. 生物制剂

（1）Th2 受体拮抗剂:Th2 水平提升是导致哮喘发生的重要诱因之一,进行 IL-13 单克隆抗体吸入能促进气道重塑,降低气道炎性反应与气道高反应。而抗 IL-9 单克隆抗体能促进患儿呼气容积改善,可有效降低患者哮喘急性发作率,治疗安全性高。对于轻度与中度哮喘患儿,该药物的临床治疗效果还需进行深入探讨。

（2）Th1 细胞因子:研究表明 IL-2、IFN-γ 能有效抑制 Th0 细胞向 Th2 进行分化,同时能加快 Th0 向 Th1 进行分化。而 Th1 细胞能促进 IL-12、IFN-γ 等细胞因子分泌,故临床通过调节 Th1 与 Th2 细胞平衡来改善机体免疫状态,进而达到治疗哮喘的目的。低剂量的 IFN-γ 能加快 CD4$^+$ 细胞死亡,进而改善患儿气道炎性反应,对 Th2 细胞因子合成、杯状细胞增生均有显著的抑制效果,因此 IL-12 是 Th1 介导免疫应答的重要因子,Th1 细胞缺乏则会导致 Th2 免疫应答优势,因此 Th1 细胞因子在哮喘疾病的治疗中有重要作用。

（3）抗 IgE 单克隆抗体:抗 IgE 不仅能在一定程度上减轻患者哮喘症状,还能降低患者糖皮质激素用量,改善患者生命质量,从而降低哮喘患儿住院治疗概率,同时能减轻患儿过敏反应、气道高反应,还能降低患者血清 IgE 水平,抑制嗜碱性粒细胞、肥大细胞介质与脱颗粒产生,因此临床多应用抗 IgE 抗体治疗哮喘疾病患者。

四、免疫调节剂治疗小儿哮喘未来展望

虽然免疫调节剂在小儿哮喘治疗中应用价值显著,但现阶段还存在一些问题亟须解

决与完善,例如:①部分制剂不良反应较大,无论是重组技术或纯化的天然干扰素都存在较多毒性作用;②质量、价格标准不统一,部分会导致患者出现过敏、高热等反应;③半衰期短,较多免疫调节剂在体内半衰期十分短暂且价格昂贵,这会在一定程度上限制其在临床广泛应用。

哮喘是十分常见的慢性呼吸系统疾病,因小儿身体免疫力较差,因此发生哮喘的概率与成年人相比更高,小儿哮喘具有治愈时间长、病情反复的特点,故积极探讨有效的治疗方案非常必要。随着医疗技术水平的提升,哮喘疾病的临床治疗方案逐渐增多,免疫治疗是近几年兴起的一种安全性高的治疗方法,现阶段用于治疗哮喘的免疫调节剂可分为化学合成剂、微生物制剂、糖皮质激素、生物制剂等,各类免疫抑制剂在治疗小儿哮喘中优点各异,临床治疗时应根据患儿病情合理选择。针对免疫调节剂应用存在的问题,还需进行深入分析,相关部门应制定科学的标准、制度,对免疫调节剂应用进行规范,致力于提高临床治疗效果,缓解患儿症状,降低哮喘发作频率,预防病情复发。

第三节　小儿呼吸系统疾病中的支气管镜应用进展

呼吸系统疾病是严重影响人们身心健康的疾病之一,尤其是小儿,其作为儿科常见疾病,发病率居首位,严重影响着患儿正常的生长发育。支气管镜凭借着操作简单、检查范围广、安全性高等特点被广泛应用于成人呼吸系统疾病的诊疗。过去常因小儿特殊解剖构造及生理机能、年龄过小,较难沟通交流、配合度不高、操作技术难度、麻醉风险大等因素限制了支气管镜在小儿中的应用。随着医学技术的发展及支气管镜相关设备的改进,有越来越多的研究证实支气管镜在小儿呼吸系统疾病中的诊疗具有较高的应用价值。本文就支气管镜在小儿呼吸系统疾病诊疗应用情况进行综述。

一、支气管镜在小儿哮喘诊疗中的应用

有学者对中国部分省市的 2480 例哮喘患儿进行抽样调查发现,过去 1 年内,66.0%的哮喘患儿有过哮喘发作,其中急性治疗占比 26.8%,住院治疗占比 16.2%,说明中国小儿哮喘的治疗现状不容乐观。哮喘曾作为支气管镜检的禁忌证之一,过去更多是依赖于药物进行治疗,但患儿的气道发育还不完善,加上小儿哮喘急性发作时,往往容易造成气道堵塞,使得药物治疗效果大打折扣,其原因可能与气道痰栓阻塞有关,提议应进行气道痰栓清除处理。潘俊秀等随机将处于哮喘急性发作中度持续期 83 例分为治疗组(采用常规治疗+支气管肺泡灌洗,$n=41$)和对照组(采用常规治疗,$n=42$),结果发现治疗组治疗后的肺功能改善程度明显优于对照组($P<0.05$),治疗组的治疗总有效率为 90.2%,明显高于对照组的 76.2%。治疗组并发情况分别为一过性低氧血症、发绀、心动过速或心动过缓等,发生率为 12.2%;术后发热为 7.3%,术后咳嗽和(或)气喘加重为 4.9%。魏东等对经内科常规治疗无效的 30 例重度哮喘患者进行支气管肺泡灌洗治疗,取得了良好效果,且安全可行。有研究证实,绝大多数稳定期哮喘,其中也包括重症哮喘稳定期患者,但在给予充分抗感染处理及支气管扩张剂治疗后,也具有较好的耐受性。同时,利用

支气管镜肺泡灌洗术采集肺泡分泌物作为标本,有助于哮喘诊断。

二、支气管镜在小儿支气管异物的应用

　　支气管异物是指患者误将外界物质吸入支气管内,是一种临床常见急症,75%发生于小儿,是3岁以下小儿死亡主要原因之一。支气管镜检查是诊断及取出异物的主要手段,成功率可达到98%,因小儿气道狭窄常采用硬质支气管镜取出。小儿支气管异物取出术的风险性与异物的性质、大小、种类及异物在支气管内存留时间长短有关,要求操作医师临床经验丰富、纤维支气管镜操作技术娴熟、心理素质良好。在进行支气管镜检查时,要求纤维支气管镜边进边观察,确定患者的声门区及声门下有无异物,待声门张开时,将适合患儿的纤维支气管镜插入患儿气管内,当纤维支气管镜到达异物存留部位时,要细心观察同时对异物嵌顿的位置、性状、形状、大小等做出正确判断,采用异物钳取器械或一次性异物套篮等将异物取出。结束时需仔细观察是否存在残留异物,有无黏膜出血或损伤等情况。对于一些易碎性质的异物,可通过支气管肺泡灌洗冲洗掉入细小支气管的碎屑。整个取出过程都需要根据具体实际情况,选择最合适患儿的治疗方式及,大限度减少并发症的发生。术前充分评估、充分准备、必要的心理护理等可提高患儿的顺应性,减少患儿应激反应,术中为患者提供了舒适的手术环境,低流量氧气吸入,保证了吸氧效果,保持呼吸畅通,术后常规对症护理,合理饮食,这些都有助于提高支气管异物取出的成功率,同时还有助于缩短手术时间及住院时间。

三、支气管镜肺泡灌洗术在小儿重症肺炎诊疗中的应用

　　据统计,全球每年重症肺炎小儿约1400万,部分重症肺炎的患儿因体质较弱导致咳嗽无力且咳痰技巧不足,难以将痰咳出,往往容易导致阻塞气道,肺不张,感染迁延不愈。支气管肺泡灌洗术具有创伤性小、简单、安全等优势,已广泛应用于肺科领域,是重要诊疗手段。潘志伟等随机将67例重症肺炎的患儿分为对照组(采用常规治疗方法,$n=33$)及研究组(采用常规治疗+支气管肺泡灌洗术,$n=34$),结果发现研究组的总有效率为91.18%,显著高于对照组的66.67%;患儿治愈率为52.94%,显著高于对照组的24.24%,差异均具有统计学意义($P<0.05$);不增加发热、一过性低氧血症、咳嗽加重等不良反应发生率($P>0.05$);杨和平等研究也得出相似的结论。当然患儿及监护人对于支气管镜肺泡灌洗术往往在术前会产生不同程度焦虑、恐惧等负性情绪,适当的心理护理也尤为重要,有助于降低并发症的发生率。肖志兵等对200例小儿重症肺炎的支气管肺泡灌洗液进行病毒病原学检测分析,发现阳性率38.5%(77/200),并不增加不良反应和并发症发生率。潘俊秀等对哮喘急性发作的小儿支气管肺泡灌洗液进行病毒病原学检测分析,发现检出率为76.1%(51/73),安全性良好。俞国峰等对175份ICU肺部感染患者肺泡灌洗液进行病原菌检测,阳性率为89.1%。Meduri于1991年对传统的支气管肺泡灌洗术进行了改良,经活检孔置入一根远端带气囊的保护性导管,充气后的气囊可对远端或亚段支气管起到封堵作用,便于提高病原学检查阳性率的一项技术。研究结果显示,13例肺炎患者灌洗液细菌浓度$>10^4$cfu/mL有12例,阳性率达到92.31%。孙春意对56例成人肺炎应用保护性支气管肺泡灌洗术的病原学阳性率为69.6%。病原学的诊断

阳性率与灌洗液回收量呈正相关,Sehildge 发现保护性支气管肺泡灌洗术的灌洗液回收率为 45.62%,高于常规支气管肺泡灌洗术的 35.21%,同时病原学检测阳性率增加了17.40%。随着纤支镜支气管镜技术发展和进步,特别是小管径纤支镜支气管镜的出现,使得纤支镜支气管镜可以应用于小婴儿及早产儿,为小婴儿及新生儿的呼吸道疾病的诊断和治疗治提供了一种损伤性小、准确性高的介入方法,而纤支镜支气管镜的材质柔软又可弯曲,可以直达小气道部位,使得保护性支气管肺泡灌洗术在小儿重症肺炎诊疗中的应用成为可能。

四、展望

目前越来越多的研究证实支气管镜在小儿呼吸系统疾病诊疗具有较好的临床价值,但不能满足已取得的成绩,尤其是近年来,小儿呼吸系统疾病发生率呈上升趋势,早期诊疗尤为重要,不断提高支气管镜操作水平及术前、术中、术后护理水平,争取早日将支气管镜在小儿呼吸系统疾病适应证扩展至成人水平。

第四节　特发性肺纤维化的发病机制研究进展

特发性肺纤维化(idiopathic pulmonary fibrosis,IPF)又称为隐源性致纤维化性肺泡炎,是一种慢性炎症性间质性肺疾病,以普通型间质性肺炎为特征性病理改变且病因不明。主要表现为成纤维细胞灶的出现导致大量细胞外基质(extracellular matrix,ECM)沉积,胶原积聚,肺泡结构破坏,最终导致正常肺组织结构的破坏,是一种慢性、进行性、不可逆转也是最常见的一种致命性肺疾病。临床表现为进行性呼吸困难并伴有刺激性干咳,肺功能为限制性通气障碍,病情一般持续恶化,最终因呼吸衰竭而死亡。流行病学研究显示,IPF 发病率呈不断上升趋势,目前约为 16.3/10 万,且 3 年内急性恶化发生率为20.7%。由于发病机制不清,目前也没有确切有效的治疗方法,因此明确 IPF 的发病机制对于寻找有效的治疗靶点是十分重要的。

研究已知,肺纤维化主要是肺组织受损后修复调节失控、重建异常所引起的病变,在这个过程中,一系列细胞因子和生长因子等表达异常、炎症反应、血管增生和重建、纤维蛋白溶解障碍、基质金属蛋白酶以及外界环境等因素导致的氧化应激都参与肺纤维化的发病过程。由此造成上皮细胞缺损、成纤维细胞增生和 ECM 积聚等主要病变,最终结果是成纤维细胞替代了行使正常功能的肺泡上皮细胞(alveolar epithelial cells,AECs),导致了纤维化的发生。以下就近年 IPF 研究较充分的发病机制作一简要综述。

一、炎症反应与 IPF

长期以来,炎症在肺纤维化发病机制中的作用是最有争议的,过去 IPF 一直被认为是一种和慢性炎症相关的损伤反应,认为炎症是 AECs 受损后机体发生的应激反应,致病因素随呼吸道进入肺部并直达肺泡,进而直接作用于肺泡或通过激活炎性细胞和淋巴细胞等进一步损伤。不管是人类肺纤维化还是实验动物纤维化的模型,其发生都表现出与肺部慢性炎症存在一定的关系。在肺部损伤的早期阶段都会伴随着粒细胞、淋巴细胞和巨噬细胞(macrophage,Mφ)的浸润。这些免疫细胞被认为是许多细胞因子的来源,可直接或间接激活成纤维细胞进而导致肺纤维化的发生。如 IL-17A 作为一种促炎细胞因子可参与机体的各种免疫反应。Mi 等发现 IL-17A 可通过依赖和非依赖转化生长因子(transforming growth factor-beta,TGF-β)机制来参与肺纤维化的发生发展。虽然许多炎性细胞在纤维化疾病中的确切机制目前并不明确,尤其是在 IPF 中,但中性粒细胞和 Mφ 似乎都起着重要的介导作用。除此以外,被激活的间质细胞本身也具有很强的趋化单核细胞和中性粒细胞的活性,因为其能够产生炎性趋化因子和细胞因子,这些细胞能够有效地招募和激活炎症细胞游离到损伤部位进而发挥下一步的作用。另外,中性粒细胞具有释放高浓度氧自由基和蛋白酶作用,而这又将对上皮细胞产生进一步的损伤,这可能是 IPF 发病机制之一。实验研究表明,在肺损伤早期,肺组织活体检查或支气管肺泡灌洗液(broncho alveolar lavage fluid,BALF)中,对抗外来刺激的第一反应原——中性粒细胞和 Mφ 有明显浸润现象,且与肺纤维化的程度密切相关。

在整个 IPF 发生过程,尤其是早期的炎症阶段,诸多细胞因子也参与其中。从某种意义上说,肺纤维化的发生是从上皮细胞受损、炎症细胞浸润和细胞因子网络调控失衡而开始的。对 IPF 患者肺组织研究发现,TGF-β 在肺纤维化早期主要是由肺泡巨噬细胞分泌,当出现成纤维细胞灶时,大量增生的 Ⅱ 型肺泡上皮细胞(Type Ⅱ alveolar epithelial cell,AT-Ⅱ)过度表达 TGF-β,目前是肺纤维化研究热点和治疗药物开发的靶点之一,且 TGF-β 是现在已知最强的促 ECM 积聚诱导因子,尤其是 TGF-β₁。早在几十年前,Sime 等研究人员使用腺病毒使大鼠气道上皮细胞中过表达 TGF-β₁,发现大鼠支气管周围有纤维化发生且 ECM 急剧增多,另外,纤维连接蛋白表达上调。近十年研究表明,TGF-β 可以促使上皮间质转化(epithelial-mesenchymal transition,EMT)和成纤维细胞向肌成纤维细胞的分化,进而导致 ECM 积聚;为了探究 TGF-β 和 Mφ 在 IPF 发病中的作用,Murray 等条件性过表达小鼠 TGF-β 和抑制 Mφ,给予博来霉素后,发现此小鼠胶原积聚减少,明显表现出抗纤维化作用。研究表明,用特异 TGF-β 抑制剂也可明显下调肺纤维化相关指标,如 α-平滑肌肌动蛋白(alpha-smooth muscle actin,α-SMA),纤维连接蛋白等。Degryse 等进一步确认了 TGF-β 信号在上皮-间质通路中的重要作用,发现特异缺失 TGF-β 受体 2(TGF-βR2)的小鼠在给予博来霉素后,上皮细胞成活率显著提高,成纤维细胞数量下降和总胶原含量降低。同时 TGF-β 还可刺激成纤维细胞合成 ECM、抑制基质蛋白酶的酶解、抑制肌成纤维细胞凋亡,这些作用都会进一步导致肺纤维化的发生。

此外,肿瘤坏死因子(tumor necrosisfactor alpha,TNF-α)在 IPF 中作为一种强有力促纤维化因子而存在,AECs 受损时会释放出 TNF-α;在博来霉素诱导的纤维化模型中,其表达显著升高。且较早研究表明,硅石粉诱导的肺纤维化中,受损的 AECs 会释放出 TNF-α,肺组织中 TNF mRNA 含量也大量升高,用 TNF 抗体或者 TNF 拮抗剂可以明显地抑制胶原积聚和纤维化的发生。但最近的一项研究发现 TNF-α 可以促进博来霉素诱导的肺纤维化消除并能明显减轻炎症细胞浸润,其机制可能与调节和改善肺组织微环境有关。此外,Borthwick 等研究发现 TNF-α 可以抑制 EMT,推测 TNF-α 发挥不同作用可能与实验中纤维化的诱导方法有关。Sandra 等研究发现,在无炎症情况下调节性 T 细胞(regulatory T-cell,Treg)促进肺纤维化的发生是通过分泌血小板源生长因子(platelet derived growth factor-beta,PDGF-β)来实现的。PDGF 在肺泡巨噬细胞、支气管上皮细胞和肌成纤维细胞中都有表达,PDGF 受体由 α 和 β 两类亚单位构成。研究表明 PDGF 是强烈的间质细胞趋化物,可刺激成纤维细胞增殖与 ECM 沉积。M. Kishi 等进一步研究发现 PDGF 发挥促纤维化作用是通过 PDGF-α 和 PDGF-β 起作用的,且特异性阻断 PDGF-β 受体可能更有利于纤维化的消除。

此外,结缔组织生长因子(connectivetissue growth factor,CTGF)一直被认为是一种和组织纤维化密切相关的细胞因子之一。在 IPF 患者体内检测出 CTGF 含量有增高迹象,包括肺组织和 BALF,主要集中在增生的 AT-Ⅱ 和被激活的成纤维细胞中,且 CTGF 过表达的大鼠会有轻微和短暂的纤维化迹象产生,但这一过程需要组织金属蛋白酶抑制剂-1 的参与。Alapati 等研究发现,支气管肺发育不良的新生大鼠肺组织中 CTGF 表达增加;且在高氧环境中会出现肺性高血压等症状,当给予 CTGF 单克隆抗体之后,症状明显减轻,这提示 CTGF 在这一发病环节中起着一定的作用。Wu 等发现呼吸道上皮细胞 CTGF 过表达小鼠肺泡壁增厚且肺泡毛细血管形成受阻,同时 α-SMA 和纤维连接蛋白表达上调、胶原积聚增多,这提示 CTGF 过表达可以破坏肺泡形成并诱发纤维化的发生。同样的,趋化因子在 IPF 发病过程中也扮演着十分重要的角色。Russo 等研究特异趋化因子结合蛋白对博来霉素诱导的肺纤维化作用时,发现 CCL3 和巨噬细胞炎性蛋白-1α(macrophage inflammatory protein-1α,MIP-1α)显著降低,除此之外,淋巴细胞数量和 TNF-α、TGF-β 含量等也有下降。综上所述,细胞因子可能是以某种网络通路来参与 IPF 的发生,各有特点但又彼此相互关联、相互作用,共同在 IPF 的过程中发挥着不同的作用,但发病机制较复杂,还需要在细胞因子相互作用的问题上加以更深的研究。

然而近年研究表明,炎症反应并不是 IPF 发生所必需,而只是在早期发挥了一定的推动作用。有研究表明长期应用强效抗炎和免疫抑制药物并不能减轻肺组织损伤程度和减缓病程;另外,炎症反应程度和肺纤维化严重程度并不具有相关性,且机体在缺乏免疫抑制时仍然可以通过效应 T 细胞发挥促纤维化作用。研究表明,炎性细胞的浸润并非是 IPF 主要病理学特征;相反,早期以炎症较为明显的间质性肺疾病,如过敏性肺炎,后来往往并不发展为肺纤维化。这些研究结果都表明,炎症并不是 IPF 发生的原发性机制,故近年有学者提出新的假说,即 IPF 的发生是与炎症无关的、独立于炎症之外的一种异常修复反应。但目前也没有充足的证据来说明炎症是完全不参与肺纤维化的发生发展,且对损伤和修复失调的机制也没有完全阐明,即目前排除炎症不参与肺纤维化的发生还为时尚早。

另外,对于炎症的作用有争议反映了我们对 IPF 成因和机制认识的不完全。有学者认为炎症反应发生的时间可能决定其在 IPF 发病中的作用,早期时炎性细胞的浸润可激活 TGF-β 等的释放并随后促进纤维化的发生;疾病后期出现炎性细胞有抑制细胞增殖和清除细胞碎片等效应,这些机制可有效地帮助组织修复,此时的炎症反应发挥了抗纤维化的作用而且这也是组织正常修复的一个阶段。我们的工作也表明了在诱导实验性肺纤维化时,一开始给予抗炎药进行干预,结果发现炎性细胞浸润明显较少,肺泡结构基本正常,有一定的缓解纤维化症状。综上,目前对于炎症在 IPF 中的机制研究虽然取得了一定的成果,但仍然有许多问题没有解决,可能和炎症反应是一种非特异性的固有免疫方式有关,明确炎症在 IPF 发病过程中的确切机制对于 IPF 的预后和治疗有着很积极的意义。

二、肺泡上皮细胞(AECs)损伤与 IPF

AECs 在 IPF 发病中的作用一直广受关注。对肺纤维化患者和实验动物模型超微结构研究表明,AECs 的损伤是 IPF 发病的最初病变。肺泡-毛细血管屏障是实现肺表面气体交换的场所,该屏障主要由 I 型肺泡上皮细胞(type I alveolar epithelial cell,AT-I)、毛细血管内皮细胞及其基底膜所组成,当受到外界刺激时,屏障系统就会启动损伤修复机制来帮助基底膜等的重建,恢复该屏障的完整性。其中最重要的环节就是通过 AECs 的迁移、增殖和分化来使受损的 AECs 迅速再上皮化以恢复其正常结构和功能。但 AECs 是如何迁移以及通过恰当的信号途径来实现这一行为,目前并不清楚,有学者认为 AECs 是使用一种相当保守的信号和细胞骨架迁移来实现的。

但在 IPF 中,这一修复机制出现紊乱,AECs 表现出 AT-I 损伤,ATII 增生肥大,进而造成肺表面活性物质异常表达和肺泡塌陷。

肺表面活性物质主要由 AT-II 产生,主要功能是降低肺泡液-气界面的表面张力而使肺泡回缩力减小,同时增加肺顺应性。肺表面活性物质中约含有 10% 的蛋白成分,其中有四种特异性肺表面活性物质结合蛋白(surfactant-associated protein,SP),分别为 SP-A、SP-B、SP-C 和 SP-D。最近研究结果表明,SP-A 在调节肺组织炎症反应、细胞凋亡和上皮细胞完整性方面具有重要作用。研究人员用野生型(wild type,WT)小鼠和 SP-A 敲除小鼠(SPA-/-)分别给予博来霉素刺激诱导肺损伤,结果发现 SP-A-/-小鼠具有更高的病死率;同时炎性细胞浸润程度也较深,也有肺水肿出现。体外检测细胞凋亡情况也发现 SP-A-/-小鼠在博来霉素刺激后 AECs 凋亡率明显高于 WT 小鼠。King 等通过直接和间接诱导肺损伤 WT 小鼠和 SP-D-/-小鼠,发现 SP-D-/-小鼠 IL-6 和 TNF-α 水平显著低于 WT 小鼠,粒细胞-巨噬细胞集落刺激因子(granulocyte macrophage colony stimulating factor,GM-CSF)水平低于 WT 小鼠 5 倍。由此提示在间接肺损伤时期,SP-D 抑制炎症反应和外周单核细胞的迁移可能是通过 GM-CSF 途径实现的。Sisson 等腹腔注射给予白喉毒素受体失活的转基因小鼠白喉毒素以特异性造成 AT-II 损伤,结果发现羟脯氨酸含量显著上升且大面积组织损伤并伴有肺泡萎缩的现象,进而导致肺纤维化的发生。最新研究发,现条件性敲除小鼠 AECs 中蛋白酪氨酸磷酸酶家族中的 Shp2(Src homology 2 domain-containing tyrosine phosphatase,Shp2)后,小鼠肺表面活性物质显著下降、板层小体减少、AECs 凋亡增加并伴有纤维化迹象。此外,研究发现 SP-D-/-小鼠肺组织中有较高的炎性细胞浸润和促纤维化因子(TGF-β1 和 PDGF-AA),且来源于骨髓中的纤维细胞有着较高的 CXCR4。以上都提示 AECs 功能结构及肺表面活性物质在肺纤维化的发病过程中有着重要作用,但目前研究主要集中在体外动物实验水平,且模型较为单一,需要更多的基础和临床研究去证实这一机制。

在 AECs 损伤修复过程中,不可避免的会引起血管的破裂和血溶物的外渗,这个环节可提供一个短暂的 ECM 积聚过程使修复开始,参与凝集反应的启动剂和抑制剂紧密调节着损伤部位的纤维蛋白含量。在通常情况下,AECs 须消除纤维蛋白屏障进而迁移到裸露的损伤部位进行修复反应;相反,在 IPF 发生过程中,研究显示肺组织中有着高浓度的促凝物质,更重要的是,AECs 似乎也起着增加促凝物质和抗纤维蛋白溶解的作用,这一作用提示 AECs 的促凝作用可能会进一步引发 IPF 的发生。且近年对中药丹参中提取的酚酸类成分——丹酚酸 A(salvianolic acid A,SAA)的研究发现,其可以显著抑制血小板的聚集和血栓形成,猜测其是否可能阻止血液中的纤维细胞与内皮细胞的接触,进而抑制其迁移到肺泡内部起到缓解纤维化的作用。研究发现,Kubo 等在研究抗凝血药物对 IPF 患者的作用时发现添加抗凝药组患者 3 年存活率显著提高(63% *vs.* 35%);两组患者急剧加重的发生率相当,但急剧加重患者中病死率前一组明显高于后一组(71% *vs.* 18%)。此外,在动物和人的纤维化肺组织中发现凝血因子 X 表达上升,尤其在支气管和 AECs 中。这些机制的发挥均需要通过 AECs 内部一系列信号来实现,其中比较重要的有蛋白酶激活受体(proteinase-activated receptors,PARs),尤其是 PAR1。同时研究发现,在 IPF 患者中 PAR1 表达增高,而缺失 PAR1 的小鼠可有效抵抗博来霉素诱导的肺纤维化。此外,PAR1 在肺成纤维细胞中激活后可上调 PDGF、CTGF 的水平并促进胶原合成和肌成纤维细胞的分化。

三、成纤维细胞/肌成纤维细胞与 IPF

成纤维细胞被认为是 IPF 发病过程中最主要的效应细胞,是 CTGF 家族中最多能的细胞,能分化成多种细胞表型,参与机体绝大多数组织和器官的修复重建。在正常生理情况下,体内有一系列调控因子对其生长进行精确调控保证 ECM 和胶原的合成与降解处于平衡状态。一旦有许多微小刺激持续激活 AECs,受损部位则产生大量细胞因子,诱导成纤维细胞迁移增殖。

在 IPF 发展过程中,与之发展关系最密切、最重要、最明显的肺组织形态学特征就是成纤维细胞灶的出现,其实 IPF 的组织病理学标志表现为 AECs 下有许多散在的被激活的成纤维细胞和肌成纤维细胞深入于 ECM 之中。该病灶代表着活动性的纤维化区域,紧接着之后就会表现出 ECM 的异常积聚过程和随后的肺组织结构破坏。有研究发现,成纤维细胞灶的形成被认为是 IPF 发病的前兆因素,但具体损伤的肺薄壁组织中成纤维细胞的激活和成纤维细胞灶的形成机制仍需要去研究。正常情况下,损伤修复的消退应该包括通过凋亡等形式使肌成纤维细胞数目降低,但是这一过程并不发生在 IPF 患者身上,尽管有实验表明来源于 IPF 的成纤维细胞在体外有自发凋亡过程。这一复杂机制目前并不清楚,或许和细胞因子、生长因子以及 ECM 在肺泡微环境中的相互作用有关,从而促进了肌成纤维细胞在体内的持续存在。另外,金属蛋白酶组织抑制因子(tissue inhibitors of metallo proteinases, TIMP) 和基质金属蛋白酶(matrix metallo proteinases, MMPs)的失衡会使 ECM 降解异常,这些都可促进纤维化的过程,即抗纤维化与抑纤维化之间的抗衡关系失调。

在肺损伤早期,肌成纤维细胞主要功能是分泌 ECM 来修复损伤的组织;在晚期,这些细胞就会通过前面提到的凋亡等途径而逐渐减少;相反,如果这些细胞和细胞灶持续增多和存在,就会产生一系列的负面作用,一方面是对 AECs 的正常再上皮化产生阻碍;另一方面会造成 ECM 的紊乱和积聚。体外实验研究表明,IPF 来源的成纤维细胞能够产生血管紧张素诱导 AECs 的凋亡,这一过程在体内也有可能会发生。另外,肌成纤维细胞还可合成明胶酶 A 和明胶酶 B,这是两种 MMP,它可降解基底膜,并导致 AECs 修复紊乱,同时也可促进成纤维细胞和肌成纤维细胞的迁移。

对于肺组织中成纤维细胞的来源现今没有统一的定论,但学者们普遍认为其主要来源于以下 3 个方面:①肺组织中原有一些成纤维细胞通过活化增殖而来,这也是成纤维细胞来源最主要的一方面。②通过 EMT 途径而来的,即指上皮细胞在特定的生理和病理情况下向间充质细胞转分化的现象,这一概念首先是由 Greenberg G 和 Hay 于 1982 年提出。且有研究发现,丹酚酸 B(salvianolic acid B, SAB)有通过 TGF-β 抑制此过程的发生;但 Rock 等最新研究表明,肺纤维化中许多间质细胞并不是来源于 EMT,这与以往的研究不相符,原因可能是研究所用细胞标记物不同以及某些基因在原代细胞、细胞系和体内的表达会发生变化,也或许是纤维化的诱导方法不同,毕竟 EMT 来源的成纤维细胞只是少数。③来源于骨髓中纤维细胞的分化,这些骨髓间充质干细胞都具有成纤维细胞样表型。此外,近年有研究报道,内皮-间质转化(endothelial-mesenchymal transition, EndoMT)也可能是成纤维细胞来源之一。当肺纤维化发生时,这些途径都会启动,造成肺组织中成纤维细胞积聚增多,从而导致纤维化的发生。

四、结语

由于 IPF 发病机制的不明确,给现今的治疗带来了很大的困难,但通过实验研究可以发现有许多潜在的靶点值得去关注。由于肺泡及 AECs 受到损伤,机体需进行损伤修复,炎症反应也参与其中,一旦损伤修复过度或者异常,就会引起一些趋化、激活成纤维细胞的细胞因子的释放,成纤维细胞异常增殖并伴有大量 ECM 的积聚,最终导致 IPF 的发生。

通过诸多相关动物实验和分子生物学的研究,目前已开发或正在研究的治疗 IPF 药物也正是针对以上的靶点,如抗炎或免疫抑制类药物、细胞因子抑制剂、成纤维细胞增殖抑制剂等。还有一些针对 ECM、AECs 自我更新等潜在途径的治疗药物目前也在研究。值得一提的是,我国的传统中医药在这一方面也发挥着独特作用,其有不良反应较少、耐受性好等优势,同时在中药中发现了许多可以缓解纤维化的成分,但成分复杂,分子机制缺少或不足,这也是限制中药发展和走向国际的瓶颈之一。但需要注意的是,目前的药物只是单一针对特定靶点的,此外,由于 IPF 的异质性可能会使 IPF 的适应能力增强,单一药物并不能起到很好的治疗作用,或许联合用药治疗可产生不同的效果,而且目前也没有一种药物可以终止或逆转 IPF 的发生,唯一可以延长患者存活时间的方法就是肺移植。此外,一些新的治疗手段如利用干细胞重建纤维化的肺组织或者 microRNA 特异性的基因沉默也逐渐被人们所研究,且特异性的基因敲除已经通过诸多动物实验得到验证了,转基因动物已经成为生命科学研究领域的一种重要手段。不管如何,IPF 是一种破坏性极大的疾病需要制定比目前更好的治疗策略并付出更多的努力来探求更好的治疗方法来克服这一疾病。

参考文献

［1］鲍一笑.小儿呼吸系统疾病学.第2版［M］.北京:人民卫生出版社,2019.

［2］［澳］布里吉特·M.博格,布鲁斯·R.汤普森,罗宾·E.赫海.肺功能检查解读手册［M］.武俊平,李莉,吴琦,译.天津:天津科学技术翻译出版公司.2016.

［3］蔡后荣.实用间质性肺疾病.第2版［M］.北京:人民卫生出版社,2016.

［4］陈敖忠.常见老年病防治指导［M］.北京:人民军医出版社,2014.

［5］陈金辉.睡眠呼吸暂停低通气综合征临床诊治手册［M］.北京:人民军医出版社,2015.

［6］［澳］陈锦贤.老年医学临床实践［M］.北京:中国协和医科大学出版社,2018.

［7］高占成,代华平,叶俏,等.间质性肺疾病［M］.北京:人民卫生出版社,2014.

［8］胡民,赵莉,李亚梅.儿科机械通气治疗技术［M］.西安:第四军医大学出版社,2012.

［9］李兵,唐昊.支气管哮喘［M］.上海:第二军医大学出版社,2016.

［10］孟昭泉.呼吸系统疾病防治手册［M］.北京:金盾出版社,2014.

［11］钱叶长,吴先正.慢性阻塞性肺疾病综合防治手册［M］.上海:上海科学技术文献出版社,2015.

［12］万欢英,高蓓莉,项轶,等.呼吸内镜基本操作与临床应用［M］.北京:人民卫生出版社,2015.

［13］王刚.呼吸系统疾病防与治［M］.北京:中国中医药出版社,2017.

［14］王鹤云,杨代华,董新明,等.肺癌早防早治［M］.北京:金盾出版社,2018.

［15］王洪武.介入呼吸内镜并发症及处理［M］.北京:人民卫生出版社,2018.

［16］孙红霞.睡眠呼吸暂停低通气综合征防治［M］.北京:科学出版社,2017.

［17］许光兰,陈平.呼吸内科中西医结合诊疗手册［M］.北京:化学工业出版社,2015.

［18］徐艳玲.慢性阻塞性肺疾病［M］.北京:中国中医药出版社,2010.

［19］张杰.介入性呼吸内镜技术［M］.北京:人民卫生出版社,2012.

［20］张庆泉.阻塞性睡眠呼吸暂停低通气综合征外科技术［M］.北京:人民卫生出版社,2012.

［21］周晰溪,严泉,陈东银.呼吸系统疾病中西医治疗［M］.北京:金盾出版社,2018.

［22］周怡,赖莉芬,赵卫国.肺功能检查临床病例分析［M］.北京:人民军医出版社,2012.

［23］朱惠丽,贝政平.呼吸系统疾病诊疗标准［M］.上海:上海科学普及出版社,

2014.

[24]朱蕾.机械通气.第 4 版[M].上海:上海科学技术出版社,2017.

[25][美]朱莉安娜·S.佩利塔.新生儿和小儿呼吸治疗[M].刘曼玲,张勤,译.北京:人民卫生出版社,2019.